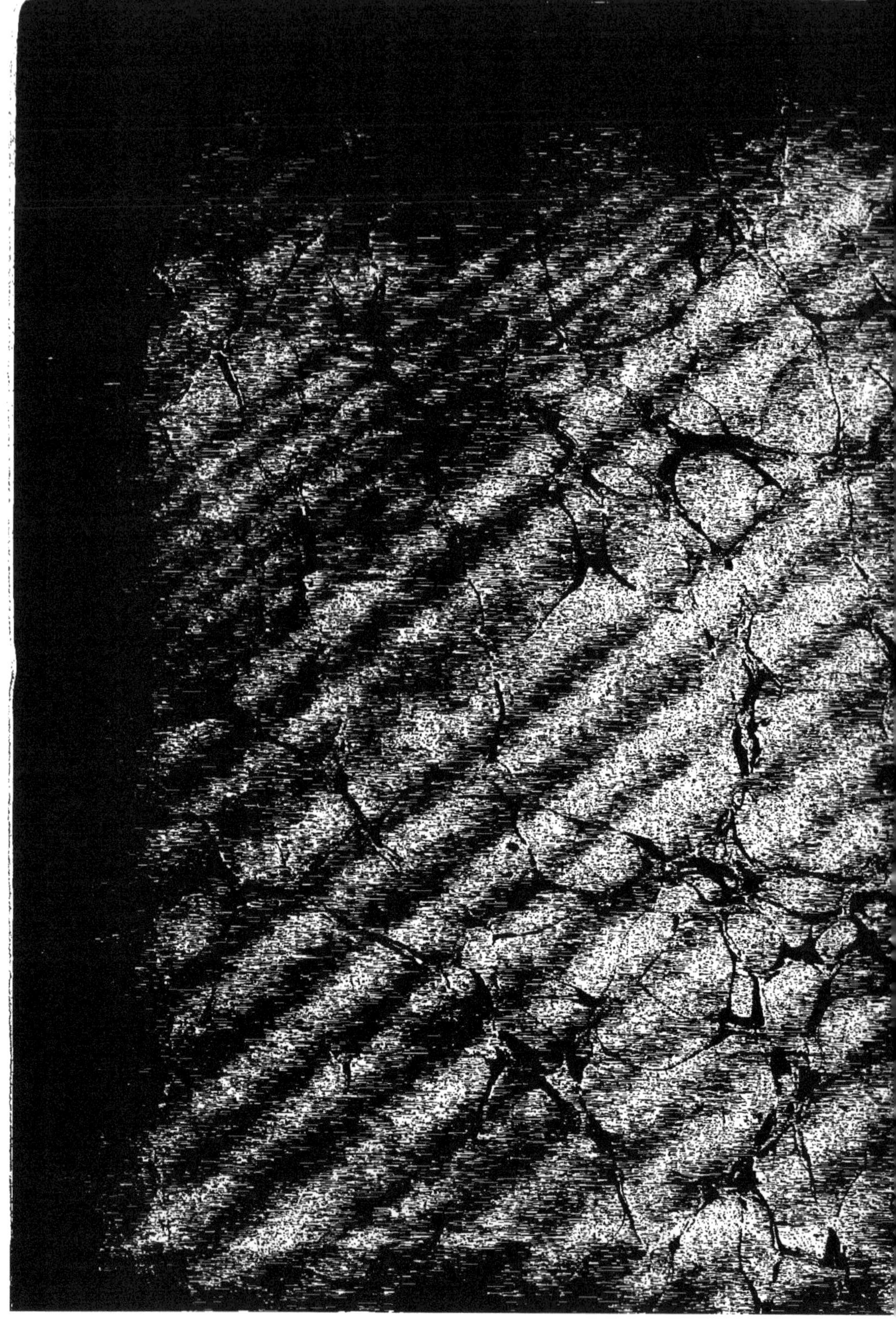

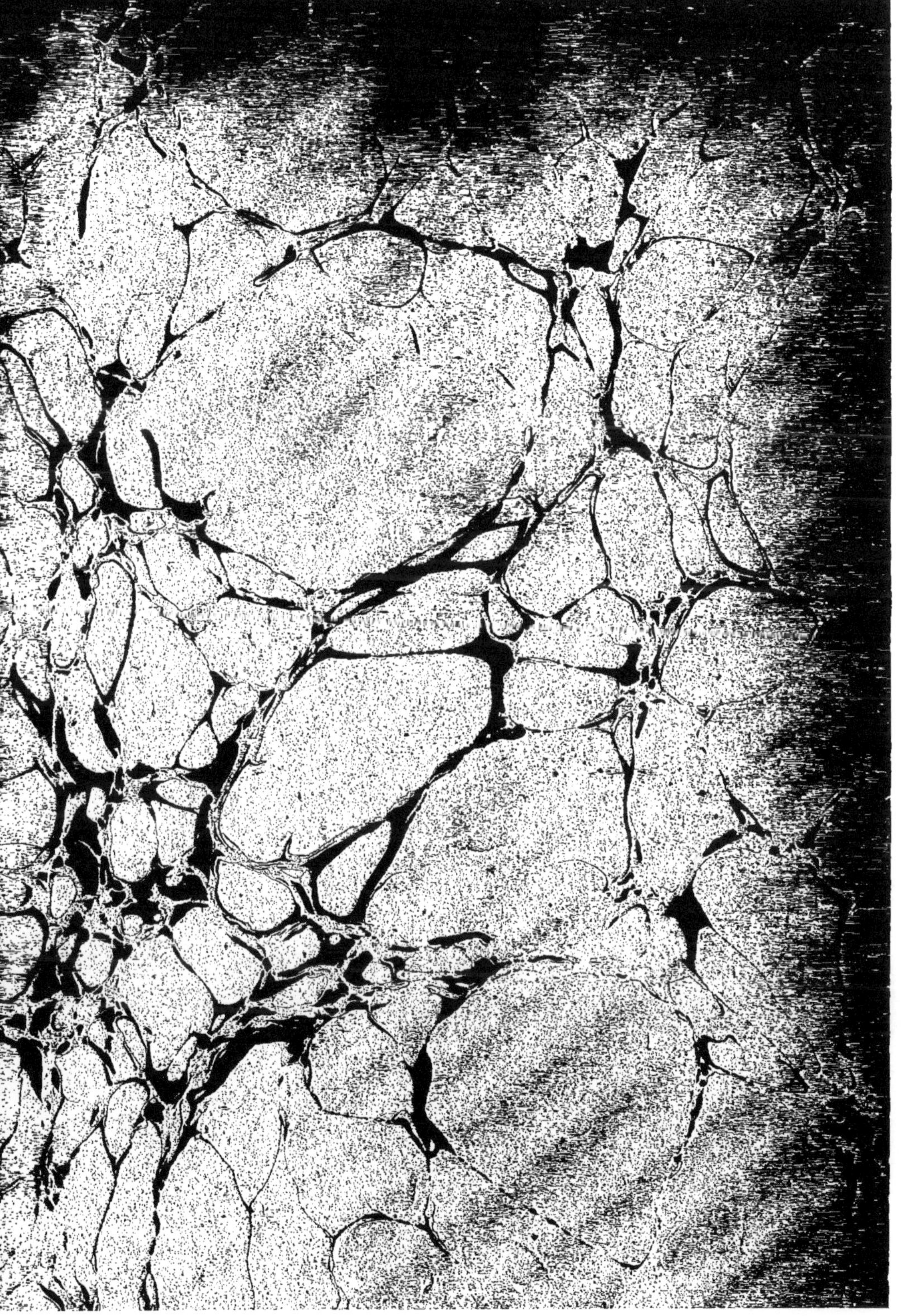

A Lhassa

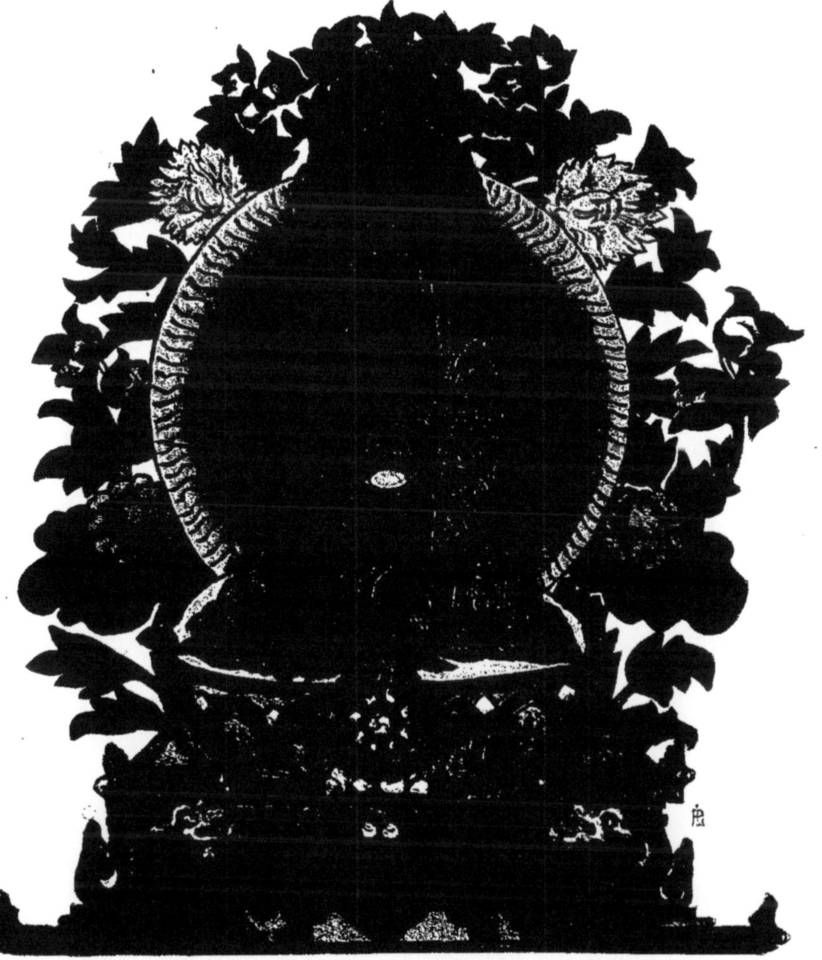

Par Perceval Landon

HACHETTE ET CIE

A

Lhassa

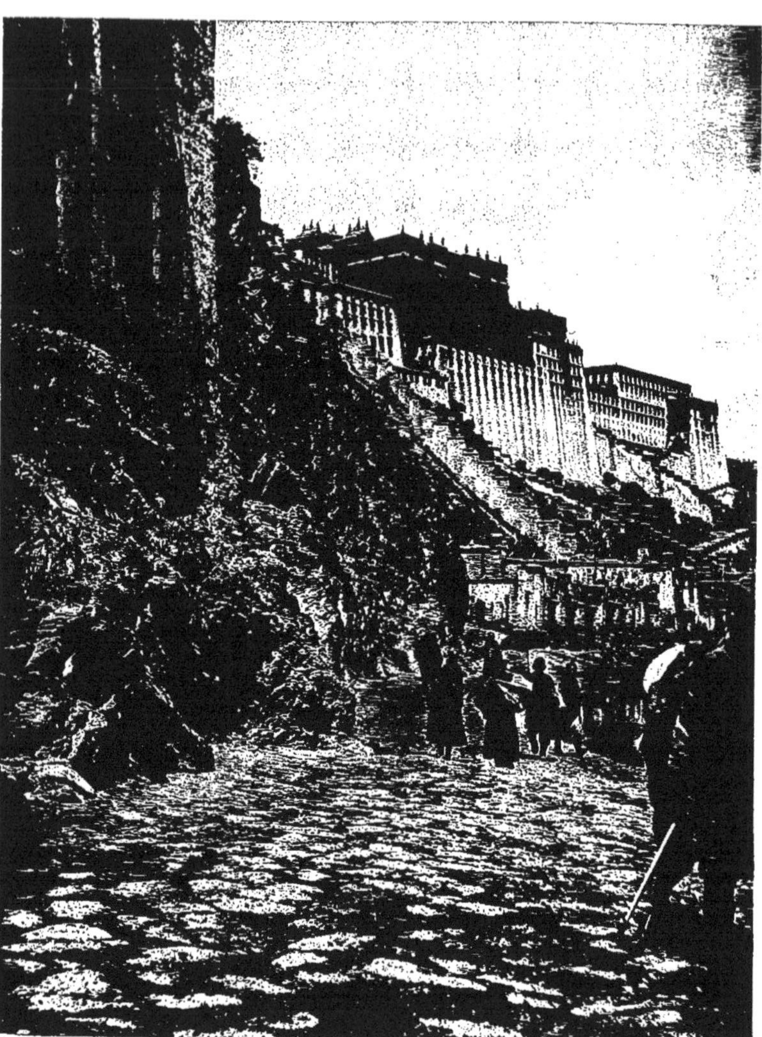

THE VIEW INSIDE THE WESTERN GATE OF LHASA.

En dedans de la Porte occidentale de Lhassa.

UNE DES MEILLEURES VUES DU GRAND PALAIS QUI RAPPELLE, MAIS A UNE ÉCHELLE GIGANTESQUE, LES CONSTRUCTIONS EN AMPHITHÉATRE DE LA COLLINE D'ASSISE.

COLORATION : Ocre gris, vert poussiéreux, blanc, cramoisi, outremer.

En dedans de la Porte occidentale de Lhassa.

UNE DES MEILLEURES VUES DU GRAND PALAIS QUI RAPPELLE, MAIS A UNE ÉCHELLE GIGANTESQUE, LES CONSTRUCTIONS EN AMPHITHÉATRE DE LA COLLINE D'ASSISE.

COLORATION : *Ocre gris, vert poussiéreux, blanc, cramoisi, outremer.*

PERCEVAL LANDON
CORRESPONDANT PARTICULIER DU « TIMES »

A Lhassa

LA VILLE INTERDITE

DESCRIPTION DU TIBET CENTRAL
ET DES COUTUMES DE SES HABITANTS
RELATION DE LA MARCHE DE LA MISSION
ENVOYÉE PAR LE GOUVERNEMENT ANGLAIS
(1903-1904)

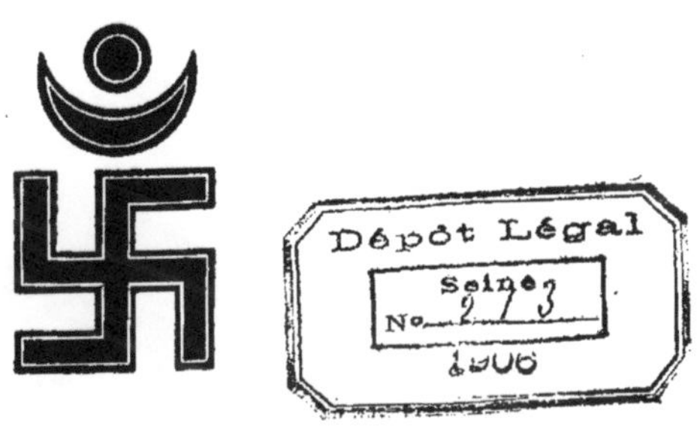

LIBRAIRIE HACHETTE ET Cie
79, BOULEVARD SAINT-GERMAIN, PARIS
1906

INTRODUCTION

La *Mission tibétaine, dont nous fîmes partie, et l'escorte qui l'accompagnait, ont eu l'honneur de mener à bien une entreprise dont l'intérêt étrange et attirant pourrait difficilement être surpassé. Peut-être quelques-uns d'entre nous ont-ils douté que le grand et prévoyant homme d'État qui a pris l'initiative de la campagne, fût bien inspiré en cette occurrence. Mais, que sa politique fût sage ou non, nous avions décidé de la réaliser sans qu'elle eût à souffrir d'une mauvaise exécution. Nous sentions que des millions de regards étaient fixés sur nous, non seulement dans l'Inde, non seulement en Angleterre, mais aussi dans toute l'Europe et en Amérique, sans parler de plus d'un pays d'Asie.*

Nous qui avons vécu dans l'Inde, nous savons le rôle qu'y jouent les questions de prestige. Pendant toute notre expédition, nous avons senti que notre honneur national était en jeu; tous, jusqu'au dernier de nos cipayes, nous nous sommes efforcés d'ajouter à la gloire de notre Souverain et au bon renom de notre pays, en démontrant que ni les rigueurs d'un hiver au Tibet, ni l'obstination, ni les atermoiements des deux nations les plus arriérées du monde, n'étaient capables de nous détourner de notre but. Par-dessus tout, nous avons tenté de réaliser ce dessein sans avoir recours à la violence. Si, comme ce fut malheureusement le cas, nous ne pouvions éviter de faire usage de nos armes, nous étions décidés à montrer notre modération à l'heure même de la victoire, et à convaincre les hommes ignorants qui président aux destinées du Tibet, que nous tenions à les respecter autant que nous voulions être respectés par eux. Nous cherchions à leur prouver que la bonne foi et la confiance seraient les fondements les plus solides de nos futures relations.

Il fallut, pour faire cette preuve, sacrifier des vies humaines, ce que chacun de nous regretta; mais, tout compte fait, je crois que les Tibétains auront quelques raisons de se louer de la réussite de notre œuvre. Guerre n'est pas toujours synonyme d'oppression, et le renversement d'un pouvoir despotique n'entraînera pas nécessairement la ruine du peuple sur lequel il faisait peser son joug.

Et d'abord, les paysans tibétains nous ont montré de la sympathie. Ils étaient surtout désireux de faire du commerce avec nous, et l'on trouverait diffi-

cilement de plus habiles commerçants. Nous avons, comme premier résultat, affranchi en partie ce peuple, du terrible cauchemar de la domination sacerdotale, et nous avons vu, à des signes indéniables, qu'il était mieux disposé pour nous après notre arrivée à Lhassa, qu'auparavant. Grâce à l'admirable conduite de nos troupes, la confiance des Tibétains nous fut entièrement acquise. Villageois et marchands se pressaient dans nos camps. Nos soldats circulaient, sans être molestés, dans toutes les parties du bazar de Lhassa. Nos officiers furent admis à visiter les sanctuaires les plus vénérés. Le capitaine O'Connor, qui fut mon bras droit dans mes relations avec les Tibétains, a été reçu par le Tashi Lama de Shigatsé, non seulement avec une réelle déférence, mais même avec une incontestable cordialité. Enfin — et ceci n'est pas le moindre des résultats que nous ayons obtenus, — les marchands de laine du Tibet sont déjà en train de conclure des arrangements commerciaux avec l'Inde.

De quelle façon cette campagne fut-elle menée? Personne ne pouvait mieux le raconter que M. Landon. Il a montré l'habileté la plus intelligente à s'initier aux mystères du Tibet; il a su pleinement rendre la beauté des merveilleux paysages dont le souvenir, à mon avis, reste le plus fascinateur parmi tous ceux que nous rapportons de cet étrange pays. Je n'ai pas eu le bonheur de lire les épreuves de son livre, et je ne saurais être rendu responsable des opinions politiques qu'il peut y avoir exprimées; mais je suis sûr qu'on n'aurait pu trouver un chroniqueur plus autorisé, des faits et gestes de la Mission tibétaine; et nous pouvons, en vérité, nous féliciter d'avoir eu dans notre expédition ce témoin, d'une âme aussi vibrante et d'un talent descriptif aussi puissant.

F. E. YOUNGHUSBAND.

27, Gilbert Street,
Grosvenor Square, Londres
15 décembre 1904.

CHAPITRE I

L'HISTOIRE ANTÉRIEURE

UNE PIERRE, LE DO-RING, EST LE PLUS ANCIEN DES MONUMENTS HISTORIQUES DU TIBET. || PREMIERS ROIS, PREMIÈRES INCARNATIONS. || PROGRÈS DU LAMAÏSME. || LES PREMIERS VISITEURS DU PAYS : JÉSUITES ET CAPUCINS. || VOYAGEURS ANGLAIS ET HOLLANDAIS : LE MÉRITE DE BOGLE ET LES FACÉTIES DE MANNING. || LE PÈRE HUC. || SÉRIE DE VOYAGES, SÉRIE D'ÉCHECS. || LES PLUS RÉCENTES TENTATIVES : DUPLICITÉS CHINOISE ET TIBÉTAINE.

COMME beaucoup d'autres peuples, peut-être même comme la plupart, les Tibétains ont pour plus ancien monument historique une pierre en plein vent, le Do-ring, située au centre de Lhassa, au milieu du parvis qui fait face aux portes occidentales de la cathédrale ou Jo-kang, sous un saule célèbre; comme la Pierre d'Asoka ou la Pierre noire de Moukden, elle sert à la fois à rappeler le souvenir d'un traité et à marquer le symbole matériel de la fortune du Tibet; en outre, comme l'Omphalos de Delphes ou la Pierre de Londres, elle représente pour les Tibétains le centre de leur étrange pays en forme de dos d'âne; dans l'ordre des choses pratiques, c'est le terme à partir duquel on calcule les étapes et les distances. Le Do-ring est plus encore : il porte, à peine déchiffrable aujourd'hui, un traité datant de 783, dont les termes confirment en quelque manière l'histoire légendaire du Tibet, telle que nous la présentent les chroniques chinoises.

Cette histoire n'est pas d'un intérêt capital; elle nous représente une hostilité continuelle avec la Chine, mais une hostilité à forces égales. Le résultat de ces combats de frontière, de ces escarmouches, ne fut pas absolument pour satisfaire la Chine, comme on pourrait l'imaginer d'après la version chinoise de ces événements, car, en 640 environ, le roi du Tibet, Srong-tsan-gambo, parvint à obtenir la main d'une princesse de la famille impériale des Tang, et cela contre la volonté de l'empereur et après plusieurs années de combats.

L'histoire de ce Srong-tsan-gambo est mêlée de légendes contradictoires. Il semble avoir été un bouddhiste zélé, avoir également épousé une princesse du Népal, avoir conduit une armée dans l'Inde, y avoir, vers l'an 648, infligé une défaite au roi de Magadha, et avoir enlevé de ce pays l'image fameuse qui constitue encore aujourd'hui le trésor principal du Jo-kang; cette image, d'après une autre version, aurait été un don volontaire des Bouddhistes de Magadha, offert à son retour de l'Inde par Tonmi-Sambhota, ministre de Srong-tsan-gambo, chargé par ce roi d'une enquête approfondie sur la religion bouddhique. Quant à la légende qui le représente comme ayant introduit l'écriture au Tibet, et sa femme, la Chinoise, comme y ayant introduit plusieurs arts parmi ceux que l'on connaissait le mieux dans son pays, elle ne fait que refléter l'activité des influences étrangères à Lhassa, influences dues à l'origine de l'une comme aux expéditions de l'autre.

Le petit-fils de Srong-tsan-gambo, Ti-srong-de-tsan, reprit la lutte contre la Chine dont il saccagea, en 763, la capitale Changan ou Hsia-Fu. Il avait auparavant donné des preuves de son zèle religieux en engageant le célèbre saint bouddhiste Padma Sambhava à visiter son pays, fait plus important qu'il ne dut alors le paraître, et destiné à orienter à jamais le sort du Tibet : outre l'influence personnelle qu'il eut à cette époque, ce personnage, connu aussi sous le nom de Padma Pani ou du Gouru Rinpoche, fonda en 749 les monastères de Samye et le collège des Bonnets Rouges; c'est la figure centrale du Lamaïsme et il occupe dans la tradition et dans les rites une place plus importante que le Bouddha lui-même. C'est lui dont l'âme, réincarnation elle-même du Bodisat Amitabha, s'est réincarnée dans le corps du Grand Lama de Tashi-lhunpo et ensuite, en tant qu'Avalokiteswara, dans celui du Dalaï Lama ou Grand Lama de Lhassa. Revenons à ce roi Ti-srong-de-tsan et reconnaissons qu'il faut lui accorder plus que de la science militaire ou que du zèle religieux : il vit bien que, si le Tibet offrait une demeure sûre à une religion que l'Inde, vers la même époque, rejetait doucement mais totalement, il devait en acquérir une importance énorme; et c'est à cette vue que le Tibet doit son rang de centre religieux et sacré. Sa mort fut suivie de guerres continuelles et, vers 783, le roi Ralpachan, son successeur, concluait avec l'empereur Tai-tsang II le traité qui est gravé sur le Do-ring à Lhassa. Notons que les épithètes sonores que les parties contractantes se décernent à elles-mêmes reflètent le caractère demi-sacré et mystique du Tibet.

Ces détails, peut-être un peu secs, sont nécessaires si l'on veut comprendre le développement postérieur du Lamaïsme; mais l'époque principale de la légende se ferme avec l'assassinat de Lang-darma, le frère cadet de Ralpachan, qui lui-même avait tué son frère afin de s'ouvrir le chemin de sa succession; ce fut le Julien du Bouddhisme, et le meurtre de ce persécuteur de la religion est aujourd'hui encore célébré chaque année à Lhassa sur le seuil du Jo-kang, à l'endroit où l'acte a été accompli par un moine fanatisé qui le paya de sa vie.

A partir de cette date, le Tibet fut divisé en un grand nombre de petites principautés, et son histoire reste obscure pendant plusieurs siècles; toutefois, le Lamaïsme ne fit que s'accroître et, en 1038, Atisha ou Jo-Ji-pal-den réforma à nouveau la religion du pays. En 1206 les Tartares conquirent le Tibet; en 1270 Kublai khan reconnut comme souverain légitime du

Tibet le Lama Rouge du monastère de Sakya, et cet état de choses dura jusqu'à la fondation de la Secte Jaune ou Gelukpa par Tsong-Kapa au xve siècle, et jusqu'à ce que la théocratie de la réincarnation se fût établie à Lhassa deux siècles plus tard. Avant ce mémorable coup d'État, le premier voyageur européen avait pénétré au Tibet, et c'est de donner le résumé des efforts tentés par les nations étrangères pour entrer en relations avec ce pays-ermite, que ce chapitre se propose pour but, plutôt que de s'étendre sur son histoire intérieure.

Frère Odoric ou Ordericus de Pordenone, de l'Ordre des Mineurs, doit avoir visité le Tibet vers 1328, comme il revenait de la côte orientale de la Chine par Shensi avec l'intention d'atteindre les grandes routes que suivaient les caravanes européennes en Asie; mais il semble avéré que jamais il n'atteignit Lhassa. Quoique Astley le traite avec mépris de « prince des menteurs », ses notes ne sont dénuées ni de valeur ni d'intérêt : d'après son rapport, la capitale du Tibet a des murailles blanches et noires et des rues bien pavées; les prohibitions du Bouddhisme y sont rigoureusement observées; les Tibétains de la région vivent, comme aujourd'hui, sous des tentes noires en poil d'yak; le Grand Lama de Sakya est appelé par lui Abassi, titre où il faut voir probablement un reflet du titre latin porté par le chef d'un monastère.

Cette époque est suivie d'une lacune qui s'étend sur de nombreuses années et vers la fin de laquelle le régime actuel fut établi par Tsong-Kapa, moine originaire du Kou Kou-nor, région éloignée de Lhassa et située au nord-est de cette ville et qui était peuplée à cette époque. Ses réformes allèrent droit au but, et quoique aujourd'hui les différentes sectes du Lamaïsme se distinguent plutôt par les traditions, les rites et le costume, que par quelque schisme radical sur le dogme, il faut reconnaître que la morale la plus stricte est celle des Gelukpas ou Bonnets Jaunes, la secte de Tsong-Kapa.

Les Gelukpas avaient affermi déjà leur prépondérance avant qu'un second Européen eût visité Lhassa, et, en 1624, Antonio Andrada, de la Société de Jésus, devait trouver le pouvoir centralisé entre leurs mains à Tashi-lhunpo; c'est à ce missionnaire que l'on doit la description du Tibet qui fut la plus répandue jusqu'à ce que, vers la fin du XVIIIe siècle, Turner eût publié ses voyages; mais à coup sûr sa connaissance du pays se limitait aux régions ouest et nord, — et Lhassa restait toujours sans visiteur.

A cette époque, la doctrine politique de la réincarnation était en pleine vigueur. La première réincarnation d'Amitabha ou Manjusri[1] fut Gedun-tubpa, Grand Lama de Tashi-lhunpo, dans lequel Tsong-Kapa reconnaissait l'âme de Padma Sambhava, et qui inaugura de la sorte auprès de Shigatsé une série de

1. *Chenrezig*, en tibétain. Les synonymes indiens sont d'un emploi commode pour désigner les personnages principaux appartenant au *Grand Véhicule* du Bouddhisme.

réincarnations; ses successeurs en profitèrent si bien que, vers le milieu du XVIIe siècle, Na-wang Lob-sang se rendait maître du Tibet. Il transporta sa capitale à Lhassa, reçut de l'empereur de Chine le titre de Dalaï Lama[1], bâtit le palais nommé Potala, et, ce qui est le point le plus important, se rendit compte qu'outre la réincarnation d'Amitabha qu'il était à titre de Grand Lama de Tashi-lhunpo, il présentait aussi celle d'Avalokiteswara. Ceci offre un résultat curieux, car Avalokiteswara, émanant d'Amitabha, est inférieur à son « père », puisqu'il en reçoit sa force : donc, le pouvoir temporel a beau appartenir au Dalaï ou Grand Lama de Lhassa, le Tashi Lama (tel est le nom usuel du Grand Lama de Tashi-lhunpo) reste théoriquement son ancien et son supérieur en matière spirituelle. Après lui fut institué un gouvernement semblable en bon nombre de points au gouvernement actuel. C'est plus tard que l'expédition des Dzoungariens et l'occupation de Lhassa, en 1717, amena l'empereur de Chine à imposer deux Ambans ou vice-rois avec une forte garnison; l'hégémonie chinoise remonte donc aux environs de 1720.

Ce fut encore un jésuite, le Père Johann Grueber, qui, accompagné du Père Dorville, atteignit Lhassa le premier parmi les Européens, au fort de la révolution de Na-wang Lob-sang, en 1662; il n'a laissé

1. Ce titre signifie : Océan (de science); c'est là l'origine du *surnom* perpétuel de Gya tso (immensité d'eau) donné aux réincarnations successives du Dalaï Lama.

que peu de rapports de son exploration, mais la « Collection de Voyages » d'Astley contient un extrait de ses notes : il y décrit Lhassa ou (comme il appelle la capitale) Barantola, résidence du Pape bouddhique dont le palais « Butala »[1] lui rappelle l'architecture de son pays; il nous dit que la religion est, au fond, identique au christianisme, quoique, de son propre aveu, il n'y ait jamais eu de chrétien dans le pays. Entre autres remarques, qui sont encore vraies des Tibétains actuels, il note la coutume qu'ont les femmes de tresser leurs cheveux très serré, en un grand nombre de cordelettes, de porter le « patug », coiffure garnie de turquoises, et de se barbouiller la figure avec du *kutch*.

En 1708, la mission des capucins dans l'Inde envoya quatre Pères fonder un établissement à Lhassa : j'en ai esquissé autre part le sort malheureux; contentons-nous de dire pour le moment que, devant la persécution des jésuites, il fut temporairement abandonné en 1745. Parmi les membres de la mission, Frère Orazio della Penna acquit une connaissance approfondie du langage tibétain; il écrivit un rapport sur le pays, simple collection de faits réels mêlés à des fantaisies, mais c'est probablement à lui que nous

1. Grueber a dessiné le palais de Potala. Dans cet état ancien, sa disposition, le caractère et la solidité de sa structure rappellent le Gyangtsé djong. Le gigantesque arc-boutant qui s'élève subitement de la plaine au palais particulier du Dalaï Lama, du côté des rochers, doit sûrement dissimuler deux ravins profonds, qui pouvaient servir alors de cachette au trésor.

devons ce que nous savons sur les richesses minérales de la contrée et sur les guerres intestines pendant le premier quart du XVIIIe siècle; il a également résumé les traits principaux du Lamaïsme, mais en l'imprégnant de l'esprit scholastique de sa propre religion.

Hippolito Desideri et Manuel Freyre, tous deux jésuites, pénétrèrent à Lhassa en 1716, et y séjournèrent treize ans, jusqu'au moment où le pape les rappela; les notes prises par le premier sont encore inédites, mais, contrairement à l'opinion générale, elles ont été l'objet d'une recension complète, et ont servi plusieurs fois à des écrivains qui leur ont fait de nombreux emprunts. C'est vers la même époque que la colonie des jésuites à Péking entreprit sa fameuse enquête sur la Chine.

L'explorateur suivant fut Samuel Van der Putte, Hollandais subtil et audacieux qui réussit deux fois à pénétrer dans Lhassa. Mais la défiance des Tibétains contre les étrangers était éveillée, et Van der Putte fut contraint de traverser sous un déguisement l'Inde et la Chine; pendant son séjour en Chine et au Tibet, qui dura environ douze ans, de 1724 à 1735, les périls qui l'entouraient, sans lui laisser de répit, l'empêchèrent de composer un rapport suivi. Ses notes étaient prises sur des bouts de papier, et, finalement, craignant qu'on ne vînt à s'en servir maladroitement ou sans soin, il ordonna par testament qu'elles fussent brûlées; il avait également dû tenir un petit journal, qui fut détruit vers la même époque : la science subit là une perte à laquelle il est difficile de trouver un pendant, car ces notes étaient celles d'un homme aussi distingué comme explorateur, que par ses connaissances linguistiques et scientifiques.

Nous remarquons ensuite parmi les explorateurs trois Anglais, dont les notes ont servi presque uniquement de base à notre connaissance du Tibet et de sa vie intérieure jusqu'au moment où, relativement assez tard au XIXe siècle, le Bureau de l'Enquête sur l'Inde eut institué les voyages des *Pandits*. C'est entre 1774 et 1812, que M. George Bogle, jeune rédacteur à la Compagie des Indes Orientales, que le lieutenant Samuel Turner, et que M. Thomas Manning, mathématicien et orientaliste un peu bizarre, ont pénétré avec plus ou moins de succès dans ce pays de mystère. Ces trois hommes représentent trois caractères différents. Comme son journal le fait voir, Bogle était, quoique relativement jeune, le chargé d'affaires le plus propre à la mission délicate que lui avait confiée Warren Hastings. Le Gouverneur montrait dans ses relations avec le Tibet la même énergie et la même prévoyance qui caractérisent ses actes à l'intérieur de son immense province; ayant compris quelle importance il y avait à établir des relations amicales avec un pays qui était le chaînon le plus proche entre le Bengale et le reste de l'Asie, il envoya George Bogle comme agent attitré de la Compagnie, afin d'établir des communications, et d'améliorer dans la mesure du possible les relations commerciales entre les deux pays. Un faible courant de marchandises existait alors et passait à travers les cols pour descendre dans l'Inde : les Tibétains échangeaient leur musc, leur laine et leurs turquoises contre le riz et la quincaillerie des Hindous. Il n'est toutefois pas vraisemblable que Warren Hastings eût eu l'intention bien arrêtée d'ouvrir une route entre l'Inde et la région nord-est ; il avait fallu bien des années pour affermir la puissance britannique au Bengale, et il y avait dans l'Inde propre assez de difficultés à combattre, sans aller solliciter l'intervention de tribus ou de nations étrangères.

Vraisemblablement, son but unique était de se renseigner : tout était inconnu sur la route de l'Inde au Tibet, les noms mêmes des villes, la nature du pays, les mœurs des habitants, les productions, le gouvernement. Hastings confiait à George Bogle une tâche capable d'effrayer un diplomate plus exercé que notre obscur rédacteur de vingt ans ; et pourtant, d'un bout à l'autre, il s'acquitta de sa mission sans jamais manquer de tact, et en tenant compte des circonstances avec un succès complet.

Son but n'était pas d'atteindre Lhassa : le Dalaï Lama étant alors un garçon de quinze ans, le gouvernement véritable était entre les mains du Tashi Lama nommé Jetsun Poldan Yé Shé, la figure la plus marquante parmi les Grands Lamas réincarnés, doué d'une personnalité imposante, d'une grande bienveillance et d'une large tolérance, remarquable d'ailleurs par sa courtoisie.

C'est à lui que Bogle fut envoyé en mission ; après avoir fait route par le Bhoutan, il vint le trouver à Tashi-lhunpo, en décembre 1774. Le journal de Bogle et le rapport officiel qu'il envoya à Warren Hastings, nommé Premier Gouverneur général de l'Inde, contiennent une description de la vie et des mœurs tibétaines, de beaucoup la plus perspicace qui ait jamais été écrite.

Reçu comme un hôte de marque, on le pria pourtant de ne pas insister pour voir Lhassa ; mais la protection du Tashi Lama lui donna des facilités uniques pour connaître la nature, les coutumes et les traits caractéristiques de ces voisins inconnus.

Le Tashi Lama tenta loyalement tout ce qui pouvait favoriser des relations amicales entre les deux pays ; mais le récit même de Bogle nous montre l'opposition formidable que lui firent les représentants de Lhassa, à la Cour même du souverain tibétain. Puis la mort du Tashi Lama et l'avènement du Dalaï Lama, qui avaient eu lieu en 1776, mirent fin à tout espoir d'établir une entente entre les deux pays. On citera Bogle dans les pages qui suivent, et il serait difficile de trouver mieux que la vue pénétrante et le jugement solide avec lesquels il note sans y manquer les singularités locales, le plus souvent avec un commentaire enjoué et, par endroits, satirique.

Après la mort du Tashi Lama en 1780, suivie six mois plus tard de celle de Bogle à Calcutta ; après l'échec de son plan qui en fut la conséquence nécessaire, Warren Hastings fit une autre tentative. Il envoya vers Tashi-lhunpo, à la tête d'une petite troupe, son cousin Samuel Turner qui, après un séjour dans le Bhoutan, parvint au terme de son voyage en prenant par la même route que Bogle, et atteignit Tashi-lhunpo le 22 septembre 1783. Turner trouva le Gouvernement central transféré à Lhassa; le nouveau Tashi Lama était un enfant, et le Dalaï Lama ne se montrait pas disposé à accorder à son visiteur, même la permission d'exposer l'objet de sa mission. Après avoir félicité le Gouvernement théocratique de Tashi-lhunpo sur la prompte et heureuse réincarnation de son chef, Turner prit congé et retourna en Angleterre où il réunit ses observations en un volume somptueusement imprimé, avec gravures sur acier, qui resta longtemps le seul recueil anglais imprimé relatif au Grand Tibet; et notre gratitude doit être profonde envers Sir Clements Markham qui nous a donné, en 1875, la relation écrite par le prédécesseur de Turner à la Cour de Tashi, relation plus intéressante et plus digne de confiance.

Le troisième et dernier de ces trois noms, celui de M. Manning, pose un des plus curieux problèmes psychologiques auxquels on ait affaire dans toute l'histoire des voyages. Sans doute ce fut un homme excentrique dans ses habitudes et dans ses goûts, comme on peut le conclure d'après sa conduite dans ses dernières années; mais il est difficile de concilier l'extraordinaire énergie, le courage et l'esprit de suite qui lui permirent, en courant lui-même les plus grands dangers, de mener à bien l'expédition la plus dangereuse que l'on pouvait tenter à cette époque, avec l'extrême niaiserie du seul recueil qu'il nous ait laissé de sa grande et heureuse entreprise. Ceci est dit sans exagération : l'expédition récente n'a pu recueillir sur un seul point un renseignement ou une idée du moindre usage au cours du journal d'un homme qui, dans un but d'observation, s'est dirigé sur Lhassa par une route à peu près identique à celle de 1904. A partir du 7 septembre 1811, premier jour mentionné dans son journal, jusqu'à son retour dans l'Inde au mois de juin de l'année suivante, le plus important dans ses observations est constitué par des remarques de la force suivante :

« J'arrivai complètement trempé, et je fis sécher mes vêtements sur moi; puis après avoir marché à travers la chambre, je fus pris de palpitations violentes. Les insectes me firent souffrir toute la nuit.... »

« Je vis un garçon qui mordait dans un navet, je l'appelai immédiatement, et faisant voir la chose à mon guide, je lui en demandai le nom et lui dis de m'en procurer une bonne quantité; j'eus ainsi un ragoût aux navets, excellent et bien accommodé.... »

Sa conduite pendant la traversée du Tsan-po est telle, que bien des Anglais rougiraient d'en rappeler le récit :

« Les souvenirs que faisait naître le mouvement du bateau, me donnèrent une crise d'activité européenne : je ne pouvais rester assis, je grimpais çà et là, je m'asseyais sur le parapet en différentes postures, je me penchais au-dessus. Le patron s'en alarma, et envoya un homme vigoureux, avec mission de me tenir solidement. Je désignai la proue ornée du bateau, en leur assurant que j'y serais assis avec toute la sécurité possible, je leur prouvai combien j'étais assis commodément en penchant ma tête et mon corps à l'extérieur du bateau jusqu'à toucher la surface de l'eau; leurs instances renouvelées pour me faire cesser me montrant que je les gênais, je revins à ma place et restai assis sans bouger. Quand le bateau s'approchait du bord, je voulais sauter, mais la lourdeur de mes vêtements me retenait, ainsi que l'incommodité de mes bottes, car je craignais de ne pas sauter assez loin et d'avoir les rieurs contre moi. »

La façon dont il se laissait traiter par son domestique chinois est toute une révélation pour qui connaît l'Orient.

A elles seules ses récriminations contre le manque de courtoisie, l'esprit de révolte, la désobéissance, et enfin contre le mépris que le Céleste lui témoignait ouvertement, suffisaient à remplir les pages de son journal, et cela pendant des jours et des semaines, en alternant avec des plaintes larmoyantes sur la « rusticité » de l'individu.

C'est à peine si l'on croira que, parvenu au but qu'il s'était proposé, arrivé en plein cœur de la Cité Sainte, il s'occupe encore de ses petits malheurs personnels, et consacre de longues notes au traitement qu'il ordonne à ses malades indigènes, sans oublier le résultat de ses ordonnances, et non sans faire de longues dissertations morales sur certaines influences sous-jacentes qui s'exercent d'une façon analogue sur toute l'humanité.

Presque jusqu'à la fin de son séjour, les portes du Jo-kang ouvertes devant lui, on dirait qu'il n'a pas visité un seul temple.

Ce procédé ne cesse pas de se reproduire jusqu'à la fin, quand il consacre une page de son journal au récit insignifiant de la grossièreté de son domestique et de sa propre niaiserie : pas la moindre description des temples qu'il a visités (dans cet ordre de choses, un seul point apparaît comme clair, c'est qu'il n'a pas vu le Jo-kang).

Après sa grande expédition, l'étonnant Manning revint en Angleterre et y vécut d'une vie retirée, ou plutôt, il faut l'avouer, fort excentrique.

Sir Clements Markham a publié son journal qui présente à coup sûr un intérêt considérable : sinon celui d'un livre d'observation, du moins celui d'un document psychologique qui probablement est sans pareil au monde.

A une exception près, le récit d'une expédition au Tibet est, depuis cette date jusqu'à la présente année, du moins en ce qui concerne les Européens, le récit d'un échec intéressant et pittoresque.

L'exception signalée est le voyage des deux Pères jésuites Évariste Huc et Joseph Gabet, qui venaient de Chine par la route du sud-ouest en passant par Sining.

Ces deux prêtres courageux atteignirent Lhassa en janvier 1846, et, après y avoir séjourné moins de sept semaines, ils en furent expulsés par l'Amban, et regagnèrent la Chine par la route de l'est qui passe par Tachienlu.

Le livre qu'écrivit Huc sur ses voyages dans l'Asie orientale est agréable et vivant, et la peinture qu'il trace de ce qu'il vit personnellement à Lhassa est bien faite et véridique, mais il a tort de passer sous silence (ou à peu près) la physionomie de la nature et des monuments, et il lui manque d'avoir compris et rendu de quelle importance considérable, comme de quel intérêt était son voyage.

Si un grand nombre de ses affirmations, qui furent à l'origine accueillies avec un scepticisme qu'on ne prenait pas la peine de dissimuler, ont, depuis, été confirmées par les voyageurs postérieurs, on ne saurait dire que Huc ait beaucoup ajouté à la connaissance scientifique que nous avons du pays où il a passé.

Malgré le charme et la saveur particuliers à son récit, qui en feront toujours un classique populaire dans l'histoire des missionnaires et de leurs expéditions, il faut regretter grandement qu'il n'ait pas mis à profit l'occasion unique dont il jouissait, pour faire un recueil plus solide et mieux informé des particularités locales et des curiosités naturelles de ce pays qu'on pouvait considérer comme encore vierge.

LHASSA

On l'a déjà dit, le récit de tous les autres voyages à Lhassa est celui d'un échec[1]. Dans toute l'histoire des voyages, il n'existe pas de carte plus curieuse que celle qui ferait voir les itinéraires des voyageurs se dirigeant vers cette ville, comme autant de lignes emmêlées, partant de toutes les directions, nord, sud, est et ouest; se croisant, formant des boucles et des nœuds, toutes tendant vers un seul but, et représentant toutes des espérances déçues, parfois dès le début du voyage, parfois au moment même où l'explorateur peut presque croire que la prochaine colline va complaisamment lui envoyer le reflet lointain du Potala et de ses toits dorés.

Remarque que l'auteur s'est souvent faite : on ne s'est pas encore rendu compte de cette perpétuelle impuissance à atteindre un lieu connu, à peine éloigné de 320 kilomètres de notre frontière, et cela à travers une région dont la population est très clairsemée. Pourtant la raison en est, je pense, suffisamment apparente à qui connaît le pays : il n'y a jamais au Tibet qu'un seul chemin pour se rendre d'un point à un autre, soit

1. Huc donne le curieux compte rendu d'un voyage supposé fait par l'Anglais Moorcroft à Lhassa. En gros, il affirme que William Moorcroft, bien qu'on le suppose être mort en 1825 à « Andkou », parvint en réalité à Lhassa en 1826 et y vécut douze ans sans être découvert. Il n'était pas jusqu'à son propre domestique qui ne le crût Cashmirien. Il fut tué à son retour par des brigands, et la découverte de cartes, qu'on fit sur son cadavre, fut pour les gens de Lhassa le premier indice de sa nationalité. Souvenons-nous que Huc tenait l'histoire directement du *Régent* de Lhassa, et cela huit ans seulement après les faits. L'autorité sur laquelle on s'appuie pour placer sa mort en 1825, est une lettre de son compagnon Trebeck, qui lui-même mourut quelques jours après.

à cause de la nature du sol, soit à cause de l'impossibilité où l'on serait de trouver ailleurs nourriture, feu et paille; il est donc facile pour les Tibétains de garder les routes, si peu nombreuses, qui permettent de pénétrer dans leur pays.

Ce n'est pas tout : grâce à l'étonnante organisation des relais postaux chinois, il est absolument impossible à un voyageur d'atteindre Lhassa avant la nouvelle de son arrivée. Sans doute la population du Tibet n'est pas dense, et l'on pourrait en déduire qu'un voyageur a d'autant plus de chances de passer inaperçu; en effet on peut marcher, non pas pendant des heures, mais pendant des jours, sur une route de grande communication, sans rencontrer une âme, sinon à un demi-kilomètre des villages; fort bien, mais cette rareté même de la population fait la perte du voyageur qui se cache.

Le villageois tibétain connaît toutes les physionomies de son village; il les connaît tout aussi bien que celle du fonctionnaire chinois auquel il doit, sous peine des châtiments les plus cruels, signaler immédiatement la présence de tout étranger, sous quelque aspect qu'il se présente.

Les seules figures nouvelles que le Tibétain puisse voir d'année en année sont celles des trafiquants qui vont et viennent sur la route.

Les fonctionnaires du Gouvernement lamaïque peuvent passer à grand bruit; la garnison chinoise du poste voisin peut être relevée de temps à autre; mais dans ces deux cas le paysan voit passer devant ses yeux des vêtements ou des uniformes qui se reconnaissent instantanément; et il serait d'une réelle audace, celui qui essaierait, sous un déguisement, de se glisser dans l'escorte de ces maîtres réels ou nominaux du Tibet.

Ces deux exceptions mises à part, tout passant est sur la route l'objet d'une surveillance de tous les instants, ce qui, on le comprendra aisément, a pour résultat de prévenir toute tentative de visiter en cachette la Cité Interdite.

La place nous manque pour donner le résumé même le plus sommaire de ces tentatives avortées; mais n'oublions pas que chacune des lignes qui contribuent à former autour de Lhassa cet écheveau embrouillé, a toujours un intérêt particulier. On se rappelle, l'un après l'autre, le raid hardi mais sans méthode de Bonvalot et du prince Henri d'Orléans, en 1890; la marche de Bower et Ghorold (au-dessus de tout éloge au point de vue de l'endurance et de la valeur scientifique), en 1891; le triple essai de Rockhill, cet énergique Américain que tous, dans la colonne, nous eussions été heureux d'avoir pour compagnon dans notre marche vers une ville qu'il avait, tant d'années, essayé d'atteindre, au prix de quel temps et de quelle peine! On ne doit pas oublier non plus la dette que la Géographie a contractée envers Henry et Richard Strachey.

Toutes ces tentatives ne se sont pas, malheureusement, terminées par un simple échec, et le meurtre de

Dutreuil de Rhins en 1894, ainsi que la disparition de M. Rijnhart, en 1898, sont là pour attester d'une façon probante le très réel danger qui a existé autrefois et qui, autant qu'on peut conjecturer de l'avenir, restera attaché, comme un caractère nécessaire, à toute expédition dans le Tibet.

De tous ces voyages, le plus intéressant fut peut-être celui de Littledale en 1894; et ceux qui ont connu M. Littledale ou son neveu M. Fletcher reconnaîtront que ces deux hommes énergiques avaient devancé tout perfectionnement ultérieur, même s'il est vrai qu'ils aient accepté l'inévitable, et que, séparés de leur but, si ardemment souhaité, par moins de 110 kilomètres, ils aient renoncé à l'atteindre.

L'œuvre des Russes au Tibet a été suivie de l'Inde, non sans intérêt; et les noms de Prjevalsky, Roborovsky, Kozlov et Pevtsov rappellent une belle série d'explorations qui se sont prolongées pendant plusieurs années et dont il ne faut pas moins admirer l'esprit de suite et le but dernier, sous le prétexte qu'elles ne satisfont pas l'action politique du Gouvernement britannique.

Tous ces explorateurs sont des Européens; pour les enquêtes entreprises par le Gouvernement de l'Inde, je me réserve d'en parler plus tard.

De Sven Hedin, il est inutile d'entretenir le lecteur, car la vaillante expédition qu'il fit pour atteindre Lhassa et qui dura deux ans, est assez récente pour se passer de commentaires; son livre, fait avec modestie, et dont toutes les lignes portent la marque d'une observation minutieuse, est encore frais imprimé. Il a jugé défavorablement notre expédition, et a franchement exprimé son opinion; mais tous les membres de la Mission n'en regrettaient pas moins sincèrement et profondément que Sven Hedin ne vînt pas avec nous à Lhassa.

CHAPITRE II

LA QUESTION TIBÉTAINE

Politique d'isolement. || Le Tsong-Du, conseil suprême du Tibet, jette l'anathème aux étrangers. || La vie et les aventures de Dorjieff, agent de la Russie. || Prétentions justifiées des Russes et des Anglais. || Un Dalaï Lama russophile. || Échange d'aménités entre Saint-Pétersbourg et Lhassa. || Échec au tzar. || Le Dalaï Lama provocateur. || Intervention nécessaire de l'Angleterre. || Entrée en scène du colonel Younghusband. || Une Mission qui ne trouve personne a qui parler. || Nécessité d'une expédition.

PENDANT de longues années les relations entre les Anglais, maîtres de l'Inde, et le Tibet furent à peu près nulles. La politique d'isolement, préconisée par les autorités de Lhassa, ne fut appliquée formellement que pendant les premières années du XVIIIe siècle; mais rien ne nous fait supposer qu'antérieurement à cette date les Lamas eussent vu d'un bon œil leur capitale ouverte aux étrangers. L'incroyable éloignement de Lhassa, l'extrême difficulté de la route écartaient d'ailleurs toute envie d'entreprendre ce terrible voyage; et quand la pénétration triomphante de l'Europe en

Extrême-Orient décida les Tibétains à fermer officiellement leurs portes, leur décret ne changea pas grand'chose à la situation; de longtemps ils n'eurent pas à l'appliquer.

La suprématie chinoise au Tibet remonte à 1720; la politique d'isolement y régnait déjà, et il n'est pas déraisonnable de supposer que la Chine ait poussé les Tibétains à se maintenir dans cette ligne de conduite pour faire de leur pays un État-tampon entre les provinces occidentales du Céleste Empire et le pouvoir, mal défini mais grandissant, des étrangers qui s'installaient aux Indes.

Peut-être, d'ailleurs, n'était-ce pas le péril blanc qu'alors elle redoutait: l'invasion de l'Inde par Nadir schah en 1727 avait dû lui causer quelque anxiété.

Si nous pouvons admettre, sur la foi de maints voyageurs, que l'isolement définitif du Tibet fût œuvre chinoise, la Chine en tout cas trouva des élèves si dociles, qu'elle eut dans la suite toutes les peines du monde à entr'ouvrir pour de rares protégés la porte qu'elle avait, de sa propre main, contribué à fermer. M. W. W. Rockhill, par exemple, dont l'érudition tibétaine est incomparable, a naturellement désiré voir Lhassa : trois fois le Gouvernement américain s'adressa à la Chine pour obtenir l'autorisation indispensable; trois fois le Gouvernement chinois, au nom de sa suzeraineté, envoya les ordres nécessaires à Lhassa; trois fois le Dalaï Lama refusa froidement la visite de M. Rockhill.

Et l'aventure n'est pas unique. Tibétains et Chinois ont, en l'occurrence, joué pendant longtemps une véritable comédie : ceux-ci manifestant le plus vif désir de voir les étrangers circuler librement dans le Tibet, et déplorant leur maladresse à convaincre le Gouvernement de Lhassa; et ledit Gouvernement déclarant qu'il serait enchanté de voir les étrangers dans ses murs, mais que les ordres de la Chine étaient absolument formels.

En fin de compte les Tibétains, jetant le masque, déclarèrent en une séance solennelle du Tsong-Du, où prirent place les représentants de toutes les provinces, que désormais l'accès du pays serait interdit aux étrangers; et pour donner plus de force à ce vœu national, ils en firent carrément un article de foi. Un des premiers succès diplomatiques du colonel Younghusband est d'avoir fait justice de cette loi d'exception. Il demanda aux Tibétains si, oui ou non, cette mesure se trouvait incluse dans la doctrine de Bouddha. Et sur leur réponse affirmative : « Je connais à fond vos livres sacrés, dit-il; je vous défie d'y trouver une ligne justifiant cette proscription. — C'est vrai; mais nous l'y mettons. — Alors, répliqua le colonel, ce que les hommes ont fait, ils peuvent le défaire; et puisque la religion ici n'est pas en jeu, rien n'empêche de revenir sur une décision qui relève uniquement de la politique ».

Les Tibétains eussent pu se confiner dans leurs prétentions à l'inviolabilité, sans que nos relations en souffrissent autrement : ils étaient, en dernier ressort, les meilleurs juges de leurs droits. C'est la présence à Lhassa d'un singulier individu, qui rendit notre expédition nécessaire. L'histoire de Dorjieff vaut d'être contée. Il y a quelque vingt-cinq ans, vint à Lhassa un jeune Lama, échappé des steppes sibériens du lac Baïkal; sa naissance mongolo-bouriate en faisait un sujet de la Russie; originaire d'une bourgade nommée Azochozki, il fut dès sa jeunesse destiné aux ordres sacrés. Le monastère de Debung, cette pépinière de séditieux, lui ouvrit ses portes et en fit un professeur de métaphysique. Tout semblait indiquer qu'il passerait sa vie dans l'enseignement, quand, à l'âge de cinquante-deux ans, il respira cette atmosphère d'intrigues qui rendit son nom célèbre dans les chancelleries de Calcutta, de Londres et de Saint-Pétersbourg. Son premier voyage en Russie était plein d'innocence : il y fut envoyé de Lhassa en 1898 pour recueillir les pieuses contributions des communautés qui sont assez nombreuses dans les provinces sud-occidentales de la Russie d'Europe. De ville en ville il parcourut la contrée, tant et si bien qu'il éveilla dans l'esprit des ministres russes le désir d'utiliser à d'autres fins ses pérégrinations.

A Dieu ne plaise que je leur jette la pierre! Les Russes ont parfaitement raison d'assurer leur crédit dans un pays qu'ils considèrent comme une part d'hoirie. Si la Grande-Bretagne a cru devoir intervenir, c'est qu'au Tibet ses intérêts sont en contradiction complète avec ceux de Saint-Pétersbourg; il y a de part et d'autre une nécessité vitale à s'y assurer la suprématie. Ce que les Russes ont fait en accueillant Dorjieff pour l'investir de fonctions officieuses à la cour de Lhassa, nous eussions voulu pouvoir le faire; et il est absolument déplorable que, des millions de Bouddhistes inféodés à notre puissance, ne soit pas sorti un Dorjieff ou un Norzunoff; s'il s'était trouvé là de tels hommes, nul doute que nous en eussions fait largement usage. Ces aventuriers sont, tant qu'ils n'ont pas de caractère officiel, d'excellents agents de pénétration. Mais nous n'avions personne à opposer à l'habile Bouriate.

Il fut d'abord désigné par son nom tibétain de Ghomang Lob-sang; quand il eut commencé de jouer le rôle qui le rendit fameux, l'Occident le connut sous celui de Dorjieff, forme russifiée d'un vocable tibétain qui signifie « foudre » ou « diamant » ou, qui plus est, le suprême symbole de l'autorité lamasienne : un petit ornement de cuivre figurant deux couronnes associées. Il avait encore bien d'autres noms : le voyageur japonais Kawaguchi l'appelle Ngaku-wang-dorje; à Lhassa on le désigne sous le titre du poste qu'il occupe : c'est le Khende-chega; et le nom de Akohwan Darjilikoff semble encore être sien. Si cette liste n'épuise pas le nombre de ses avatars, elle explique les difficultés qu'eut à vaincre le Gouvernement de l'Inde pour identifier ce Protée, dont les transformations constituaient une véritable conjuration contre l'influence de la Grande-Bretagne.

L'histoire de ses intrigues est encore inconnue; mais, en ce temps d'indiscrets Mémoires, elle ne pourra rester longtemps ignorée. Ce qui est certain, c'est qu'à son retour de Russie, Ghomang Lob-sang devint à Lhassa l'agent officieux du Gouvernement de Saint-Pétersbourg. Il se munit de riches présents et mit tout en œuvre pour prouver rapidement à la puissance lamasienne qu'il était de son intérêt de se mettre sous la protection du tzar. Ses arguments se résumaient comme suit : « Vous êtes incapables de résister à une invasion; la Chine, votre protectrice naturelle et votre suzeraine, est à bas : la Grande-Bretagne a mis la main dessus; si vous comptez plus longtemps sur sa protection, elle vous donnera, ainsi qu'un os à ronger, au Gouvernement de l'Inde. Les Anglais sont une race d'avides hérétiques : ils ne respecteront pas vos croyances, l'antique et sacrée religion de vos prêtres sera mise sous le boisseau; si, d'autre part, vous acceptez l'aide de la Russie, vous aurez comme protectrice la plus grande puissance du monde; vous aurez pour vous la seule armée capable de faire pièce aux troupes anglaises. Bien plus, vous pouvez amener le plus grand monarque de la terre à embrasser votre foi : un autre empereur, aussi grand que lui, s'est jadis donné à votre religion; et si vous convertissez Nicolas, dont les sympathies pour le Bouddhisme sont universellement connues, vous aurez bientôt tous les Russes pour serviteurs fidèles et loyaux disciples de votre Sainteté ».

Telle était dans ses grandes lignes, la politique de Dorjieff. Elle prit immédiatement sur le Dalaï Lama lui-même : avec enthousiasme, sans consulter même les autorités nationales, il sauta sur les propositions du Bouriate, et résolut d'aller en personne à Saint-Pétersbourg. Un coussin sacré, sur lequel il assit sa divine personne lors d'une audience accordée par le tzar, et un magnifique *codex aureus* de sa bibliothèque privée, prirent place dans le musée impérial; et les bords de la Néva conservent ces précieux souvenirs d'une politique qui faillit russifier le plus autocratique et le plus farouchement religieux des royaumes de l'Asie.

Dans sa précipitation, le Dalaï Lama avait compté sans son hôte : le Tsong-Du, consulté, le mit en échec; l'assemblée se montra sensible aux avances du tzar, mais déclara qu'elle n'avait pas demandé sa protection; que le Dalaï Lama avait excédé ses droits en jouant les destinées du royaume sur les intrigues d'un Dorjieff. Le Grand Lama mit tout en œuvre pour faire adopter son plan; ce fut en vain. L'année suivante Dorjieff changea ses batteries, pour faire triompher les intérêts de ses patrons.

Il revint à Saint-Pétersbourg où l'empereur le reçut en audience privée, et s'en fut, quelques jours après, porteur de deux choses d'un haut intérêt : une lettre demandant au Dalaï Lama de dépêcher un agent en Russie pour étudier à fond la question d'alliance, et les ornements sacerdotaux d'un évêque de l'Église russe.

On verra plus loin l'importance de ce dernier envoi; pour l'instant, les fruits que la politique russe tira de cette ambassade, réclament toute notre attention. En dépit des récentes déclarations du Tsong-Du, le Dalaï Lama délégua sous sa responsabilité un abbé de haut rang, Tsan-nyid, en compagnie de Dorjieff qui, un mois après son retour à Lhassa, était encore sur le chemin de l'Europe. Les deux commissaires firent route par le Népal et l'Inde jusqu'à Colombo où les prit un vaisseau russe, qui les débarqua à Odessa.

Ils furent reçus en Russie avec les marques de la plus haute considération, et eurent avec le tzar une nouvelle conférence. Ils revinrent à Lhassa en décembre 1901, porteurs d'une proposition qui tendait à l'établissement d'un prince de la maison impériale dans la capitale du Tibet, aux fins d'établir entre les deux puissances les bases d'une entente cordiale. C'était un coup de maître, qu'il fût inclus ou non dans le message qu'une garde armée accompagnerait Son Altesse Impériale dans son déplacement. L'abbé emportait encore un autre document : c'était un rescrit plaidant avec chaleur l'accord entre la Russie et le Tibet. Ceux qui nient en cette occurrence la présence d'un traité en due forme entre le Tibet et la Russie, ont parfaitement raison.

Étant donné les rapports qui unissent le Tibet à la Chine, tout traité fait en dehors d'elle ne fût pas né viable. Mais il n'y en eut pas : les termes du message en font un gage d'amitié, plutôt qu'un contrat d'alliance; il fait mention des bons sentiments de la Russie à l'égard du Tibet, rassure les Tibétains sur les empiétements de leurs voisins du sud, garantit et encourage l'expansion du Bouddhisme dans l'Asie centrale. La Russie y demande en retour des faveurs que le brave peuple de Lhassa serait bien excusable d'avoir mal comprises : des concessions de chemins de fer devaient être lettre morte pour une population qui ne connaît d'autres roues que celle de ses moulins à prières!

Ce simulacre de traité n'en fut pas moins dangereux; la Chine en pâtit d'abord, et attribua non sans raison aux propositions de la Russie l'insolence et l'insubordination de sa vassale aux ordres qui lui vinrent ultérieurement de son suzerain.

Le Dalaï Lama souscrivit à tout; il aurait signé un traité des deux mains; mais le Tsong-Du fut irréducductible. Le vice-roi chinois cria à la trahison; la proposition d'établir un grand-duc à Lhassa fit crier au scandale, et le projet de substituer la suzeraineté du tzar à celle de l'empereur céleste, fut enterrée à l'unanimité.

Le Dalaï Lama, très ennuyé, rechangea ses batteries : dans l'impossibilité de faire accepter l'alliance russe au Tsong-Du, il se mit en tête de la lui imposer, en provoquant une rupture avec l'Angleterre. Pour amener une lutte avec l'Inde, il s'ingénia à faire naître les raisons d'une crise aiguë. Les Chinois n'avaient ni le désir ni le pouvoir de défendre efficacement le Tibet; les Russes, au contraire, dans la pensée du Dalaï

Lama, le désiraient aussi bien qu'ils le pouvaient. Dans ces conditions, il s'agissait de forcer la main aux membres du Tsong-Du et de les placer dans une position telle, qu'ils n'eussent d'autre ressource qu'un appel à l'ingérence des Russes. Il fit venir des fusils de Russie, remonta l'arsenal de Lhassa; Dorjieff, de son côté, répandit le bruit qu'un détachement de Cosaques occuperait Lhassa au printemps de 1903, — et le parti russophile n'était que trop enclin à faire état d'une pareille assertion; — il mit tout en œuvre pour que ses intrigues anti-anglaises parvinssent aux oreilles de Lord Curzon. Bref, il mit le feu aux poudres, et rendit inévitable l'intervention du Gouvernement de l'Inde.

Les raisons d'intervenir ne manquaient pas : les Tibétains, pénétrant dans le Sikkim, avaient établi une garnison à Giao-gong, à 25 kilomètres, au delà de leur frontière, et défendu aux sujets anglais de dépasser ce poste avancé; ils avaient renversé les bornes-frontières qui marquaient la séparation incontestée des bassins de la Tista et de l'Ammo tchou; insulté aux droits de l'Angleterre en élevant une muraille en travers de la seule route qui conduisît au marché de Yatoung, ouvert au commerce indien par la convention de 1890-1893; qui plus est, ils avaient retourné sans les ouvrir les missives envoyées par le vice-roi au Grand Lama pour lui demander des explications. Ces sottises n'auraient peut-être pas fait naître l'expédition, si ne s'y étaient jointes toutes les coquetteries tibétaines à l'adresse de la Russie...

Il n'y avait plus qu'à intervenir, et promptement. Avec sa remarquable clairvoyance, Lord Curzon résolut de mettre à la raison ces enfants mal élevés : au printemps de 1903 il pria le major Bretherton de lui soumettre un plan qui jetterait immédiatement 1 200 hommes sur Lhassa; mais l'expédition ainsi conçue parut impraticable en haut lieu.

Il est malheureusement impossible de nier que pendant toute la campagne le Gouvernement anglais se méprit sur sa réelle importance : Lord Curzon obtint tout juste qu'on agréât l'envoi du colonel Younghusband accompagné d'une faible escorte, au petit poste de Kamba djong, à 25 kilomètres au nord du Sikkim, pour qu'il attendît là les délégués tibétains, et réglât avec leur concours les difficultés de la situation. Et le Gouvernement y consentit sous l'expresse réserve qu'on ne dépasserait en aucun cas Kamba djong! Un individu à la solde de la Chine en porta la nouvelle à l'Amban de Lhassa, et dès lors il devint fatal qu'on allât jusqu'au bout.

La Mission de Kamba djong n'a pas eu politiquement une grande importance; il est cependant nécessaire d'en faire un bref récit. Donc, le 5 juillet, M. Claude White, notre représentant au Sikkim, et le capitaine W. F. T. O'Connor, le seul Européen qui parlât couramment le tibétain, arrivèrent à Giao-gong, dans la haute vallée du La-chen, en Sikkim. Là ils rencontrèrent un certain nombre de Tibétains qui tentèrent d'arrêter leur marche; on leur fit observer que Kamba djong avait été désigné par le Gouvernement indien pour que s'y fissent les négociations, et que le Gouvernement chinois avait lui-même accepté le choix de cette place.

Comme les membres de la Mission tentaient de passer outre, des mains se levèrent à hauteur de leurs brides; mais ils se dégagèrent aisément, et poursuivirent leur chemin sans plus d'opposition. Ils franchirent la frontière au défilé de Kangra lamo et arrivèrent le lendemain en territoire tibétain. Ils y trouvèrent d'abord un fonctionnaire chinois, nommé Ho, qui les somma de ne pas aller à Kamba djong; on lui fit la même réponse qu'aux Tibétains de Giaogong, et sans plus insister il s'en alla oublier sa déconvenue dans l'opium. Le jour suivant la Mission atteignit Kamba djong et campa au pied de la hauteur sur laquelle est construite la forteresse. Cette forteresse est d'assez belle apparence et couronne, suivant la coutume tibétaine, le sommet d'une colline escarpée. La plaine que domine Kamba djong est vaste; elle n'est séparée que par des ondulations de terrain, des contreforts de l'Himalaya; toute parsemée de gros cailloux qui laissent passer des touffes d'absinthe, elle offre par endroits la maigre pâture d'une herbe grossière.

La Mission installa son campement, l'entoura de quelques ouvrages en terre, et s'arma... de patience. Bien lui en prit : des émissaires arrivèrent de Lhassa; mais, ayant fait une visite officielle au colonel Younghusband, qui avait rejoint M. White quelques jours après son arrivée, ils s'enfermèrent dans la citadelle et s'abstinrent de tout rapport avec la Mission. Un fonctionnaire chinois vint aussi, pareillement discret. Des Tibétains rôdaient le long du camp, doucement intrigués; mais les jours succédaient aux jours, sans que la Mission fît autre chose que des travaux de triangulation ou de géologie. Cette dernière offrait sa distraction à M. Hayden; le capitaine Walton accumulait notes et collections pour son histoire naturelle; M. White errait dans le district aussi loin que le lui permettaient les Tibétains... c'était charmant; mais les affaires n'avançaient guère, quand l'arrivée de l'abbé de Tashi-lhunpo et d'un nouveau groupe de Tibétains vint rompre la monotonie de cette existence.

Ce brave ecclésiastique était porteur d'un courtois message, émanant du Grand Lama de Tashi-lhunpo; intelligent d'ailleurs, de belle mine et pénétré de la plus haute admiration pour les articles d'importation anglaise, — y compris le gramophone.

Nous en avions exhibé un pour l'impressionner; mais il nous répondit qu'il n'était pas de moitié aussi bon que celui de Lhassa. La Mission fut quelque peu stupéfaite de cette réponse, et lui demanda une explication. « Oh! fit le fonctionnaire, non seulement la machine de Lhassa rend les sons, mais encore elle sait enregistrer et reproduire nos propres voix. »

Dès lors, il n'était pas permis de douter que les phonographes eussent fait partie des objets de luxe européens que Dorjieff avait apportés de chez ses nouveaux maîtres. Il fallait faire quelque chose pour rétablir le crédit des Anglais : la nuit, on gratta un disque, et l'on estima qu'on pouvait en tirer un parti profitable. Le lendemain, on demanda à un Tibétain de parler ou de chanter dans l'instrument, ce qu'il fit sur-le-champ ; et après un intervalle de quelques secondes le gramophone reproduisit sa voix, à son grand plaisir et amusement. On fit jouir de ce triomphant résultat l'abbé de Tashi-lhunpo ; mais c'est seulement après une petite explication de l'interprète que nous comprîmes l'ahurissement croissant qui se peignait sur la figure du digne clerc à mesure qu'il entendait l'instrument. Il paraît que notre Tibétain, un peu farceur, avait récité dans le gramophone une chanson populaire, plus déconcertante que sublime.

Une autre aventure mérite d'être citée : un matin, le supérieur rendit visite au camp et écouta notre récit des dernières découvertes de la science occidentale ; il était très calme, et manifestait une certaine attention. Il n'apporta pas de critiques jusqu'au moment où le capitaine O'Connor lui demanda son opinion sur la connaissance tibétaine de notre planète. Il répondit poliment, très sûr de lui, que ce que nous autres Anglais croyions sur la nature de la Terre était intéressant, et montrait les progrès que la science avait faits dans les pays lointains; mais il continua : « Bien entendu, vous avez tout à fait tort à ce sujet : comme forme, la Terre est pareille à un os d'épaule de mouton, et loin d'être un petit pays le Tibet en occupe presque la moitié. Cependant, ne vous découragez pas : si vous continuez à lire attentivement, et si vous consultez de meilleurs livres, sans aucun doute vous finirez par être plus instruits ». Je regrette de dire que là-dessus nos hommes de science s'effondrèrent honteusement, et qu'aucun d'eux n'essaya même de justifier les illusions de l'Europe.

Pour en revenir au message de l'abbé, il chantait l'air connu : « Retournez à Giao-gong et là nous discuterons; impossible de rien faire tant que vous serez à Kamba djong ». Le colonel Younghusband, bien que peu fixé sur la situation sociale et l'importance politique de tous ces délégués qui prétendaient représenter le Tibet, crut devoir les réunir en un petit *durbar;* il leur exposa la situation tout au long, énuméra les raisons qui nous poussaient à un arrangement amiable avec nos voisins; refit l'histoire des dernières années; reprocha la rupture des contrats de 1890-1893, et finalement conjura ses auditeurs de coopérer à une entente qui donnât à tous une entière satisfaction.

Désirant que son discours fût interprété sans erreur à Lhassa, il l'avait écrit soigneusement, pour qu'il fût porté intégralement au Grand Lama. Il le mit en terminant sous une enveloppe qu'il présenta au chef des Tibétains; celui-ci s'en écarta plein d'horreur. Il refusa énergiquement de l'emporter à Lhassa. Même comédie de la part de tous : pas un ne voulait convenir qu'ils eussent eu quelque rapport avec nous!

Telle était l'insupportable attitude des Tibétains.

Un fait caractéristique la mit encore en lumière : ils nous envoyèrent un jour une protestation verbale dirigée notamment contre les excursions de M. White et des autres membres de la Mission; ils s'élevèrent contre les pratiques de M. Hayden qui tailladait des fragments de leurs montagnes : « Seriez-vous contents, disaient-ils, sans qu'on pût les réfuter, si nous allions taillader ainsi vos maisons de Calcutta? » Ils ne pouvaient non plus admettre l'usage de l'héliographe, avec lequel, pensaient-ils, nous étions capables de voir à travers les montagnes, et de nous rendre maîtres des pluies; mais c'étaient surtout nos excursions, fréquentes, il est vrai, qu'ils ne pouvaient pas digérer. Le colonel Younghusband, suivant toujours son idée, qui était de les habituer à négocier avec nous, crut les tenir, et leur demanda de consigner leur requête par écrit; c'était fort simple, et ils acquiescèrent immédiatement. Mais, à la grande surprise du colonel, ils refusèrent carrément de signer. Après d'interminables pourparlers, l'un d'entre eux se décida à faire à la plume une petite marque dans un coin du papier : au fond, ce n'était pas du tout une signature. L'aventure était tellement grotesque que, sans plus tergiverser, on fit seller les poneys pour une nouvelle excursion; et les Tibétains de s'entendre dire que, s'ils ne voulaient pas apposer une signature, c'est qu'ils n'avaient pas autorité pour le faire. En désespoir de cause, cependant, ils consentirent à signer leur réclamation.

Ce petit incident éclaira d'un jour lumineux toute

la politique des Tibétains, qui ne laissait évidemment rien à faire à Kamba djong. Le colonel Younghusband soupçonnant que les Tibétains avaient eu vent de la défense formelle qui lui enjoignait de ne pas pénétrer plus avant; sentant d'ailleurs la nécessité d'une action plus vigoureuse, obtint du Gouvernement indien l'autorisation de pousser jusqu'à Gyangtsé, pour y faire aboutir les négociations qu'il n'arrivait pas à entamer à Kamba djong.

Mais pour s'avancer ainsi en pays tibétain, si loin de nos frontières de l'Inde, la prudence réclamait l'assistance d'une petite armée capable d'assurer la marche de la Mission.

L'élaboration de ce plan produisit une divergence d'opinion entre les deux hommes qui représentaient la diplomatie et la stratégie. Le colonel Younghusband était d'avis que la Mission et l'armée de secours convergeassent en deux colonnes vers Kala-tso pour marcher de là sur Gyangtsé : l'une, avec 2500 yaks affectés aux transports, occuperait la vallée de Choumbi et longerait le Bham-tso sous les ordres du colonel Macdonald[1], qui organiserait dans la vallée les étapes de la Mission; l'autre formée par la Mission même, dont l'escorte serait considérablement renforcée, gagnerait le point de jonction par la passe de Lango la. En outre, 400 Népaliens occuperaient Kamba djong, pour couvrir les derrières de la Mission. Macdonald,

1. Le colonel Macdonald fut, au cours de la campagne, nommé général (brigadier général).

consulté, demeura perplexe; il objecta que la division des deux colonnes, dépourvues réciproquement de communications, fournirait aux Tibétains la facilité de les anéantir séparément; que le rendez-vous était assigné en un point mal défini de pays ennemi; que, les routes étant inconnues, il était bien difficile de fixer le jour de la jonction; que la Mission, constituant la plus faible des deux colonnes, aurait ses flancs ouverts à l'ennemi, et sa retraite peut-être coupée....

Younghusband sentait en tout cas combien il était inutile de prolonger son séjour à Kamba djong, et désirant conférer avec le colonel Macdonald il vint le trouver à Darjiling. La difficulté imprévue d'organiser les transports pour une marche en deux colonnes après qu'une épizootie se fut abattue sur les yaks; le nombre des forces tibétaines qui comptaient 500 hommes à Kamba djong, 2000 à Chigatsé, 500 entre Chigatsé et Kamba djong; 1 000 à Gyangtsé; la mobilisation de 3 000 hommes autour de Choumbi, et de 3 000 autres autour de Kamba djong, déterminèrent les deux officiers à repousser la marche en deux colonnes, et à adopter la marche en colonne unique par la vallée de Choumbi.

Par quelle route dès lors descendrait-on dans la vallée? A quel moment évacuerait-on Kamba djong? Le colonel Younghusband tenait naturellement à ne pas rétrograder avant qu'on n'eût avancé par ailleurs. Il fut décidé qu'on ferait coïncider l'évacuation de Kamba djong avec l'entrée dans la vallée, de la colonne Macdonald. Quant à la route à suivre, M. Claude White était d'avis qu'on choisît, vu la saison, la passe de Djilep; elle présentait l'énorme supériorité d'être connue de nous, qui l'avions utilisée lors de l'expédition de 1888. On l'adopta donc, sans négliger pour le transport des convois l'avantage qu'offrait la route du Nathou la par Gangtok, route qui dans la suite devait précisément constituer notre vraie voie de communication.

Le 10 décembre, les deux colonnes étaient réunies à Gnathong : la petite armée possédait deux canons n° 7, une batterie de montagne, deux *sept-livres*, et comptait un régiment de Norfolk, une demi-compagnie du IIe sapeurs; 8 compagnies du XXIIIe pionniers; 6 compagnies du VIIIe Gourkhas, avec ambulance, munitions, service postal. Elle se mit immédiatement en marche. Le 11, nous étions à Ku-pup; le 12, nous traversions la passe de Djilep, par un temps affreux; le 13, la colonne atteignit Yatoung; le 16, Choumbi; le 21, nos troupes occupèrent la citadelle de Phari. Le Commissaire aurait préféré respecter la place, qui ne se défendit pas; des considérations tactiques déterminèrent Macdonald à s'emparer d'un fort qu'il eût été dangereux de ne pas s'approprier.

L'attitude des Tibétains en face de cette manifestation militaire devint naturellement plus hostile. Des délégués des trois monastères de Sera, De-bung et Gaden, qui représentent une haute autorité de Lhassa, arrivèrent à Phari et défendirent aux populations de pourvoir à notre subsistance. Le colonel chinois Chao était plein de bonne volonté; mais son pouvoir était mince. Son successeur, le major Li, déclara qu'il ne pouvait rien faire, vu que le Grand Lama, fort de l'appui des Russes, se moquait des observations de la Cour de Pékin. Le colonel Younghusband, confessant son aversion pour l'invasion du Tibet et espérant toujours une solution pacifique, décida que la Mission hivernerait à Thuna, petit village situé près du Tang la, à 15 kilomètres environ de Phari. Il admettait bien qu'entrer dans la vallée de Choumbi, c'était entrer dans le Tibet même; mais, puisqu'on avait tant fait, il ne voulait pas s'arrêter dans une localité qui ne fût au moins aussi avancée, dans l'intérieur du pays, que l'était Kamba djong.

La Mission passa à Thuna trois mois dépourvus d'intérêt, par une température horriblement froide. Les Tibétains, sous les ordres d'un vieux général ou *Dépen*, campaient en force près de Gouru, sur la route de Gyangtsé. Younghusband, toujours désireux d'entrer en pourparlers, avait, à peine arrivé, envoyé un message aux chefs de cette petite armée, représentants des autorités de Lhassa; mais il fut mal reçu. Après avoir attendu vainement qu'ils lui fissent une visite officielle, le colonel décida de se rendre à cheval en personne dans leur camp.

C'était une action d'une audace tout à fait caractéristique, et, si elle avait échoué, c'est-à-dire si le colonel Younghusband et les deux ou trois officiers partis avec lui, avaient été tués ou étaient tombés dans un guet-apens — ce qui n'était point invraisemblable, — la responsabilité de l'ouverture des hostilités qui en aurait été la conséquence inévitable, eût été encourue par le Commissaire. Mais Younghusband est un profond connaisseur des Orientaux, et de plus il n'est pas un de ces hommes avec lesquels un Oriental ose plaisanter. Quoique la visite ne dût pas être entièrement couronnée de succès, elle paraissait fournir pour le moment la dernière chance d'arriver avec nos adversaires à un arrangement qui se fît dans des conditions amicales.

Le général tibétain était le plus ancien Dépen de Lhassa, membre de la famille du Lheding, et il reçut le colonel Younghusband avec beaucoup de courtoisie. Mais, à l'entrée du Commissaire dans la salle, où étaient assis les représentants des trois monastères, l'atmosphère devint immédiatement comme chargée d'électricité. Ils ne se levèrent pas, et ne lui rendirent point son salut; après avoir commencé une conversation banale, leur défiance prit le dessus, et ils gardèrent tout le temps une attitude hostile, insistant sur ce que nul Européen ne pouvait être autorisé à pénétrer dans le Tibet, à n'importe quel titre, et que si un arrangement quelconque devait être exécuté il nous faudrait d'abord retourner à Yatoung.

Au moment où Younghusband s'apprêtait à partir et exprimait l'espoir que les Tibétains lui rendraient visite à Thuna, leurs manières changèrent : menaçant, ils exigèrent la retraite instantanée des Anglais; ils demandèrent insolemment à savoir la date exacte à laquelle nous quitterions le territoire tibétain; les clairons sonnèrent au dehors, et les assistants entourèrent le petit groupe. Younghusband ne trahit pas la moindre crainte, et O'Connor aida à sauver la situation par la douceur presque surnaturelle qu'il sait prendre quand le cœur lui en dit. Un courrier accompagna le colonel Younghusband à son retour à Thuna pour recevoir et rapporter sa réponse, laquelle était, bien entendu, qu'il était forcé d'exécuter les ordres de son Gouvernement. Ultérieurement, le Lheding Dépen passa à Thuna; c'était un homme aimable, mais d'après le Commissaire il n'avait pas grand'force de caractère, et il était entièrement entre les mains des trois moines ses confrères. En fin de compte, aucun résultat n'avait encore été obtenu; l'entrevue de Gouru n'avait pas réussi mieux que celle de Kamba djong; peut-être à Gyangtsé aurions-nous plus de succès. Mais pour marcher en avant il fallait attendre que des renforts sérieux vinssent assurer la sécurité de l'expédition, et le colonel Younghusband résolut de rester dans le vent et le froid éternels du plateau de Thuna jusqu'à l'arrivée des effectifs complets.

Les Tibétains s'étaient massés dans le voisinage, et, de temps en temps, se répandait le bruit qu'ils préparaient une attaque de nuit; mais le colonel Hogge, avec 4 compagnies du XXIIIe pionniers et le détachement de Norfolk, était capable de tenir à Thuna contre n'importe quel assaut des forces tibétaines.

Le télégraphe ne fut pas installé à Thuna avant le mois de mars; aussi se servait-on tous les jours pour communiquer avec les troupes campées à Phari, d'un héliographe installé au sommet du Tang la.

Macdonald, lui, avait pris ses quartiers d'hiver dans la vallée de Choumbi, en une maison assez confortable de Bakcham, à un kilomètre environ de Nouveau-Choumbi. Le corps des coolies, de l'organisation duquel M. White s'était chargé, se mit à fonctionner dès le mois de janvier, et sous la savante direction du capitaine Sonter contribua beaucoup à hâter l'accumulation des vivres qui passant continuellement par la route de Djilep, et se transformant en monticules couverts de bâches, s'amassaient à Choumbi.

Le Yak la est certainement le chemin le plus court entre Choumbi et Gangtok, et pour y arriver une bonne route de voiture part de Siliguri, dans les plaines de l'Inde; mais, autant que je sache, jamais un seul convoi ne l'avait parcourue. Quelque mauvais que soient tous ces passages, la descente orientale du Yak la est, au delà de toute comparaison, la pire, — une dégringolade presque à pic de 5 kilomètres, le long de laquelle on ne pouvait aller qu'en sautant de rochers en rochers, dont beaucoup étaient couverts de glace, et tombaient à la moindre pression. Jamais je n'ai eu plus froid de ma vie, qu'au moment où j'ai aidé M. White à installer un superbe thermomètre à maxima sur l'extrême sommet du Yak la. Je ne me souviens pas de combien était la température moyenne : je me rappelle qu'au moment de le retirer de la boîte elle était de 4° au-dessous de zéro, mais que pendant les cinq minutes que nous avions employées à mettre en place le poteau auquel nous devions l'attacher, elle était tombée au-dessous de 30°. Pour montrer la difficulté de cette traversée, j'ajouterai que le thermomètre est toujours resté au sommet de la passe : personne n'a jamais eu le courage d'aller l'enlever. C'est pourquoi le passage du Yak fut abandonné, et désormais le transport se fit par le Djilep et le Nathou la. Par ces cols aucune bête de somme ne peut passer : c'est sur le dos des coolies que devaient être portées, lentement et laborieusement, les provisions précieuses. C'était un véritable tour de force, et il était difficile de s'imaginer que, jour après jour, semaine après semaine, mois après mois, les petits hommes du Sikkim pourraient surmonter des obstacles si effrayants. Cependant, on transportait tous les jours un poids de 20.000 kilogrammes à Choumbi; et il faut féliciter le commandant Bretherton et le capitaine Sonter de ce brillant exploit. La situation resta la même jusqu'au 26 mars, date à laquelle le général, ayant reçu tous les renforts et les convois nécessaires, crut pouvoir lever le camp et escorter la Mission dans sa marche vers Gyangtsé.

CHAPITRE III

ENTRE SILIGURI ET CHOUMBI

LE VILLAGE DE SILIGURI, FRONTIÈRE DE L'INDE. || UNE ROUTE ACCIDENTÉE. || L'EXPÉDITION FRANCHIT LA FRONTIÈRE DU TIBET. || FLORE MERVEILLEUSE, FAUNE DANGEREUSE. || LA « DIXIÈME SECTION DU TREIZIÈME MILLE ». || LE MAL DE MONTAGNE. || LA PASSE LA PLUS PÉNIBLE. || ADRESSE ET ENDURANCE DE NOS COOLIES INDIENS. || NOUS DESCENDONS DANS LA VALLÉE DE CHOUMBI. || UN LAC DE BOUE. || LE MONASTÈRE DE KAG-UÉ.

POUR ne pas embarrasser le lecteur dans l'écheveau suffisamment embrouillé des marches et contremarches de la colonne anglaise, l'auteur a raconté rapidement comment la Mission s'établit à Thuna, le gros des troupes à Phari, le général Macdonald à Choumbi, ou tout près, à Bakcham. Mais la route qu'ils suivirent et qui, de Siliguri, dans la plaine de l'Inde, conduit par les vallées de la Tista et de Choumbi à Bakcham, à Phari et à Thuna, est si effrayante et si belle; nos compatriotes et leurs fidèles auxiliaires indiens exécutèrent, dans cette contrée sauvage, des choses si merveilleuses, en virent de si curieuses, qu'il serait impardonnable de passer sous silence le récit de cette marche épique et passionnante entre Siliguri et le cœur du Tibet.

Le village de Siliguri n'offre pas d'autre intérêt que d'avoir servi de base à nos opérations; il est vrai que les préparatifs de notre expédition l'avaient rendu méconnaissable : à la place d'une bourgade morte, simple embranchement d'où s'élance vers Darjiling un train minuscule, surgissait, tout rempli d'un matériel de guerre, un bruyant entrepôt. Des tentes neuves s'alignaient dans la plaine, des amas de munitions couverts de toile goudronnée s'élevaient en monticules inattendus; des fourgons chargés d'approvisionnements restaient sur les voies latérales de la station, de longs trains de mules s'en éloignaient; quant au village lui-même, il demeurait aussi ennuyeux qu'auparavant : un véritable nid de moustiques, que fuient, dès qu'ils le peuvent, les malheureux que leurs affaires ont amenés dans ce coin perdu du monde.

Mais Siliguri est le point de départ d'une route qui, tout d'abord promettant peu, donne par la suite une impression merveilleuse : elle traverse au départ les canaux d'irrigation qui sillonnent la campagne environnante, et monte le long d'un talus : c'est dès lors la route de Lhassa. La première étape en est poudreuse, mais au bout de la dernière brillent les toits dorés du Potala et de la Cathédrale ; à droite et à gauche de cette longue voie, des Lamas au triste regard marmottent leur prière monotone, et se traînent tout

Sur le Rongni.

PAYSAGE TYPIQUE DES VALLÉES DU SIKKIM.

COLORATION : En s'éloignant du premier plan : marron, bleu acier, granit, vert myrte, vert sauge, bleu électrique.

Sur le Rongni.

PAYSAGE TYPIQUE DES VALLÉES DU SIKKIM.

COLORATION : *En s'éloignant du premier plan : marron, bleu acier, granit, vert myrte, vert sauge, bleu électrique.*

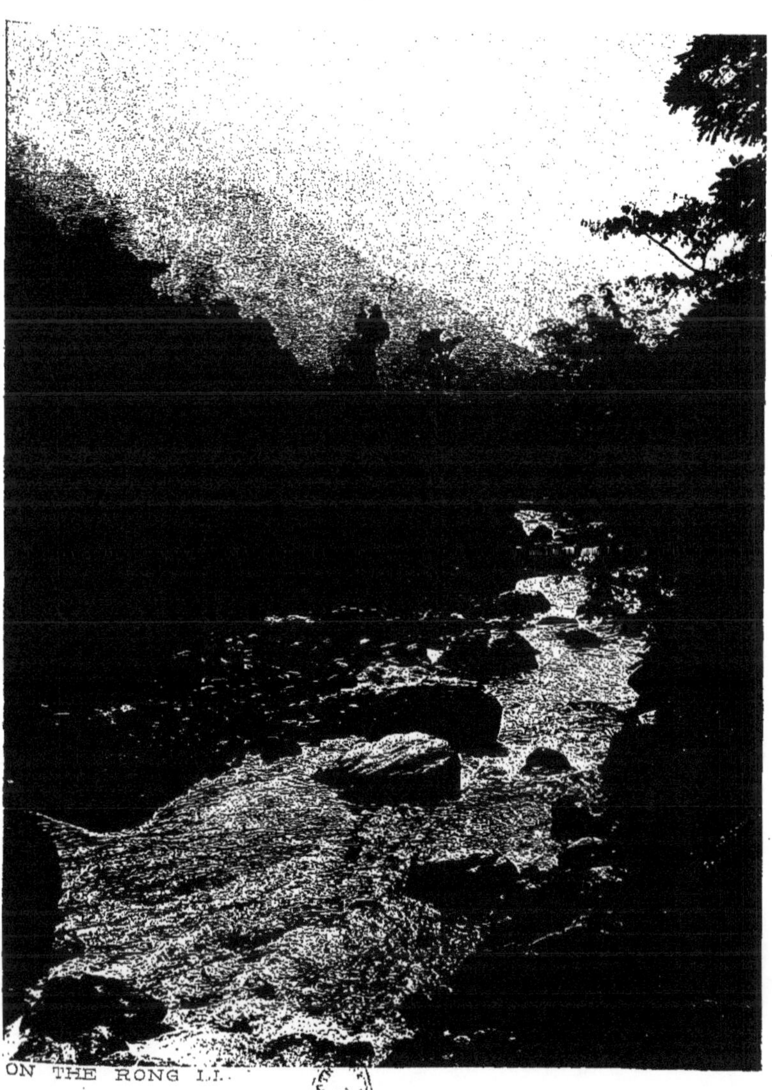

ON THE RONG LI.

le jour, en tournant de gauche à droite, suivant le rite usuel.

Jusqu'à l'horizon s'étend une vaste plaine toute plate; le gazon est brûlé, les champs sont terreux; le blanc ruban de la route s'allonge entre les *siris* aux blanches fleurs, aux parfums pénétrants. Au nord, les nuages cachent le rempart de l'Himalaya d'un voile gris foncé et indigo; partout ailleurs le soleil brille crûment dans un ciel d'un blanc éclatant. Le Napilpara se découvre lentement, derrière un rideau d'arbres alignés concentriquement par rapport au chemin; un peu plus loin, celui-ci plonge dans la grande forêt du Baikuntpour. Un char à bœufs de campagne, aux roues grinçantes, se secoue très lentement au devant de nous; il est auréolé d'un nuage de poussière; les mouches se posent comme des lunettes autour des paupières des bêtes placides; le charretier dort.... Le char gémissant et poussiéreux, qui, tout odorant de la chaleur des plaines indiennes, entre dans l'ombre des *sals*, les arbres élancés, aux feuilles larges et rougissantes, me reviendra curieusement à la mémoire quand, dans un paysage bien différent, j'entendrai tintinnabuler les grelots des courriers qui apportent leurs lettres après les nombreuses étapes de leur long voyage.

Sous l'ombre de la forêt, la blanche poussière s'entasse de chaque côté du sentier, poudrant la végétation luisante, réduisant chaque buisson et chaque plante à l'état d'une broussaille sans nom, qui est commune à tous les pays, dans la saison de la sécheresse.

.... Comme exemple de folie pure, je ne saurais citer rien de mieux que l'aberration de l'ingénieur anglais qui, à l'instar d'un balayeur opérant en pleine jungle, fit venir à grands frais des centaines de poteaux télégraphiques en fer pour les planter le long de la route, quand il avait tous les cinq mètres des poteaux parfaits pour rien!

A mi-chemin de la forêt, le carrefour du sentier du Phulbari-ghat a fait surgir deux ou trois cabanes. Finalement, la route fait une dépression, et le chemin plonge, au neuvième kilomètre, pour traverser les eaux de la Tista près de Sevoke. La vue de la rivière venue de l'Himalaya, et débouchant dans la plaine, est un spectacle digne d'intérêt. La Tista, confinée entre d'étroites collines à pic sur un parcours de 60 kilomètres, s'épanouit ici comme un éventail qui s'ouvre sur le Teraï; elle est tachetée par de longs bancs de sable à travers lesquels par vingt canaux l'eau subitement satisfaite de sa liberté se promène lentement et en paix.

Le front méridional de l'Himalaya se termine si brusquement qu'il en donne le frisson, et à 7 ou 8 kilomètres de distance il eût été difficile de distinguer une fissure dans la grande montagne qui se dresse au long du large et plat désert du Bengale septentrional.

C'est au travers de ce rideau de montagnes que se trouve un passage étroit où l'Inde finit. Les falaises, comme des tours vêtues inopinément d'une végétation qui s'accroche où elle peut, élèvent vers le ciel leurs sommets aigus; au premier tournant du sentier qui longe la rivière, les plaines disparaissent, et aussi les rangées bleuâtres des arbres qui à 20 kilomètres plus loin se dressent au bord de l'eau.

Sevoke, construit sur la rive du fleuve à l'endroit même où divergent les bois de l'éventail, n'est qu'une petite rue bordée de cabanes. Une poussière lourde est en suspension dans l'air; la sécheresse ternit les feuilles. La seule chose de mouillée à Sevoke, c'est l'eau, qui ralentit sa marche et fait un coude brusque au pied du long escalier qu'elle a descendu. Les pirogues primitives, elles-mêmes, amarrées à la rive caillouteuse, sont couvertes de poussière; et dans les boutiques des marchands, les blocs de camphre, sous une couche épaisse, sont difficiles à distinguer des inévitables cigarettes Pedro qui voisinent près d'eux.

Au delà de Sevoke, qui est la dernière ville de l'Inde à côté du Tibet, la route devient de plus en plus belle; elle court le long de la rivière, suspendue à 5 ou 6 mètres au-dessus de l'eau, dont les flots verts se frangent d'écume. Sur chacune des deux rives, la végétation est luxuriante, et la palette du Créateur semble y avoir à profusion répandu ses couleurs les plus magnifiques. Il n'y a pas de végétation qui n'ait trouvé sa place sur les côtés du sentier plein de fraîcheur. Les bambous s'y rencontrent avec la fougère arborescente, et le rhododendron avec le pin; au-dessus, les bouleaux, seuls, s'élèvent parmi les rochers des régions supérieures; mais autour de leurs tiges toutes les variétés des plantes grimpantes, toutes les fleurs connues rivalisent d'éclat, pour faire de cette étape de 300 kilomètres une des plus douces, une des plus aimables routes de la terre; les rochers eux-mêmes disparaissent sous la draperie des verdures, des lierres et des mousses, et, pour couronner leur faîte, surgissent ces bouleaux qui semblent les avant-coureurs de la flore des hautes altitudes.

Des fougères poivrées, au feuillage luisant et vert foncé, des vignes et des liserons, des bégonias et des asphodèles s'entremêlent dans une broussaille d'arbustes étincelants; des troncs d'arbre s'égaient de champignons écarlates et d'une mousse humide. Au-dessus du chauve escarpement de la roche, des lueurs orange ou jaunes se font jour parmi les gloires traînantes du smilax et d'autres plantes grimpantes. La fougère se dissimule dans chaque fissure du roc, et, au-dessus, la majesté de quelque grand osmunda se dégage de la verte confusion où se noient ses racines. Des verts, en quantité : depuis le vert mousse foncé de quelques feuilles vernies qui auraient pu être celles d'un magnolia, mais qui probablement ne l'étaient pas, jusqu'au vert marine des jeunes pousses de bambou, toutes poussiéreuses; depuis le vert émeraude de quelque mousse géante, jusqu'au riche vert olive d'une orchidée, — tous les verts sont représentés.

C'est dans l'endroit de la vallée où la végétation fermente en pleine pourriture, que se trouvent les bijoux vivants de ce long collier de fleurs, — éclairs d'émeraude ou de topaze, taches brunes traversées de saphir qui luit au soleil : ce sont les hirondelles, dont la queue a des reflets olive et de velours noir, si éloignées de leur pauvre cousine anglaise dont nous avons aperçu les couleurs sombres à côté de quelque *Norfolk broad* ! Forts de l'aile, zigzaguant sans lest dans leurs allées et venues, qui donnent une impression de pure lumière, les papillons enlacent les rayons du soleil. Et sous les pieds, dans la poussière molle, blanche et profonde, les empreintes du bœuf brun, les traces du pas des indigènes sont les seuls signes à nous rappeler que dans ce monde si chaud de couleurs, on trouve des choses aussi laides que soi.

A Riang, où la route tombe dans la rivière, et où chaque printemps, avec une régularité digne d'une meilleure cause, un cours d'eau dévale de l'ouest avec violence, le pittoresque farouche d'un campement mi-indien, installé sous les arbres, fait ombre, pendant un certain temps, aux beautés de la route. Mais à 1 kilomètre plus loin le sentier tourne de nouveau au-dessous du réseau serré des branches, et serpente avec des ornières profondes à côté de la végétation abondante mais sombre qui caractérise cet endroit, — sans fleurs, vilain d'aspect, et lourd. Le pont de la Tista projette sa courbe de derrière un rocher, et, quand l'on en traverse l'arche étroite, on se rend compte, par sa dimension exiguë, qu'on a laissé derrière soi le pays des voitures.

La route monte toujours sur la rive gauche de la Tista; quand on a dépassé Mali-ghat, le caractère de la végétation change peu à peu; la région toutefois demeure tropicale, comme en témoigne une trappe à tigre, qu'on rencontre à mi-chemin entre Mali-ghat et Tar-Kola. A la jonction de la Tista et du Rang po, la crête blanche des vagues qui passent sur les pointes des rochers, tient tête courageusement toute la journée au courant vert turquoise de l'affluent qui arrive en sens contraire. Parfois, dans l'espace d'un kilomètre, on n'entend que le courant du Rang po qui murmure à travers les arbres; au-dessus de ses eaux mêmes, le sentier se cramponne étroitement autour de l'escarpement nu et rouge de quelque éperon saillant, et n'est protégé que par une palissade pourrie. Une bouffée chaude de senteurs fades comme de la guimauve, vous arrive à la figure : parfum à la fois doux et âcre du géranium sauvage, plus sensible encore au goût qu'à l'odorat. L'éblouissement féroce du jour se transforme imperceptiblement en une lumière plus fraîche et plus régulière; il n'y a jusqu'à cette heure aucun signe précurseur du coucher du soleil; seules, les crêtes fièrement couronnées des hauteurs occidentales atténuent sa force. Pour l'instant, la poussière qui recouvre le feuillage du bord de la route paraît à moitié secouée dans un frisson; les teintes et les nuances apparaissent à leur surface, que la chaleur crue de midi avait chargée d'un mélange confus de couleurs neutres.

La flore de l'Himalaya est pleine de bizarreries : pourquoi, ici même, les cactus cessent-ils brusquement de croître, pour reparaître un peu plus loin? Pourquoi le rhododendron fleurit-il sur les plus grandes hauteurs du versant sud, et refuse-t-il de pousser la moindre feuille sur le versant nord? Pourquoi le pavot bleu des rochers du Tibet dédaigne-t-il absolument les rocs et les corniches identiques qui se montrent au sud du Tang la? Pourquoi le bambou disparaît-il tout à coup d'une certaine zone, si bien délimitée qu'elle sert aux Bhoutanais à marquer leur frontière, tandis qu'à 300 kilomètres au nord, sur le penchant d'une colline, à Lhassa, une haie de ces bambous, hauts de plus de 7 mètres, protège des vents froids la maison du chef-magicien, à près de 4 000 mètres au-dessus du niveau de la mer?

On traverse un pont à Rang po; c'est là qu'on passe la nuit à dormir une dernière fois sous les moustiquaires. Le cours d'eau que nous venons de quitter nous le rencontrerons encore, et dans des circonstances très différentes; mais le souvenir des mares glacées qu'il forme près de Lagyap nous restera longtemps à la mémoire, ainsi que l'endroit où il se jette dans les eaux neigeuses de la Tista. En continuant son chemin on longe la berge gauche de cette dernière rivière qui semble s'attacher étroitement à la falaise qui la domine, et l'on arrive au Rongni, le plus beau cours d'eau le long duquel on puisse marcher. Les deux végétations, la tropicale... et l'autre, s'y mélangent, les bosquets d'oranger de Dougago marquant la transition; là commencent érables et violettes, géraniums et daphnés, lobelias et chèvrefeuille, lierre, sureau, — sentinelles avancées de la zone européenne. Nous n'avons pas encore abandonné les plantes grimpantes, les hydrangeas des pays chauds, que déjà les rhododendrons aux formes d'azalée nous suggèrent le futur spectacle de ces arbustes extraordinaires, qui, atteignant une hauteur invraisemblable dans la zone montagneuse de 2 000 mètres, pour tomber à la dimension de 10 centimètres dans les défilés, nous accompagneront sans discontinuer jusqu'à la traversée de la frontière. C'est à cet endroit qu'apparaissent les bambous, et, à mesure que la route grimpe toujours plus haut, la broussaille se développe et devient la fougère arborescente; chaque détour du chemin révèle une nouvelle scène de luxuriante et gracieuse végétation. Parfois la rive opposée se dresse, escarpée comme un précipice, aussi rouge que la vieille muraille d'un jardin anglais, voilée d'un rideau de plantes grimpantes, garnie d'une mousse abondante qui remplit les crevasses, et tapisse chacun des rebords; ailleurs, la berge s'efface et disparaît sous une jongle enchevêtrée, toute parsemée de petites mares de verdure, et que le besoin de construire des huttes blanches a fait çà et là défricher, niveler et ensemencer. Les premières pousses de riz pointent au-dessus de la boue. Le long de la falaise rougie par l'eau, pleine d'échos variés, surmontée d'arbres divers et surtout de *baquois* qui s'accrochent Dieu sait comme aux flancs nus du rocher, traversant maints petits cours d'eau qui froufroutent dans l'ombre, montant davantage à chaque kilomètre, le sentier continue jusqu'à la traversée d'un dernier pont, et aboutit aux zigzags longs et splendides de la nouvelle route de Gangtok, qui sillonnent la colline d'en face, et dont personne ne se sert.

Le plus simple paysan connaît en effet des chemins de traverse, et, l'oreille bourdonnante dans l'atmosphère raréfiée, il grimpe par le vieux chemin caillouteux, fort dur en vérité, mais qui économise trois kilomètres sur sept.

A 10 kilomètres en amont du confluent du Rang po et de la Tista, la route atteint la frontière tibétaine. En poursuivant son chemin dans cette magnifique et luxuriante nature, on arrive en vue de Gangtok et de la Résidence britannique, ou plutôt des frondaisons magnifiques qui lui servent de parure. Ce petit coin d'Angleterre perdu en ces régions lointaines, fut jusqu'ici le point terminus de tous les voyages d'exploration entrepris dans les régions situées au nord de l'Inde, et c'est un sujet de surprise pour les rares privilégiés qui ont joui de la célèbre hospitalité du Résident, Claude White, de trouver la perle des maisons, meublée par les fournisseurs d'Oxford Street, dans le cercle d'arbres et d'orchidées de cette exquise vallée. Au loin, à l'ouest, se dressent les cimes du Nur-sing et du Pandim; au nord, se dessine sur le ciel le plus gracieux de tous les pics de la terre, le Siniol chou. Avant l'expédition il n'y avait pas de route au delà de Gangtok, mais seulement un chemin de mulets, s'allongeant en écharpe sur le flanc de la colline, et s'embroussaillant des tiges de bambous qui le bordaient des deux côtés. Au-dessus de nos têtes, les rhododendrons géants profilaient leurs touffes arborescentes sur la voûte du ciel : on n'a nulle idée en Europe de la taille monstrueuse que peut atteindre cette plante alpestre quand elle se chauffe au soleil des régions tropicales; ses énormes feuilles lisses, poudrées à l'envers d'un duvet blanc, se groupent avec une négligence gracieuse autour de splendides corolles : ce seraient les fleurs les plus brillantes qui ornent cette route, s'il n'y poussait des magnolias. Étranges plantes! ces magnolias, qui semblent changer de couleur quand ils atteignent leur maximum de croissance, et de blancs deviennent pourpres en s'épanouissant!

Tout différents des magnolias dont le parfum domine les senteurs diverses dans un jardin de pasteur anglais, les fleurs de ces plantes en cette région, blanches comme la cire, prennent pour tuteurs des pieds de lilas. Leurs larges feuilles, brillantes comme l'émail, qui chez nous paraissent indispensables, sont ici absentes. Je ne sais pas si elles se montrent plus tard, mais le magnolia semble en vérité vivre en dehors des lois ordinaires de la botanique. Il en est une espèce qui a même la mauvaise habitude de laisser tomber sur le sol ses fleurs encore fermées. Des chênes poussent ici, mais timidement, et en petite quantité. Un autre arbre anglais qui profite davantage de la terre végétale et du climat de serre du Sikkim, c'est le genévrier : connu plus généralement des habitants des villes sous la forme des crayons de « cèdre », il pousse à une hauteur de 12 à 15 mètres; et M. White, à deux reprises, a essayé d'en développer le commerce régulier avec des manufactures. Les fabricants reconnaissaient que le bois envoyé était d'aussi bonne qualité que n'importe lequel qu'ils pussent acheter; mais des contrats passés antérieurement pour la fourniture d'autres bois, les liaient encore quelques années.

Un autre produit industriel de cette jongle est la garance; et les robes cramoisi foncé des deux Églises tibétaines, Rouge et Jaune toutes deux, car la différence est indiquée seulement par la coiffure, doivent la richesse de leurs couleurs aux coteaux du Sikkim. De monstrueuses plantes grimpantes entourent les arbres de la forêt, collant leurs feuilles énormes sur l'écorce, comme ferait un essaim d'abeilles gigantesques.

A ces merveilleuses floraisons s'ajoutaient des orchidées de toute nature, qui plantes de luxe à Londres, croissent ici comme chez nous les herbes folles, simples parasites d'ailleurs, dont les congénères par milliers rehaussent la splendeur des arbres qu'elles épuisent en les enlaçant.

Le gibier est très rare dans la région, et pour une trop évidente raison : endormie ou en quête de victimes, visible ou invisible, la grouillante vermine y guette toutes les existences. Les moustiques, véritables sangsues ailées, qui abondent en ces aimables vallées, ont été souvent décrits par les voyageurs. Hélas! cette description trop vraie n'a réussi qu'à jeter la suspicion sur leur loyauté de chroniqueurs : on ne peut comprendre en Angleterre quel fléau constituent ces horribles bêtes.

Elles font leur apparition en mars, sur le versant tropical de l'Himalaya; chaque feuille des innomblables plantes qui remplissent la vallée, leur sert de refuge; c'est de là qu'elles sèment la mort, jusqu'à ce que septembre les tue par milliards.

Gangtok est le poste le plus avancé de la civilisation occidentale et de l'empire de l'Inde du côté du Tibet. Au delà, en dépit du labeur très dur de nos pionniers et de nos sapeurs, le chemin est parfaitement mauvais, surtout depuis Karponang, hameau de huttes et de hangars, collé contre la montagne abrupte en cet endroit comme un mur.

La création d'une route y fit pendant des mois le désespoir de nos ingénieurs. La *dixième section du treizième mille* est passée en proverbe, comme le type achevé du mauvais terrain, et le symbole de difficultés insurmontables pour les terrassiers. Taillée dans le roc, la route était trop étroite pour laisser un facile passage à une bête chargée; tracée sur la pente du terrain, une nuit de pluie l'emportait dans le précipice; traversait-elle une cascade, le pont donnait plus d'embarras qu'un kilomètre d'honnêtes rochers. Quand, ce qui arriva trop souvent, on jetait à travers le torrent, à 300 mètres au-dessus de l'eau mugissante, des perches de bambou pour soutenir un tablier, le bambou pourrissait avec une incroyable rapidité. Les glissements de terrain étaient la règle. Le tracé tout entier avait à compter avec d'innombrables cours d'eau qui, sous les surprises de la végétation luxuriante, le jour emportaient la route, la nuit se couvraient d'une croûte de glace défiant tout passage d'hommes et d'animaux. Je laisse à juger des accidents, dont quelques-uns mortels ! Dans l'après-midi, faire un kilomètre en une heure, était une bonne étape ; pas moyen de se servir d'une monture ; placer avec précaution un pied devant l'autre, en tenant à la main un bâton de montagne, se traîner, se laisser descendre sur une glace recouverte d'une mince couche de boue, c'était le seul moyen de locomotion.

Passé Lagyap, plus de chemin du tout. La montée, très raide, ne pouvait s'effectuer qu'à condition de se hisser de bloc en bloc, au risque d'attraper une entorse au milieu des éboulis. La vue même du petit lac de Lagyap, le plus beau bassin de glace et d'émeraude que j'aie jamais contemplé, ne put m'en consoler. Enfin, nous atteignîmes le lac de Changu ; ici, les arbres deviennent rares ; des rhododendrons, de taille naine, forment encore des buissons d'un pied de haut, mais les arbres proprement dits ne s'élèvent pas de beaucoup au-dessus de la grande digue naturelle qui embrasse les eaux du lac. On sort du domaine des forêts; on entre dans le pays des rochers, et la ligne qui sépare les deux zones est aussi nette que si la main des hommes l'avait dessinée.

Derrière nous, nous avons d'ailleurs laissé un des spectacles les plus magnifiques au monde, car les vallées profondes et verdoyantes du Sikkim, semblables à un large manteau de velours vert myrte, s'étendaient pour la dernière fois à plusieurs centaines de mètres sous nos pieds, puis s'effaçaient sous le voile de gaze grise qu'y mettait la distance; seul, l'argent net et pur des neiges de l'Himalaya, qui n'ont pas de rivales sur cette planète, s'élevait dans le bleu du ciel.

Nous entrions dans une austère contrée. Le lac qui la baigne est long d'un kilomètre et large d'environ 600 mètres; il est gelé presque toute l'année, bien que, même au cours de l'hiver, quand le thermomètre descend à une trentaine de degrés au-dessous de zéro, il y ait toujours dans la partie sud une étendue d'eau vive. Les rochers, nus, d'aspect renfrogné, tombent à pic dans le bassin. Non loin du lac se trouve un confortable « bungalow », où, à moins d'une impérieuse nécessité, on ne manque jamais de passer la nuit.

Les plus grandes difficultés du trajet nous attendaient le lendemain. Nous essayâmes d'abord d'utiliser nos montures; mais la piste était si mauvaise, que nous préférâmes bientôt mettre pied à terre, et cheminer parmi tous ces blocs éboulés. La marche eût été très difficile, même au niveau de la mer; là, dans cet air raréfié, il fallait faire un effort pénible, ne fût-ce que pour soutenir son seul individu à travers des obstacles qui renaissaient sans trêve et sans merci. Les muscles, à vrai dire, ne sont pas déprimés, et l'on se sent ranimé au bout de quelques minutes de repos; mais le voyageur qui n'est pas entraîné à de pareilles ascensions, ne peut se faire une idée du bizarre malaise qu'on éprouve dans ces altitudes. Le jeu des poumons semble affolé, inefficace; le cœur est saisi d'une agitation des plus sensibles, de convulsions qui augmentent d'une manière effrayante, à rompre le thorax. J'ai vu des cas de mal de montagne où toute sympathie s'évanouit pour les êtres les plus chers, et qui offrent tous les symptômes de l'ivresse; tous les membres sont saisis d'un tremblement nerveux, et, dans un visage blême, les regards semblent d'un fou. On parle avec difficulté; les idées ne se lient plus; le cerveau semble se fendre en deux. Et, malgré ces souffrances, il vous faut avancer, avancer sans cesse. Dans ces régions, en outre, le vent souffle avec rage, et vous glace des pieds à la tête. Or, cette ascension laborieuse a fait, au bout d'un kilomètre, ruisseler la sueur sur tout le corps; et si l'on s'assied, le vent violent, qui fait de vous son jouet, vous a bien vite démoli les poumons.

On monte toujours, tant qu'enfin le lac se trouve à 1 kilomètre derrière soi, sans qu'il ait été encore touché seulement par les rayons du soleil. Souvent, une descente aussi raide et aussi traîtresse aux pieds qu'une ascension, doit être accomplie. Une des choses les plus agaçantes en ce chemin est la pénible crainte, qui vous guette à chaque tournant, de perdre en une minute les deux tiers de l'avantage que vous venez de gagner par une heure de dur travail. Cela vous obsède et vous rend de mauvaise humeur, à un moment où l'on n'a guère loisir ni intérêt à chercher querelle à son voisin. On en veut à l'homme qui le premier a indiqué la piste à suivre. On est disposé à croire que si l'on avait eu seulement quelques heures de plus, on aurait pu trouver soi-même une piste beaucoup plus praticable que celle qu'on est obligé d'adopter en cet instant.

Cette disposition d'esprit, défaut très répandu, comme j'en ai fait moi-même fréquemment l'observation, indique peut-être que le bon sens est affecté comme le reste, dans ces altitudes extrêmes. C'est seulement à 3 kilomètres de Changu que nous trouvâmes un peu de terrain plat, pendant toute l'étape de la journée. On traverse une petite plaine, et l'on se dirige exactement vers le seul endroit qu'un profane considérerait comme le plus inaccessible de tout l'amphithéâtre de ces montagnes.

C'est là sans aucun doute que se trouve le pas le plus difficile de toute la route entre Siliguri et Lhassa : c'est une véritable paroi de rocher, se dressant à pic au-dessus d'une plaine. En y regardant de près, on découvre des apparences de chemin : un lacet qui l'escalade en zigzaguant, et par lequel il faudra bien passer, grimpée à se rompre les jambes ! C'est par là seulement qu'il est permis de rattraper le lent et pénible convoi des coolies qui ont quitté avant le jour, et quand vous dormiez encore, le dernier campement; car les bêtes de somme ont dû passer par une autre voie. Les étranges et patients Asiatiques, qui portent des fardeaux dont les Anglais ne voudraient pas charger leurs épaules, des poids de 40 et même 50 kilos, s'avancent d'un pas ferme et lent, et font ainsi leurs 8 kilomètres d'une étape à l'autre!

On finit par mettre le pied sur la crête de la muraille en tournant, sur une longueur de 30 mètres, un promontoire rocheux; tout à coup, on est obligé de se traîner comme on peut le long d'une pente dévalant à 150 mètres plus bas que le niveau de la petite plaine d'où l'on a escaladé la hauteur. Toutes ces montées et descentes paraissent parfaitement inutiles! Au fond de la dépression, se franchit le lit d'une rivière encaissée de rudes et gros rochers. De là, il faut s'élever de nouveau vers les hauteurs du Nathou la. Il semble que, depuis des jours et des jours, on erre parmi les pierres et les rocs; on marche sans penser à rien, et l'on serait bien en peine de dire combien de temps demande l'ascension de ces terribles montagnes.

Alors, on commence à comprendre pourquoi le Tibet est demeuré pendant si longtemps un pays fermé. Le transport de toute une armée et, ce qui est encore beaucoup plus étonnant, son entretien quotidien dans la région montagneuse qui sépare la Tista de l'Ammo-tchou, demeurera probablement un exploit unique dans l'histoire des expéditions militaires. Dans l'Antiquité, il est vrai, des marches qui, de nos jours, seraient regardées comme impossibles, ont été parfois accomplies. Mais nous a-t-on jamais dit combien de vies humaines ont été perdues à la suite des Genghis khan, des Alexandre ou des Nadir shah, à leur arrivée dans l'Inde?

Nos coolies marchaient pieds nus, et foulaient avec bonheur le tapis de neige du Nathou la, qui les reposait des pierres dont il recouvrait les aspérités. La seule difficulté qu'ils rencontrassent, était la crainte de s'égarer; ils n'avaient comme point de repère que la crête des montagnes à traverser; c'est à vue d'œil, d'une hauteur à l'autre, qu'ils se traçaient la route à adopter, procédé qui en vaut bien un autre pour se conduire, tant bien que mal, par monts et par vaux; du reste, il n'y a presque pas possibilité de faire autrement. Ce qui nous parut infiniment bizarre fut de voir ces coolies refuser invariablement le secours du sentier en zigzag qui était fait à leur intention, pendant les 200 derniers mètres qui conduisent au sommet d'un col. Il faut dire que, en général, les coolies de montagne ne daignent pas user d'un sentier plus facile que celui qu'ils se sont assigné; quand même, à la fin d'une grimpée aussi longue que pénible, la chance d'utiliser un chemin plus facile et plus sûr, aurait dû normalement être accueillie avec bonheur.

Nous avons maintenant atteint une altitude supérieure à 4000 mètres, et, avant de poser le pied sur les dernières pentes qu'il nous reste à escalader, il vaut la peine de s'arrêter un instant et d'embrasser d'un coup d'œil le gigantesque panorama qui se déroule à l'horizon. Au loin, vers la droite, sur un énorme bastion rocheux, s'élève une route toute semblable à la nôtre, et qui franchit le Djilep la; plus loin, vers le sud-ouest, sur une crête de 2000 mètres, zigzague une autre route, visible par un temps clair.

Le col de Djilep, dissimulé par une masse de rochers, n'est qu'à 4 kilomètres de notre campement. Tout à fait au-dessous de nous, à peine aperçu au travers d'une gorge des hauteurs environnantes, on devine le sombre manteau des forêts du Sikkim. Nous les contemplons une dernière fois, puis nous nous dirigeons vers le sommet du col, où trois tas de pierres, entassées par de pieuses mains, supporteront un drapeau, l'ornement futur de tous les cols de la contrée. Nous prenons le sentier qui redescend, et pénétrons enfin dans la vallée de Choumbi.

Le premier coup d'œil jeté sur le Tibet est d'un intérêt grandiose : on s'aperçoit jusqu'à l'évidence que cette nouvelle vallée est d'un niveau moyen beaucoup plus élevé que celle du Sikkim. La masse du Choumalari en remplit toute l'issue; il apparaît rayonnant dans l'air vif, et, bien qu'à 50 kilomètres de nous, laisse voir, de l'endroit où nous descendons, la couleur aigue-marine de ses crevasses. Vallées et montagnes alternent dans l'espace intermédiaire, avec des rivières qui demeurent invisibles pour nous. Tout le paysage est triste et nu ; mais, à 300 mètres au-dessous de nous, des pins apparaissent en éclaireurs le long d'un chemin stérile et maussade.

La longue et lente file des coolies, dont l'aspect a quelque chose de fascinant, progresse en dépit de l'horrible froid qui nous empêche presque de rien observer; elle s'avance dans ces hautes régions où ne survit en fait de flore que le rhododendron nain, d'un pouce ou deux de haut, caché sous l'abri protecteur d'un rocher qui perce la neige. Les lichens verts et dorés s'étendent sur les tristes et âpres blocs de gneiss, et, sous nos pieds, le gazon pointe çà et là, piquetant la glace fangeuse. Le ciel est sombre, et le froid vif nous transperce en dépit des habits d'hiver qu'on nous a libéralement distribués.

Papillons, oiseaux, tous les animaux ont disparu. Seul, un lammergeier plane encore dans l'air, à quelque 100 mètres au-dessous de nous, et dessine de grands cercles sans remuer les ailes. Mais, à 700 mètres au-dessous du col, d'où l'on descend à force de glissades, les sapins argentés et les genévriers nains montrent, à droite et à gauche du sentier, qui serpente sur le roc vif, leurs premières tiges rabougries. Peu de taillis, cependant, même quand, au frêne de montagne et au sapin argenté, ont succédé le *Pinus excelsa* et une variété d'un gris argenté du *Deodora*, et que l'air se remplit de chaudes senteurs résineuses.

Les coolies grimpent encore, et dépassent la crête. En comparaison avec le versant occidental, la descente du Nathou la du côté tibétain est assez facile. Bientôt la route tourne doucement au-dessus des éperons qui servent de contreforts aux murailles abruptes qui dominent le Sikkim, et, après avoir fait un peu plus d'un kilomètre, vous pouvez monter allégrement votre poney.

Le sentier va tout droit sur le flanc de la montagne; on peut se demander pourquoi nos ingénieurs ont cru devoir le consolider par de grandes traverses en bois. Il semble qu'il y ait là peu de raison d'avoir gaspillé une pareille somme de temps et de matériaux. Mais si votre destin vous expose à revenir sur vos pas pendant la saison pluvieuse, vous n'en serez plus étonné.

Les diaboliques raffinements que mit la nature à semer les difficultés sur notre route, ne sont plus à compter : un obstacle, insoupçonné jusqu'alors, nous attendait en cet endroit. Après avoir sauté avec nos poneys d'un roc à l'autre, nous pataugeons maintenant, bêtes et gens, dans un lac de boue qui défie toute description, et d'où nos montures se tirent comme elles peuvent. Tous les dix pas, le cavalier lui-même y plonge jusqu'au genou, malgré les traverses de bois que nos pionniers ont disposées de place en place, pour donner à cette horrible fondrière, longue de 7 kilomètres, la consistance d'un mauvais chemin.

La piste qui s'allonge sur le versant dénudé de la montagne, si mauvaise qu'elle soit, était meilleure encore que le chemin qui serpente entre les troncs serrés de pins de Champi-tang. Une pluie diluvienne peut emporter un chemin, mais rien ne ruine autant un sentier artificiel, que l'égouttement des arbres : y a, dans cette lente continuité des gouttes qui tombent, quelque chose qui fait plus de mal que n'en peut faire une gargouille. Et si, dans les inconvénients d'une pareille voie, il vous reste un peu de curiosité, vous pourrez remarquer que les traverses de la route ont été précisément placées aux endroits qu'à première vue on considérerait comme le mieux défendus par le feuillage qui les abrite.

Il se faisait tard dans l'après-midi, et nous nous félicitâmes de notre bonne étoile qui nous permit d'avoir comme camarades des hommes sans cœur qui nous avaient tiré du lit à cinq heures du matin. Le plus fort était fait, et l'on n'avait plus qu'à se laisser secouer par les poneys, à raison de 3 kilomètres à l'heure.

Les coteaux d'en face se revêtaient d'une parure d'arbres; et après une heure ou deux nous nous trouvions devant l'âtre flambant du bungalow luxueux de Champi-tang.

Le jour suivant, nous descendîmes au fond de la vallée de Choumbi, par un chemin boueux, tantôt passant devant un petit sanctuaire bouddhique, tantôt longeant des troncs nus et décharnés d'une forêt de pins incendiée quelques années auparavant, tantôt doublant des promontoires de rochers, jusqu'au moment où, par un sentier rapide, à travers bouleaux et genévriers, nous tombâmes sur le monastère de Kag-ué.

C'est un curieux établissement, et la plus importante des communautés religieuses de la vallée. Le Dalaï Lama lui témoigne une faveur toute spéciale, et quand, il y a quelques années, à cause de certains scandales qui firent trop de bruit pour être étouffés, l'ancien monastère fut supprimé, les Lamas reçurent la permission d'en bâtir un plus magnifique à un bon kilomètre du théâtre de leurs désordres. Lorsque nous entrâmes dans la cour de la lamaserie, on y célébrait un service religieux. Les moines eux-mêmes ne firent pas, c'est-à-dire ne voulurent pas faire attention à nous, quand nous fîmes notre apparition dans le temple. Seuls, les acolytes, des enfants, regardèrent avec de grands yeux les inconnus à peau blanche, tandis que de leur bouche sortait toujours la mélopée monotone de l'office, qu'ils chantaient d'une voix aiguë. A plusieurs reprises une cloche retentit, le tambour gronda, battu avec une baguette recourbée comme une faucille; pendant un instant, des trompettes, longues de 3 mètres, firent entendre des notes graves mais discordantes.

Des tasses de thé passaient continuellement à la ronde, et le chant s'interrompit à plusieurs reprises pour permettre au chef des Lamas de prononcer d'une voix monotone un passage des livres bouddhiques. Au fond du temple, éclairée par la pâle guirlande des lampes à beurre, se dressait la statue dorée de Gantama, la déesse assise, à demi cachée par des « katags » ou écharpes.

Quittant le monastère, notre chemin nous fit descendre une pente rapide, et, à la fin, nous nous trouvâmes avec bonheur sur la route de Choumbi. Nous avions presque atteint la première moitié de notre long itinéraire.

CHAPITRE IV

LA VALLÉE DE CHOUMBI

NOS RELATIONS AVEC LE BHOUTAN. || RICHEN-GONG, TYPE DES MISÉRABLES VILLAGES TIBÉTAINS. || CHIENS GALEUX ET PERCHES A PRIÈRES. || COLONIES CHINOISES ET MŒURS DE CONQUÉRANTS. || L'ERMITAGE DE KATA-SANG : DEUX MOINES PHILOSOPHES. || LE GÉNÉRAL MACDONALD PREND SES QUARTIERS D'HIVER A BAKCHAM. || LES FEMMES DE LA VALLÉE DE CHOUMBI. || LES MOULINS A PRIÈRES. || ARRIVÉE A PHARI : LE RECORD DE LA SALETÉ. || LA DIPLOMATIE DES DJONG-PEN, COMMANDANTS DE LA FORTERESSE. || PHARI SERVIRA DE BASE D'OPÉRATIONS. || LA MISSION A THUNA.

AVANT l'arrivée de la Mission, aucun Blanc n'avait encore pénétré dans la vallée de Choumbi. En 1888, une troupe britannique s'était bien avancée jusqu'au palais du maharajah de Sikkim, à 4 kilomètres environ de Rinchen-gong, dans l'endroit où le vieux chemin de montagne de Djilep descend de l'Inde dans la vallée. Mais, au delà de ce point, dans cette charmante petite enclave, ne s'était jamais aventuré un seul Européen. Bogle et Turner franchirent, il est vrai, le Tang la; mais ils avaient passé par Buxar, Paro et le col de Phari, à travers le Bhoutan. Cette dernière route avait été, entre autres, conseillée à l'expédition; mais elle nécessitait l'abandon prématuré des voies ferrées, et la traversée de rivières difficiles, avant qu'on n'atteignît à la frontière du Bhoutan. D'ailleurs, il fallait ménager les susceptibilités de ce pays ami, plus éloigné encore que le Tibet de la politique mondiale, état d'esprit qui ne peut que plaire au Gouvernement de l'Inde. L'apparition d'un corps de soldats étrangers sur ce territoire eût éveillé nécessairement les soupçons des autorités locales, qui, peut-être, eussent tenté de s'opposer par la force à sa pénétration. Or, rien n'était moins dans nos intentions que de troubler les relations très amicales qui existent entre l'Inde et le Bhoutan. Aussi bien, la nécessité s'imposait-elle pour nous de ménager toutes les populations du nord de l'Inde, qui, si elles subissent le joug spirituel du Grand Lama de Lhassa, sont placées sous notre influence politique. Dans la suite, il est vrai, le Gouvernement de Calcutta a demandé au Bhoutan l'autorisation, aussitôt accordée, de construire une route à travers son territoire; mais, à tous égards, c'est là une négocation moins délicate qu'une demande de passage pour des troupes.

La route de Djilep avait donc été adoptée pour d'autres raisons que de s'être une première fois ouverte à notre pénétration, en 1888. L'intérêt que nous offrait cette vallée se doublait à partir de Choumbi du charme de l'inconnu : du palais du maharajah, le regard peut suivre les sinuosités de la vallée jusqu'à la plaine d'alluvion de Nouveau-Choumbi, qui vient de l'est; là, la rivière dessine un coude qui la fait disparaître derrière des collines boisées. La vallée, que nous vîmes d'abord en hiver, ne nous donna, il est vrai, aucune idée de ce qu'elle est pendant deux ou trois mois d'été, qui lui ajoutent un pittoresque et un charme extraordinaires.

Rinchen-gong est un sale hameau, avec deux ou trois maisons moins chétives que les autres; cette localité constitue l'une des étapes de la grande route entre l'Inde et le Tibet, en outre elle dessert le monastère de Kag-ué qui la domine du coteau voisin. Ses masures s'entassent sur la berge, sales et sans entretien; les autres maisons, dont l'aspect est moins misérable, sont bâties à quelque 100 mètres de l'agglomération, elles ont un jardin; peut-être en est-il deux qui trahissent quelque goût, une certaine aisance chez leurs propriétaires. Entre toutes se détache la belle demeure de Ugyen Kazi, avec l'ondoyant alignement des pins, qui protège la vallée contre les vents du nord.

Au-dessus du village, au milieu d'éboulis, dans le réduit le plus affreux de toute la vallée, se cache un ermitage, misérable hutte en bambous; le moine qui l'occupe n'a cure des villageois qui s'agitent à ses pieds; il ne prie même pas pour eux, il se borne à tendre la main, et soutient de leurs aumônes son inexplicable existence.

De Rinchen-gong, la route se dirige au nord, en suivant la rive droite de la rivière; jusqu'à Chema, elle est plate et sans détours. A un kilomètre de Chema (prononce : Pema), une nouvelle route, qui a franchi le

Nathou la, se détache de la nôtre, ce qui donne au carrefour une certaine importance. Chema et Rinchen-gong se ressemblent d'ailleurs comme deux gouttes d'eau. Sur la place triangulaire du village se trouve un sanctuaire muni d'une petite roue à prières, que fait tourner sans trêve la main pieuse des passants, comme en témoigne éloquemment la crasse de la poignée!

Sous un balcon en surplomb est enchaîné un mâtin du Tibet, à collier de laine rouge; brute galeuse, à signaler comme le premier échantillon d'une interminable série de ses congénères.

Au delà d'un pont, des perches à prières attirèrent nos regards; plantées à l'écart du chemin, elles en détournent un peu cette brave population, qui vient dévotement en faire le tour, et toujours dans le même sens : de gauche à droite.

A proximité, s'élève le village chinois. Maisons, costumes, mœurs, forment entre les deux villages un contraste saisissant. Les Chinois, qui se considèrent au Tibet comme des exilés, prennent des Tibétaines à titre d'épouse pour la durée de leur séjour. Ils se regardent comme les maîtres du pays, et le font bien voir, exigeant au nom de la loi qu'on mette à leur disposition bêtes et gens.

Les enfants nés de leurs mariages temporaires varient, suivant leur sexe, de nationalité : les filles sont tibétaines; les garçons chinois, mais avec une nuance : des noms spéciaux avertissent de leur naissance hybride.

Autre différence à noter : la bonne vieille odeur de

Gautso.

C'EST LA, SUR LE CÔTÉ SUD DE L'HIMALAYA, QUE SE TINT UN POSTE MILITAIRE ET TÉLÉGRAPHIQUE, PENDANT LA DURÉE DE L'EXPÉDITION. C'EST LA DERNIÈRE HALTE A LA LIMITE DE LA ZONE DES ARBRES; IL N'Y EN A PAS UN SEUL ENTRE CET ENDROIT ET LADEN, DE L'AUTRE CÔTÉ DU PLATEAU DE THUNA.

COLORATION : *Gris partout, sauf la végétation qui est vert foncé.*

Gautso.

C'EST LA, SUR LE CÔTÉ SUD DE L'HIMALAYA, QUE SE TINT UN POSTE MILITAIRE ET TÉLÉGRAPHIQUE, PENDANT LA DURÉE DE L'EXPÉDITION. C'EST LA DERNIÈRE HALTE A LA LIMITE DE LA ZONE DES ARBRES; IL N'Y EN A PAS UN SEUL ENTRE CET ENDROIT ET LADEN, DE L'AUTRE CÔTÉ DU PLATEAU DE THUNA.

COLORATION : Gris partout, sauf la végétation qui est vert foncé.

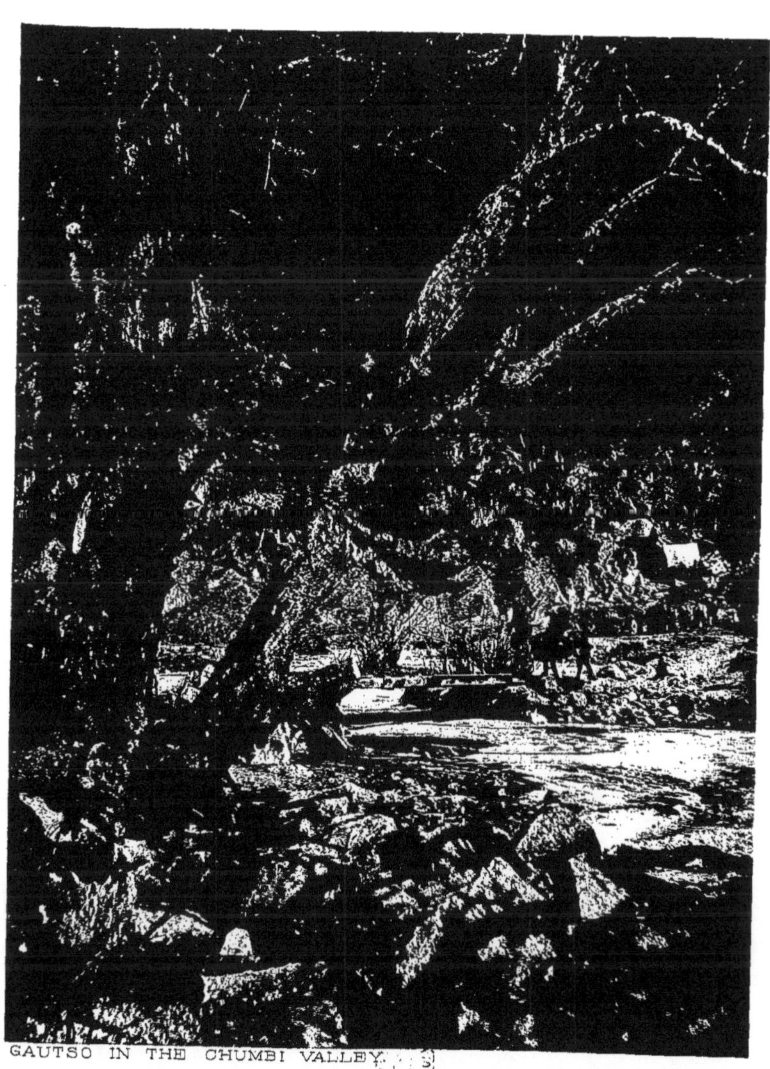

GAUTSO IN THE CHUMBI VALLEY.

Chinois triomphe des relents de musc, de graisse et d'encens, familiers au Tibétain. Le village est peut-être plus propre que les villages indigènes; et pour qui sait ce que peut receler d'immondices un village chinois, cette comparaison sera édifiante.

En sortant du village chinois, la route coupe à travers champs, puis s'engage dans une descente caillouteuse, avant d'arriver au palais du maharajah de Sikkim. Une sorte de coupole, seul signe distinctif de puissance, surmonte de travers sa masse, de couleur grisâtre, et dépourvue de grandeur.

Les murs se dégradent, les escaliers se disloquent; seuls, des chiens et des porcs animent les abords de cette résidence abandonnée. Un pont, non loin de là, enjambe la rivière; l'expédition, par prudence, le dota d'un parapet. Sur la rive gauche, à 1 kilomètre environ, nous dressâmes notre camp. Nous occupions un sol d'alluvion, au confluent du Kong-tchou et de l'Ammo-tchou, dans le voisinage de Gye-ten, en face d'un imposant amphithéâtre de montagnes, d'où les pins semblent dévaler en bataillons serrés. Le milieu de cette colline boisée s'éclaire du mur blanc d'un petit ermitage, l'ermitage de Kata-sang, habité par deux Lamas qu'entretient la charité des indigènes. Leur cellule n'offre rien de remarquable : quelques dieux pleins de poussière, quelques lampes encrassées, quelques vases malpropres, quelques livres jamais ouverts.

Sous le soleil d'hiver, l'un des moines confectionnait des « torma », pour une fête prochaine.

Le « torma », fameux parmi les objets de la piété tibétaine, n'est autre chose qu'un mélange de beurre, de lard et de graisse de vache, auquel le pâtissier donne en le malaxant la consistance et l'aspect de la cire blanche; il le façonne de cent manières : volutes, rosettes, spirales, flammes naissent sous les doigts de l'artiste. L'objet s'agrémente de toutes les couleurs imaginables : bleu, rouge, vert, jaune, sans compter la crasse digitale des pieux modeleurs.

Ainsi occupés des choses éternelles, les deux moines considéraient avec calme le passage de cette poignée d'éphémères qui pensaient modifier la politique d'ici-bas. De leur sanctuaire, on jouit d'ailleurs d'une vue splendide qui s'étend sur le cours supérieur de l'Ammo-tchou, jusqu'à l'éperon rocheux qui surplombe le mur de la porte de Chorten-Karpo.

Il faisait très bon sur ces hauteurs, une brise légère agitait les branches des pins disposés comme des sentinelles; quelques yaks broutaient entre leurs troncs d'un rouge brun. Ultérieurement, presque toute cette végétation devait être détruite par un incendie; incendie auquel on pouvait presque pardonner le mal qu'il faisait, en face de la splendeur du spectacle qui se dégageait de la montagne en flammes.

La maison choisie par le général à Bakcham s'élevait, sur la rive gauche de la rivière, à 1 kilomètre au delà du camp. C'était une construction solide, avec deux pièces bien peintes au premier étage, une échelle droite pour y accéder, et la saleté habituelle. A 100 mètres de là se trouvait un petit temple, toujours occupé par les moines, indifférents au changement de voisins. Les murs de ce temple ont d'assez jolies peintures; mais, à part cela, il n'offre pas grand'chose d'intéressant.

Les Tibétains ont l'habitude (ou peut-être ferait-on mieux de dire que, pour des hommes peu familiers avec leur langue, ils semblent avoir l'habitude) de donner un nom différent à chaque morceau de terrain. Je crois qu'à l'examiner de plus près, ces noms, la plupart du temps, qualifient une singularité quelconque du sol, et qu'ils pourraient tout aussi bien s'appliquer à cent autres endroits placés dans le rayon d'un kilomètre. Nous n'avons donc pas besoin d'ennuyer le lecteur avec tous les noms fantaisistes que des fonctionnaires en quête de renseignements, et toujours si sûrs de leurs connaissances, transmettent avec leur assurance habituelle au Gouvernement de l'Inde.

Quoi qu'il en soit, Bakcham, paraît-il, est le nom authentique de ce petit village de trois maisons sans compter une autre construction à l'air peu rassurant.

C'est donc à Bakcham que le général Macdonald avait pris ses quartiers d'hiver. Le paysage n'y manque pas de charme, bien que la mauvaise saison laisse mal deviner toute la beauté qu'il révèle en plein été.

Non loin du camp se trouvait un cimetière indigène, où nous enterrâmes l'un des nôtres, le lieutenant Alston, vaincu par une fatigue qu'accrut encore la raréfaction de l'air dans ces dangereuses altitudes.

A 1 kilomètre de là, en un village du nom de Gob-sog ou Gob-tang, nous pûmes étudier le costume des indigènes, qui doit n'avoir jamais varié depuis l'origine des siècles. Tout aussi crasseuses qu'en aucun point du Tibet, les femmes de la vallée de Choumbi semblent néanmoins avoir un peu plus de coquetterie : leur coiffure est pareille au couvre-chef usité dans la province de Tsang, une sorte de bonnet d'un bleu turquoise rayonne et s'épanouit autour de la tête, en manière d'auréole; la robe, d'un drap cramoisi très épais, est fixée à la taille par une ceinture, à la gorge par une agrafe d'argent. Mais le costume est en lambeaux, et sous la couche de crasse il est souvent difficile d'en reconstituer la forme primitive. Les chaussures montent jusqu'aux genoux; elles sont faites d'un cuir d'yak rouge sombre, rayé verticalement de bandes écarlates; le pied finit par s'en accommoder, bien que, faute de pratique, et vu l'absence de talon, je m'en sois personnellement trouvé mal tout d'abord. Les indigènes des deux sexes, quant à la face, se ressemblent étrangement; les hommes ne portent ni barbe ni moustache; seuls, les personnages officiels laissent croître quelques poils sur la lèvre ou le menton. Les Tibétaines ont-elles des charmes physiques? Il faudrait, pour répondre, en avoir vu quelqu'une débarbouillée; je n'ai pas eu cette bonne fortune. Tout ce que je sais, grâce à d'abondantes averses qui finissaient par découvrir sur leur

La Citadelle de Phari.

LE CHOUMALARI S'ÉLÈVE DERRIÈRE LA CITADELLE ; L'ÉCHELLE DE LA CONSTRUCTION EST DONNÉE PAR LA LIGNE DE L'EXPÉDITION AU SECOND PLAN.

COLORATION : Couleur de sable, gris, bistre, marron, argent et bleu.

La Citadelle de Phari.

LE CHOUMALARI S'ÉLÈVE DERRIÈRE LA CITADELLE ; L'ÉCHELLE DE LA CONSTRUCTION EST DONNÉE PAR LA LIGNE DE L'EXPÉDITION AU SECOND PLAN.

COLORATION : Couleur de sable, gris, bistre, marron, argent et bleu.

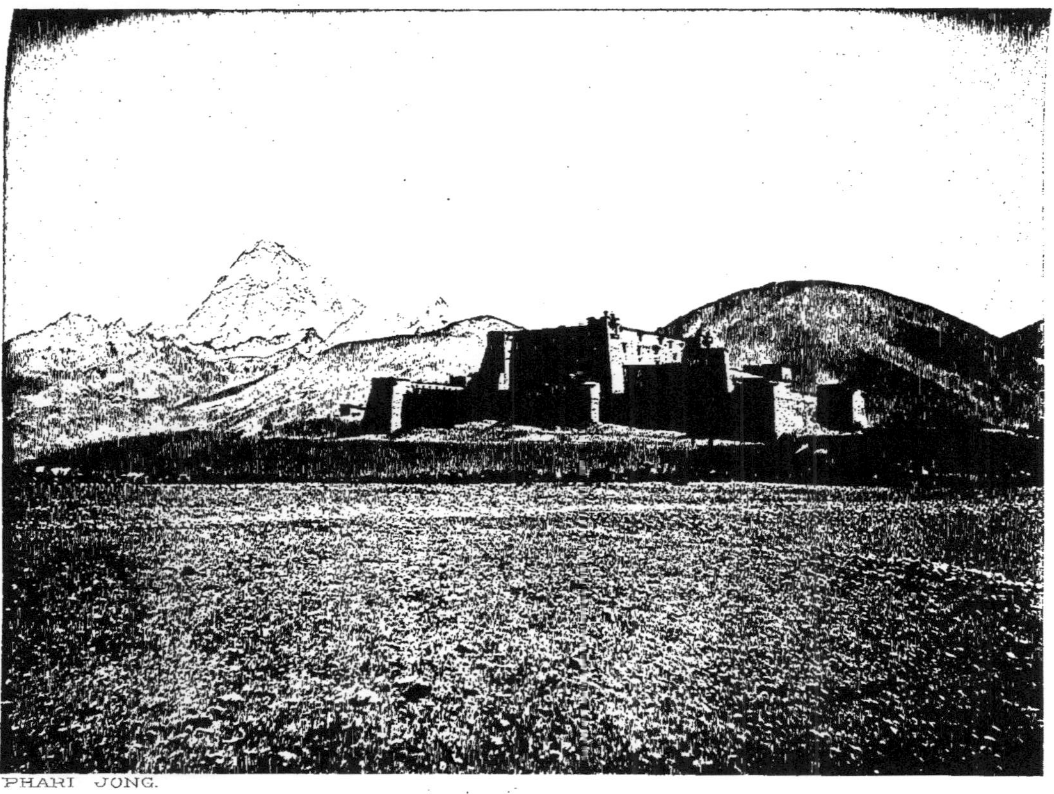

PHARI JONG.

visage quelques centimètres carrés de peau, c'est que ladite peau est d'un blanc d'ivoire, et ne se distingue guère de la nôtre. Outre la crasse, qui, d'ordinaire, empâte leurs traits, elles croient intelligent de s'enduire le facies d'une sorte de fard très foncé, qui, en se desséchant, forme un masque adhérent. Pourquoi cette coutume? Pour distinguer les femmes mariées des filles qui ne le sont pas? Pour guérir le sexe frivole de son penchant à la coquetterie? On n'a jamais pu savoir. Une troisième et prosaïque explication a prétendu que c'était pour protéger le visage contre l'éclat du soleil, qui, en été, réfléchi par les blancs rochers de la vallée et par la neige, a sur les yeux de terribles effets. Mieux vaudraient des verres fumés : or, dans ces visages féminins, les yeux seuls restent sans protection. Ajoutons enfin qu'en aucune partie du monde on ne trouve créatures humaines aussi bien endentées qu'au Tibet : hommes, femmes, enfants, ont, sans recourir aux brosses à dents, palettes et molaires de superbe venue.

La porte de Chorten-Karpo s'ouvre sur un poste chinois à un kilomètre du village tibétain de Galinka; le mur d'enceinte de ce poste a dû être refait et fortifié récemment. A proximité se profile sur une masse rocheuse la silhouette de Dolma jang, la déesse au visage bleu, dont les traits couvrent la pierre, œuvre d'un artiste à la main fruste.

La route fait une courbe à droite sous le village de Chorten-Karpo, s'enfonçant entre les épines-vinettes et les roses qui poussent parmi les rochers. On reconnaît Galinka de loin, à de hauts poteaux d'échafaudage qui s'aperçoivent avant que soient visibles les maisons mêmes, et que nous croyions, au moment de traverser l'endroit, être des perches de drapeaux à prières. Erreur très naturelle, car quelques lambeaux d'étoffe s'agitaient bravement dans la brise. Mais la véritable utilité de ces hauts poteaux se démontre au moment de la moisson. Entre chacun d'eux, une petite cabane en paille est installée, pour garantir contre la pluie la meule aux formes bizarres qui constitue le fourrage nécessaire pour l'hiver.

Les drapeaux à prières au Tibet sont les moyens les plus usuels d'adoration aux divinités. Les « chevaux-fantômes » imprimés sur des morceaux longs et droits de molle tarlatane, ou plutôt de mousseline à envelopper le beurre, d'environ 30 centimètres de large, sont cloués à un poteau, de 6 à 9 mètres de haut. Ces fanions claquent dans le vent, tant qu'ils ne sont pas usés jusqu'aux clous mêmes, ou transformés en loques.

Newton disait que la prière est une vibration qui monte jusqu'au ciel. Les Tibétains semblent partager son opinion : partout, dans leur pays, des roues et des lèvres s'agitent jour et nuit pour la prière; celles-ci aussi machinalement que celles-là. Ces roues sont bourrées de formules écrites en caractères microscopiques sur des feuilles de papier comprimées dans un étui. Toutes portent la phrase sacrée : *Om mani padme hum*. Ce papier, fort mince, est formé des fibres d'un chanvre spécial, le *Daphne cannabina*. Ainsi, chaque fois qu'au Tibet le vent se lève, il met en branle des millions de formules dévotes, qui sont censées monter jusqu'à l'oreille des dieux et s'inscrire au crédit du mortel qui les envoie, sur le grand-livre du Ciel.

Dites à ces pauvres gens qu'une prière où le cœur n'accède pas, qu'une formule machinale est, en fait, du vent qui passe, ils ne vous comprendront pas. Essayez de raisonner : le seul argument qui vous sera donné, le cas échéant, c'est que, de siècle en siècle, on a fait ainsi. Mais le progrès?... A supposer que ce mot ait un sens au Tibet, il ne peut qu'être synonyme d'hérésie.

Galinka est situé au pied d'une énorme digue issue d'un éboulement qui jadis barra le cours de l'Ammo-tchou pour en faire un lac. L'eau a fini par s'écouler à travers la brèche que pratiqua la rivière dans le formidable barrage. La plaine de Lingma-tang s'est constituée du limon de ce lac desséché; mais elle n'en sera pas plus propre à la culture, tant qu'on la laissera dans son état marécageux : un gazon grillé par les gelées, des pins rabougris et des arbustes stériles animent un peu cette solitude, où ils alternent avec des flaques d'eau croupissante. Ailleurs, des genévriers, des buissons de rhododendrons, des touffes d'absinthe croissent au milieu des rocs éboulés : ainsi la vie organique reprend pied, dans ce règne du chaos, résultat du bouleversement gigantesque des plus hautes montagnes du globe. Avec les années, les siècles peut-être, un tapis de verdure viendra revêtir cette coulée de pierres descendue jadis des sommets de l'Himalaya. On a calculé qu'il y avait là 25000 mètres cubes de matériaux. Cet amoncellement d'éboulis a reçu le nom de Ta-Karpo ou Rocher blanc, nom justifié par la couleur éclatante du granit fraîchement cassé; mais, avec le temps, ce blanc, sous l'action de l'air et des agents météorologiques, tourne rapidement au gris, presque au noir. Telle est la dureté du roc, que la dynamite est impuissante à le faire voler en éclats : elle y creuse seulement des cratères, des entonnoirs.

La rivière, dans la brèche pratiquée à travers la digue, était lors de notre passage couverte de glace : l'eau n'apparaissait que par places, aux endroits où des tourbillons et des poussées écumantes trahissaient une telle violence dans le courant, que les froids rigoureux de ces régions élevées avaient été incapables de l'emprisonner.

Paysage sauvage s'il en fût, à 4000 mètres de hauteur, sur l'extrême limite de toute végétation!

La vallée de Choumbi offre dans sa dernière partie un nouvel escarpement : c'est un promontoire d'autre nature que le premier, un éperon rocheux du haut duquel le regard découvre la plaine désertique de Dota. Aujourd'hui, nos pionniers en ont corrigé et un peu adouci la rude montée. A l'est, apparaissait une cascade entièrement gelée, gigantesque pilier de glace que la lumière du soleil irisait de toutes les nuances de l'arc-en-ciel. Jusqu'au point où le Tang la se dégage doucement des contreforts glacés du Choumalari, des collines aux pentes molles bordent le cours de la rivière; leurs flancs brunis, où le roc nu se cache sous le gazon, rappellent les collines du Sussex. C'était, à perte de vue, le même spectacle de buissons d'aconit, alors flétris par l'hiver, des touffes d'une herbe haute d'un doigt, alternant avec les pierres et les plaques de neige.

Je ne crois pas qu'il existe au monde un contraste aussi frappant que le spectacle offert à Dota pendant l'étape où l'on descend de Gau-tso dans la plaine qui précède le col. De Dota au Tang la, et plus au nord sur une longueur de 3 000 mètres, sauf dans les fertiles plaines d'alluvion qu'arrosent les rivières du Tibet méridional, le paysage est toujours le même : monotone, sans eau, affreusement aride. On dit brusquement adieu aux pittoresques perspectives de l'Himalaya; la route, désormais sans variété, sans surprise charmante ou terrible, va dérouler ses lacets et ses contours dans une vallée à fond plat. Enfin, un dernier coude franchi à la hauteur du Komparab découvre Phari djong, dont la forteresse, véritable cube de pierre, domine de sa masse grisâtre le carrefour où se croisent les chemins de trois États; mais elle est elle-même dominée par les 3 000 mètres de rocs et de glaces du Choumalari, dont la cime imposante commande tout l'horizon.

La ville de Phari mérite mieux qu'une rapide

mention. Ce nom, que les Tibétains prononcent Phag-ri, signifie : la Colline du Cochon. La silhouette de l'éminence qui sert de socle à cette agglomération rappellerait-elle, l'imagination aidant, celle de l'animal ainsi nommé?

Y a-t-il là une allusion à la déesse qui sur les rives du lac de Patti s'est réincarnée sous les traits d'un porc? Mystère.

Le djong lui-même, c'est-à-dire la citadelle de Phari, présente un amalgame d'architecture chinoise et européenne; et les deux Djong-pens ou commandants du fort lui assignent comme origine les environs de l'an 1500; il est en tout cas impossible de la faire descendre plus bas que 1600, et l'affirmation des deux commandants peut bien être vraie. C'est un cube de pierre aux bastions irréguliers, à plusieurs étages. Un parapet en pierre de taille, les coins flanqués de tours quadrangulaires, fait à la citadelle une enceinte haute de 6 mètres. Le fort lui-même a 15 mètres de haut sur 36 mètres de côté, et couronne une éminence qui en a 20. La preuve que l'architecte s'est souvenu, et sans véritable intelligence, des châteaux forts européens, c'est qu'il a doté son bâtiment de mâchicoulis absolument superflus, en des points où nul assiégeant ne songerait à donner l'assaut. Du reste, cette forteresse n'a de formidable que l'apparence : mal conçue, mal entretenue, les plafonds se crèvent, les murailles se dégradent; du côté nord, tout un pan de mur s'est abattu.

Elle contenait une certaine quantité d'armes primitives, en fer et bambou; tous les engins de guerre modernes avaient été transportés dans le nord du pays, ou brûlés.

Notre séjour à Phari nous restera longtemps dans la mémoire, pour une autre particularité. Le mess des officiers de la Mission formait un ensemble des plus documentés sur les différentes villes de l'univers : à l'unanimité, cet aréopage déclara Phari la ville la plus sale du monde. C'est mon refrain chanté pour toutes les localités du Tibet où nous avons passé. Mais il faut rendre justice à Phari, et lui donner le haut rang qui lui est dû.

Disons pour sa défense, que c'est la ville la plus élevée du globe, puisqu'elle accuse une altitude de 5000 mètres; les froids y sont si terribles que le thermomètre, la nuit, au mois de février, y est tombé à 20° au-dessous de zéro; la rigueur du climat est rendue plus pénible encore par le vent glacial qui, du nord, balaie la vallée. Un froid pareil engendre une telle torpeur, une telle apathie, que nos soldats eux-mêmes devaient le matin faire des efforts surhumains pour mettre chaussures et guêtres. L'absence d'arbres, qui prive les naturels d'un combustible normal, les oblige à brûler de l'*argol*, crottin desséché de l'yak, qui remplit leurs demeures d'une fumée lourde, nauséabonde, et revêt les parois d'une suie noire et empuantie.

Enfin, en dehors des mois d'été, tout ce qui est

liquide reste congelé; ces pauvres gens n'auraient pas le courage, si même ils en avaient la pensée, de faire fondre de la glace pour se débarbouiller. Il est en somme plus simple de passer sur son visage une nouvelle couche de kutch. Les femmes de Phari ont toujours l'air de porter sur la figure un hideux masque de sang desséché.

Maintenant que j'ai plaidé au préalable les circonstances atténuantes, examinons ce royaume de la saleté. Une collection de baraques aux murs de terre se groupe à l'abri du djong; un, parfois deux étages; de minuscules fenêtres; la porte, trois planches noires, deux traverses et un loquet, reste ouverte. A l'intérieur, la suie collante de l'argol couvre toute chose : seuls, une marmite de cuivre, un marteau d'acier ont conservé, nettoyés par l'usage, leur couleur. Une fumée bleuâtre flotte dans la pièce; la popote cuit; dans un coin, un paquet noir : c'est une femme. A la longue, on distingue dans un berceau, sous une couverture, noirs tous deux comme le reste, la face d'ivoire d'un bébé. Comment vit-il là? c'est un mystère.

C'est la même chose dans chaque habitation. Rien n'y a été nettoyé depuis sa création. Un trou carré ménagé dans le toit plat laisse filtrer un peu d'air et de lumière, en même temps qu'il donne passage à la fumée. Les cinq cents cabanes de Phari offrent le même spectacle.

Mais c'est dans les rues, que la saleté est la plus repoussante : tous les détritus, reliefs de table,

Sur les Glacis de la Citadelle de Phari.

UN TERRAIN NU ET SABLONNEUX, DU VENT CHARGÉ DE POUSSIÈRE, SONT LES CARACTÈRES PRINCIPAUX DE CETTE PLAINE OUVERTE.

COLORATION : De l'ambre au brun mastic.

Sur les Glacis de la Citadelle de Phari.

UN TERRAIN NU ET SABLONNEUX, DU VENT CHARGÉ DE POUSSIÈRE, SONT LES CARACTÈRES PRINCIPAUX DE CETTE PLAINE OUVERTE.

COLORATION : De l'ambre au brun mastic.

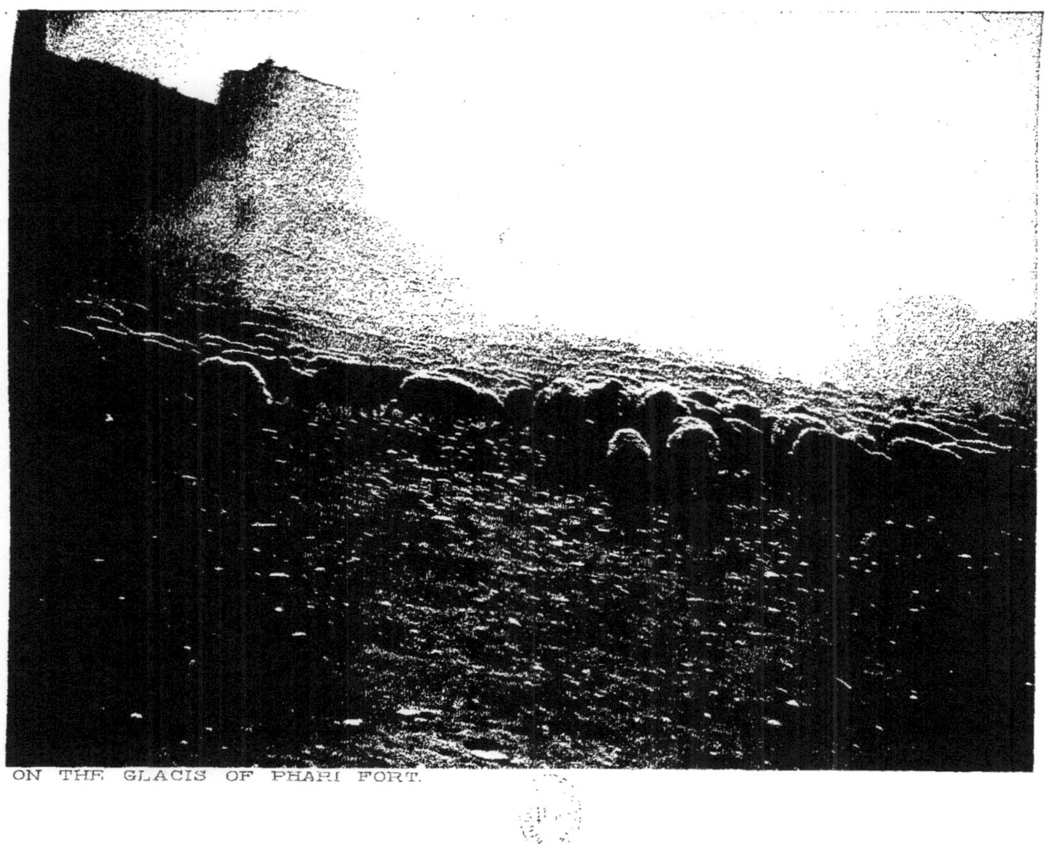

ON THE GLACIS OF PHARI FORT.

os rongés, ordures ménagères, forment un long tas d'immondices qui atteint la hauteur d'un étage. Comme ce fumier finirait par boucher tout, portes et fenêtres, il a fallu pratiquer le long des maisons d'étroits passages; et l'on circule dans ces horribles défilés, en rasant une muraille faite d'innomables putréfactions, crânes, cornes, tibias, et cimentée d'excréments où chiens et vautours cherchent leur vie.

Le purin de ce fumier forme des ruisselets et des flaques, qui, congelés lors de notre passage, doivent pendant les chaleurs dégager d'inimaginables pestilences : le dégel liquéfie ces horreurs jaunâtres, et fait couler sur la place du bourg un ignoble ruisseau où s'ébattent yaks et enfants aux yeux pleins d'humeur, à la bouche rongée d'ulcères.

Dans cet immonde milieu, circulent hommes et femmes, le visage et les vêtements noirs comme du charbon; jamais ils ne se sont lavés, jamais ils ne se laveront; ce ne sont pas des êtres de race blanche, mais une collection de nègres grotesques.

« Ordure, crasse, fumée », résumait par ces trois mots le voyageur Thomas Manning, en octobre 1811, ses impressions sur Phari. « Fumée, crasse, ordure », pouvions-nous répéter en mars 1904.

Notre camp, qui s'abritait derrière les hauts murs de la forteresse contre le vent du nord, offrait aux indigènes la vue d'habitations éphémères, et propres cependant. Ils n'ont pas fait le moindre effort pour nous imiter!

Et, pour accentuer le hideux spectacle d'un fumier humain où pourrit toute une population, le Choumalari, couvert de neiges immaculées, élevait dans l'air pur et glacé, droit au-dessus de nos têtes, sa cime d'un blanc d'argent.

Les Djong-pens, les deux commandants de la forteresse, ont avec habileté mené leur barque en notre présence ; ils se demandaient, dans leur position embarrassante, s'ils devaient nous accueillir en amis ou en ennemis. Lhassa leur en imposait, Pékin les terrifiait ; mais nous étions là. Notre seul passage leur fit connaître dans la suite toutes les extrémités de la fortune.

Pour avoir laissé s'introduire les Anglais dans leur forteresse — occupation que les événements postérieurs devaient amplement justifier, — ils se virent solennellement dégradés à Pékin ; puis, sur la demande expresse de l'Ambassade d'Angleterre, le Gouvernement chinois leur rendit non moins solennellement le bouton de cristal et la plume de paon, insignes de leur dignité. On motiva leur réintégration comme on avait fait leur disgrâce, par la formule : « Pour services rendus à l'Angleterre ».

Ainsi, durant notre séjour, les malheureux ne surent-ils à quel Bouddha se vouer : ils acceptèrent avec gratitude l'offre d'un salaire mensuel de 50 roupies, que leur assuraient les Anglais pendant tout le temps que durerait l'occupation de Phari ; mais, par prudence, ils nous prièrent de ne leur faire toucher leur argent qu'à la fin de l'expédition : ils voulaient voir d'abord comment elle tournerait! Quand nous leur demandions s'ils croyaient à notre succès, ils répondaient par un sourire et... serraient mystérieusement les lèvres.

A la fin, ils s'en tirèrent en nous disant qu'il y avait des citadelles redoutables, de Phari à Gyangtsé, mais que les Pilings — c'est le nom qu'ils nous donnaient — étaient une puissante race. Qui peut d'ailleurs répondre de l'avenir ? En attendant, ils faisaient contre mauvaise fortune bon cœur ; et, après avoir essayé de cacher leurs bestiaux, dont nous avions besoin, en leur faisant passer la frontière du Bhoutan, ils agirent envers nous avec une suffisante franchise.

Telles furent nos étapes pendant les pénibles commencements de notre pénétration du Tibet. Nous y gagnâmes l'occupation des magasins de Choumbi et de Phari comme bases d'opérations. Pendant les longs mois d'hiver de l'ennuyeuse préparation que nécessitait une expédition aussi aventureuse, le général Macdonald, à part une ou deux tournées d'inspection sur ses lignes de communications, demeura constamment près de Choumbi.

Pendant ce temps, nous l'avons vu, le colonel Younghusband, avec les membres de la Mission, avait pris ses quartiers d'hiver dans les mauvaises petites huttes situées au pied des collines de Thuna, à couvert de l'éternel vent du nord qui, durant toute la mauvaise saison, balaie sans relâche ce vaste plateau himalayen, à des centaines de mètres au-dessus des sommets du Mont-Blanc.

Nul d'entre nous n'avait jamais souhaité, avec plus d'ardeur, le retour d'un temps meilleur et surtout l'arrivée des renforts, qui nous permettraient de pousser plus avant dans cette singulière contrée.

CHAPITRE V

L'ÉCHAUFFOURÉE DE GOURU

LE PASSAGE DU TANG LA, PAR UN FROID DES PLUS RIGOUREUX. || MACDONALD REJOINT LA MISSION A THUNA. || LES TIBÉTAINS COMMENCENT A NOUS HARCELER. || ILS ONT CONSTRUIT UNE MURAILLE FORTIFIÉE, EN TRAVERS DE LA VALLÉE. || A L'ASSAUT. || DÉROUTE DES TIBÉTAINS.

TOUS les renforts et les convois étant arrivés dans la dernière semaine de mars, le 26 du même mois le général Macdonald quitta Choumbi. Sa première étape l'amena dans la plaine boisée de Gau-tso, où l'on avait installé un petit camp fortifié, destiné à durer un assez long temps. C'était la dernière halte que fît la troupe au-dessous de l'extrême limite où poussent des arbres dans ces froides altitudes, et, pour marquer le passage, nous nous accordâmes la suprême jouissance d'un feu largement fourni de combustible.

Le jour suivant, le général poussa jusqu'à Phari, où fut décidée une halte d'un jour, pour la formation définitive de la colonne de marche. Le lendemain, l'étape fut courte : nous campâmes dans la plaine désolée qui s'étend à 600 mètres du Tang la. Il faisait un froid très vif; rien ne nous protégeait contre les souffles du nord, qui, après avoir traversé des plaines glacées, nous arrivaient, comme par un gigantesque entonnoir, du fond des deux vallées qui se rencontrent en ce point-là. Le 29 mars, le camp fut levé de bonne heure. Le Choumalari dressait, sur notre droite, ses sommets à demi voilés par un brouillard glacial, mais transparent. Derrière sa vaste masse neigeuse, le soleil, un froid soleil d'hiver, se levait, et ses rayons dessinèrent un arc-en-ciel, le plus beau que nous eussions jamais vu : symphonie de blanc où se mêlaient harmonieusement les couleurs spectrales; gigantesque arc de triomphe jeté hardiment par-dessus toute la vallée.

Mais cette passagère apparition du soleil s'évanouit comme un songe; la matinée était triste : quand nous eûmes gravi les dernières rampes montagneuses du sud, le froid nous saisit avec une âpre intensité. Le passage du Tang la, et notre entrée dans le Tibet proprement dit, allaient marquer pour nous une des plus terribles heures de toute l'expédition : le vent du nord, balayant le redoutable col, où jamais il ne sommeille, nous transperçait d'imperceptibles flèches de glace.

Hommes et animaux, au bout de quelques minutes de marche, virent leur poil se hérisser, poudré par les frimas; tous les corps furent bientôt recouverts d'une véritable armature de glace et de givre, qui les paralysait. On ne voyait pas à vingt pas devant soi, dans ce brouillard meurtrier qui se déchirait et se refermait sans cesse autour de nous, laissant voir alternativement et cachant la longue ligne des hommes et des animaux, qui se suivaient et se traînaient péniblement dans ces parages désolés....

Quant nous eûmes franchi le Tang la, les brumes s'évanouirent, le ciel s'éclaircit; nous aperçumes le pic éclatant du Choumalari. Nous cherchions notre chemin dans la neige accumulée, et nous dûmes, non sans danger, traverser deux cours d'eau gelés. Mais où se trouvait Thuna, qui devait nous servir d'étape? Nous aperçûmes enfin un chétif village, qui nous parut bien peu digne d'être la résidence du Commissaire britannique.

Adossé à des dunes de grès absolument arides, hautes de 200 mètres, il n'a d'autre horizon que des champs de neige, les pics et les glaciers de la chaîne de montagnes qui sépare le Bhoutan du Tibet, et qui se termine à l'ouest par le gigantesque massif du Choumalari.

Qu'avait bien pu y faire la Mission pendant l'hiver? Le gibier était rare; et la seule distraction possible était l'ascension des hauteurs voisines, cuirassées de neige et de glace. Comme nous comprîmes d'ailleurs, en voyant les taudis des indigènes, que le colonel Younghusband et les hommes de la Mission eussent préféré braver le froid sous leurs tentes!

Le Commissaire nous souhaita la bienvenue en nous offrant un lunch, et, chose paradoxale en cet endroit, un excellent lunch. Nous fûmes rapidement mis au courant de la situation : les Tibétains, alarmés par notre approche, se tiennent sur leurs gardes; ils ont élevé une muraille en travers de la voie que nous allons suivre, à 9 ou 10 kilomètres au nord de Thuna; une force estimée à un millier d'hommes nous y attend; d'autres corps de Tibétains s'occupent à nous barrer la route sur l'autre rive du lac nommé le Bham-tso.

D'après certains récits, remontant au XVIIIe siècle, nous nous attendions à ce que ce lac fût visible de Thuna. Il est évident qu'à une époque relativement peu éloignée, Thuna même était baignée par ses eaux; mais aujourd'hui il est impossible d'en apercevoir sur son ancien lit la moindre trace; toutefois, le chemin de traverse qui coupe le Latse Karo la, à peine tracé dans la plaine, prouve, par le grand détour qu'il décrit avant de se diriger au nord-est du poste et du village de Hram, qu'assez récemment il avait contourné un marécage.

Le jour suivant, nos épreuves recommencèrent : il soufflait un vent glacial, qui nous perçait de part en part, et dont nous souffrîmes d'autant plus, que le général Macdonald avait donné l'ordre formel de replier toutes les tentes. Sur les collines des environs, se tenaient les éclaireurs des forces tibétaines, qui épiaient tous nos mouvements. On essayait ainsi de leur donner le change, de les endormir dans la conviction que nous avions battu en retraite. Nous crûmes même y avoir réussi; mais une reconnaissance d'infanterie montée

Convoi d'Yaks traversant le Tang la.

UNE APRE TEMPÊTE DE VENT MÊLÉ DE GIVRE FAISAIT RAGE PENDANT QUE FUT PRISE CETTE PHOTOGRAPHIE. ELLE PEUT DONNER L'IDÉE, MÊME A QUI NE LES A PAS VUS, DES OURAGANS TERRIBLES QUI SE DÉCHAÎNENT DANS CETTE PASSE. HOMMES ET BÊTES SONT TOUT COUVERTS DE NEIGE.

COLORATION : *Gris froid.*

Convoi d'Yaks traversant le Tang la.

UNE APRE TEMPÊTE DE VENT MÊLÉ DE GIVRE FAISAIT RAGE PENDANT QUE FUT PRISE CETTE PHOTOGRAPHIE. ELLE PEUT DONNER L'IDÉE, MÊME A QUI NE LES A PAS VUS, DES OURAGANS TERRIBLES QUI SE DÉCHAÎNENT DANS CETTE PASSE. HOMMES ET BÊTES SONT TOUT COUVERTS DE NEIGE.

COLORATION : Gris froid.

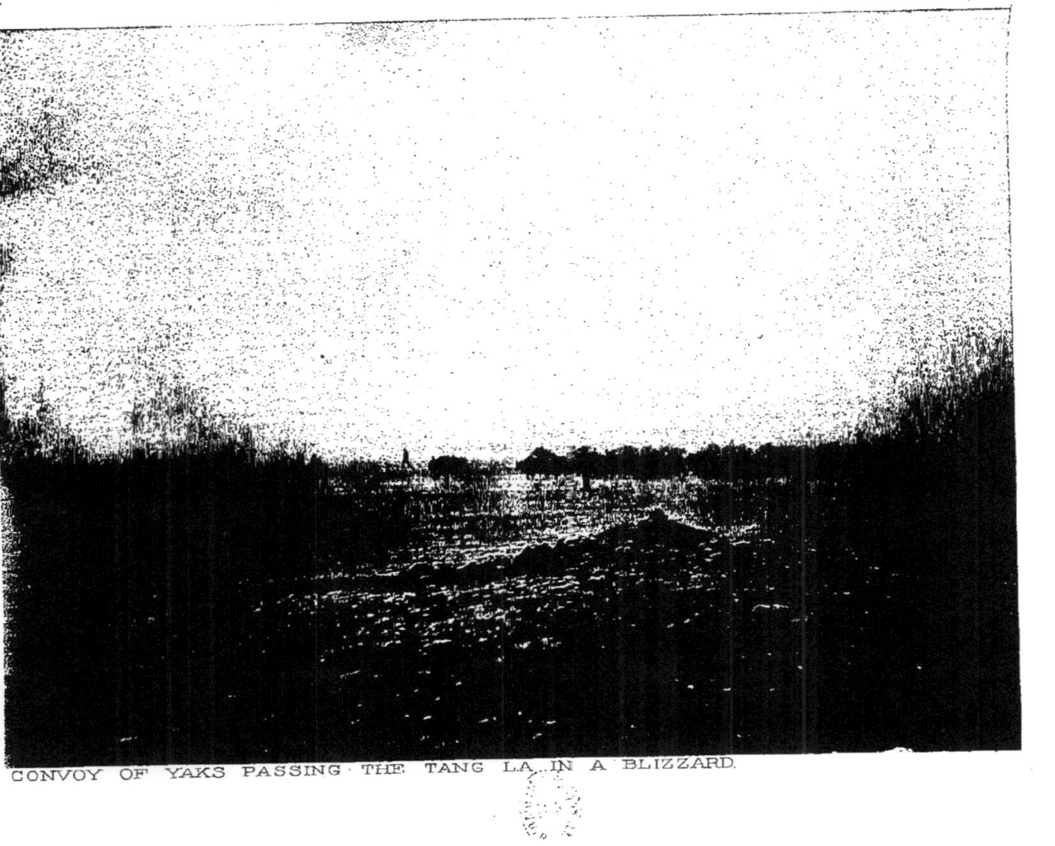

CONVOY OF YAKS PASSING THE TANG LA IN A BLIZZARD.

nous convainquit bientôt que, s'ils avaient la veille disparu de leurs positions, c'est que l'horrible froid les en avaient chassés; car, bientôt, ils revenaient les occuper, et nous y attendaient....

Le 31 mars, à 8 h. 20 du matin, notre colonne quitta Thuna. A 20 kilomètres de ce village, les Tibétains avaient construit comme ligne de défense une muraille à quatre redans, munie d'étroites ouvertures, entre une maison en ruine et un talus aboutissant à de petites collines pierreuses qui, jusqu'à une hauteur de 700 mètres, s'échelonnaient à 3 kilomètres de là, du côté de l'ouest. Sur ces collines, on avait élevé quelques pauvres petites redoutes. Mais, à notre droite, un espace libre de 3000 mètres s'étendait dans la plaine, entre leurs chétives fortifications et un lac bordé de marécages. La naïveté du système de défense adopté par les Tibétains aurait frappé les yeux mêmes d'un enfant : ils n'avaient rien fait pour fermer cette large porte par où nous allions entrer dans le cœur du Tibet. La vérité est que ce beau projet de défense avait été conçu à Lhassa, par des autorités militaires qui se guidaient d'après une carte d'un autre âge, et ignoraient sans doute que le lac en question s'était rétréci de 2 kilomètres depuis de longues années; et les chefs des forces tibétaines, une fois sur les lieux, n'avaient pas assez d'autorité pour rectifier un plan stratégique si contraire au bons sens.

Nous avancions toujours à travers la plaine, un simple prolongement du plateau de Thuna. Il soufflait un vent du sud chargé de neige et d'humidité, le sol blanchissait rapidement autour de nous. Sous cette tempête, ou plutôt sous ce ciel noir, ce n'était pas le blanc, mais le gris sinistre, un gris de cendre, qui était la note dominante.

Au moment où les fortifications des Tibétains devinrent visibles à l'horizon, un messager à cheval, s'avançant sur nous à toute bride, vint annoncer la visite du chef tibétain chargé de défendre le passage. Bientôt le Lhéding-dépen en personne, accompagné de son frère, le dernier commandant de Phari, et de Gesur Yeshe Wang-gyuk, représentant le grand monastère de Ga-den, s'avança vers nous en trottinant à travers la plaine. Aussitôt une conférence eut lieu entre les chefs politiques et militaires des deux parties. Mais ce fut toujours, de la part des Tibétains, le même refrain répété comme une leçon. Délégué de Lhassa avec un mandat impératif, le Lhéding-dépen, en eût-il le désir, ne pouvait comprendre ce que nous voulions, ni s'entendre avec nous; il ne pouvait que répéter son sempiternel : « Allez-vous-en! Retournez à Yatoung! » Le colonel Younghusband lui exposa que le Gouvernement de Calcutta, las d'être berné par celui de Lhassa, exigeait des explications, des engagements précis. Au bout de vingt minutes de discussion vive, mais infructueuse, et rendue plus ingrate encore par la nécessité d'avoir un interprète — c'était le capitaine O'Connor qui jouait ce rôle, — le petit *durbar* fut rompu, et, d'une allure majestueuse, le plus important des Tibétains se replia derrière ses retranchements, dans un nuage de poussière. Un ou deux autres, par des gestes violents, et poussant de grands cris, s'efforcèrent d'amener le Commissaire anglais à battre en retraite. O'Connor, bien qu'il fût bousculé et désarçonné dix fois par minute, garda son sang-froid, et leur expliqua à maintes reprises que le colonel Younghusband ne voulait plus rien entendre avant d'arriver à Gyangtsé. Les derniers énergumènes finirent par comprendre qu'il n'y avait rien à gagner; ils poussèrent de nouveaux hurlements, et se sauvèrent sur leurs petits poneys tout rondelets.

Le flegmatique *non possumus* du colonel Younghusband avait eu enfin raison des réclamations enflammées des délégués tibétains. Ce fut une vraie scène de comédie, mais une scène étrangement pittoresque : les robes bleues ou rouges des Tibétains, leurs vieux fusils à fourchette richement ornés de corail et de turquoises, leurs épées dont la poignée et le fourreau étaient également constellés de pierreries, les énormes étriers de fer qui pendaient aux flancs de leurs petits poneys, et qui rappelaient ceux de nos vieux chevaliers, tout cet appareil nous donnait un excitant avant-goût des curiosités qui nous attendaient dans la ville mystérieuse et sacrée.

Du moins, dans ce flux de paroles, au milieu de toutes ces gesticulations d'Asiatiques, un mot, le mot de la fin, était sérieux. Il fut prononcé par le colonel Younghusband sur un ton calme qui, faisant contraste avec toute cette agitation, était d'autant plus significatif :

« Ce n'est qu'à Gyangtsé, dit-il aux Tibétains, que je consentirai à vous entendre. »

Comme il n'était pas douteux que ces derniers eussent l'intention de nous résister, ce qui constituait pour nous un sérieux embarras, nous nous préparâmes à les déloger de leur muraille.

Suivant le désir formel du colonel Younghusband, le général donna l'ordre de ne pas tirer un coup de fusil avant d'avoir essuyé le feu de l'ennemi ; et, je le dis à la gloire de nos soldats Gourkhas et Sikhs, ils observèrent ce jour-là, comme dans toutes les autres occasions, cette froide discipline qui fait honneur à l'armée de l'Inde. Et cependant, ils pouvaient être impressionnés en exécutant l'ordre de marcher droit à la redoute, par la perspective de recevoir à bout portant une première décharge, et d'avoir à lutter corps à corps avec des ennemis fanatisés, supérieurs en nombre, et peut-être même en force physique.

Ce fut une scène étrange : face à la redoute, une seule ligne de soldats éloignés les uns des autres s'avançait lentement, sur une telle étendue de terrain qu'elle eut bientôt fait de déborder et de dominer entièrement la ligne fortifiée derrière laquelle les Tibétains massés couvraient l'espace qu'occuperait un bataillon formé sur quatre rangs. Pendant que cette opération s'accomplissait en silence, le XXXIIe pionniers et le VIIIe Gourkhas, escaladant les hauteurs qui protégeaient les flancs et les derrières de la redoute principale, les nettoyaient des détachements ennemis qui s'y étaient embusqués. Cette manœuvre réussit de tout point, elle s'exécuta sans coup férir, et presque avec bonne humeur : les Tibétains de ces lignes secondaires, au nombre d'environ deux cents hommes, se laissèrent désarmer sans opposer de résistance, et à partir de ce moment ils assistèrent au drame en simples spectateurs, montrant une curieuse impassibilité.

Le gros de notre troupe avançait toujours vers la redoute principale, dont les défenseurs, serrés les uns contre les autres, avaient contemplé avec stupéfaction et sans bouger les progrès de notre déploiement, la marche des agresseurs et les opérations secondaires qui, sur leurs derrières, menaçaient de couper leur ligne de retraite. Leur immobilité donna même le change à nos soldats, qui passèrent de la tension d'esprit causée par un danger prochain, à un excès d'insouciance et de fausse sécurité. Ils croyaient déjà tenir le succès sans avoir à verser une goutte de sang.

Nos mouvements avaient paru incompréhensibles à ces pauvres gens; mais on ne leur avait pas donné l'ordre de battre en retraite, et ils attendaient passivement. Du reste, ils étaient pleins de confiance dans leur supériorité numérique, et ils n'avaient aucune idée de l'effet de nos armes perfectionnées. Nous les entendions qui discutaient, derrière leurs lignes, sur ce qu'ils devaient faire; et, sans les comprendre, nous devinions qu'ils étaient d'avis différents. Quelques-uns d'entre eux, à ce que nous apprîmes plus tard de la bouche de nos prisonniers, proposaient la seule chose qui pût nous nuire, et même dont les conséquences eussent été terribles pour nous : ils insistaient pour laisser passer devant eux, entre la redoute et le lac, et sans l'inquiéter, la force militaire qui accompagnait notre Mission, pour tomber sur la Mission même, lorsqu'elle se présenterait à son tour, à portée de leurs fusils.

Le Commissaire général, en exigeant qu'ils désarmassent, déjoua leur plan; mais c'est pendant ce désarmement que l'éclat redouté par nos officiers se produisit. Tandis que les Sikhs d'une part, les pionniers de l'autre, faisaient les sommations et, sautant dans la redoute, commençaient à s'emparer des fusils tibétains, des résistances individuelles se produisirent, donnant lieu à des corps à corps; ils ne furent malheureusement pas aperçus par le colonel Younghusband, qui se tenait à une extrémité du rempart.

Le Dépen de Lhassa, à cheval en avant de la ligne, criait à ses hommes, en faisant des gestes fous, de résister aux envahisseurs. Les Sikhs furent bousculés. Un d'entre eux, qui s'élançait à la tête du cheval du Dépen, et le saisissait déjà par la bride, essuya un coup de pistolet.

Un silence se fit, une effroyable pause de quelques secondes, pendant laquelle assiégeants et assiégés, dans un embarras visible, attendaient des ordres. Une arme que se disputaient un Sikh et un Tibétain, se déchargea toute seule : aussitôt, une formidable clameur, poussée par les Tibétains, fut le signal du combat : tirant leurs glaives, brandissant leurs fusils, ils s'élancèrent sur le mince cordon de pionniers qui faisait front à la muraille. Deux Européens se virent entourés dans l'enceinte même de la redoute, et furent blessés l'un et l'autre : M. Candler, correspondant de la *Daily Mail*, le fut assez grièvement, et avant d'avoir pu faire usage de son revolver; quant à l'autre, le major Dunlop, il fut encore moins heureux : un Tibétain furieux, d'un terrible coup de sabre, lui trancha la main gauche sur la crosse même de sa carabine.

Alors, un ouragan de plomb et de fer s'abattit sur la masse des Tibétains serrés les uns contre les autres, et nos feux de salve causèrent dans leurs rangs d'énormes ravages. Ce fut le combat d'un homme contre un enfant : dès le premier instant de l'action, notre avantage se dessina d'une manière indiscutable ; en quelques minutes on vit l'ennemi hésiter, rompre et s'enfuir. Son unique ligne de retraite était balayée par nos feux croisés ; avec l'aveugle impétuosité des brutes qui s'élancent tout d'une masse, ils s'y engagèrent pêle-mêle, se bousculant, se repoussant, se faisant tomber l'un l'autre dans leur hâte à trouver un abri, à sortir de cette effroyable redoute qui, au lieu de les couvrir, était devenue pour eux une souricière. A quelques centaines de mètres, ils crurent trouver un refuge derrière un premier rang de collines : ils avaient compté sans nos

Gourkhas qui, postés sur ces hauteurs, dirigèrent contre les fugitifs leurs feux plongeants. Alors se produisit une nouvelle fuite éperdue, jusqu'à un second pli de terrain, un kilomètre plus loin. Armés de leurs fusils démodés, les malheureux n'avaient plus qu'à fuir devant nos armes modernes dont l'effet est foudroyant, même aux yeux de ceux qui les portent : elles leur donnent, dans un rayon étendu, un droit absolu de vie et de mort sur tous ceux qui ne disposent pas d'armes pareilles. Et rien n'était plus horrible que le spectacle de ces tas de morts et de blessés qui, tous les dix ou vingt pas, jalonnaient la ligne de retraite des fugitifs; il s'élevait, dans un concert de gémissements, des mains crispées ou suppliantes, des gestes hideux d'agonisants, et des prières de vaincus.

Ce fut moins un combat qu'une tuerie, et nos officiers la firent cesser dès que tout danger eut disparu pour nous, ce qui ne tarda point. Le plus grand péril que coururent les nôtres, ce fut de se blesser mutuellement au cours des mouvements par ordre dispersé sur les hauteurs. C'est ainsi que la compagnie du XXXIIe, qui avait été chargée de tourner l'ennemi par la droite, fut obligée de se retirer promptement des hauteurs, pour laisser le champ libre au feu des Gourkhas, qui visaient de ce côté-là.

L'artillerie elle-même avait donné, dès qu'elle l'avait pu; mais la fusée ne brûle pas à ces hauteurs avec autant d'intensité, et le feu de nos canons s'en ressentit quelque peu.

Le *Mur* des Tibétains, aux “Sources chaudes”.

PHOTOGRAPHIE PRISE QUELQUES INSTANTS AVANT L'ÉCHAUFFOURÉE.

COLORATION : *Ocre et cramoisi foncé.*

Le Mur des Tibétains, aux “Sources chaudes”.

PHOTOGRAPHIE PRISE QUELQUES INSTANTS AVANT L'ÉCHAUFFOURÉE.

COLORATION : Ocre et cramoisi foncé.

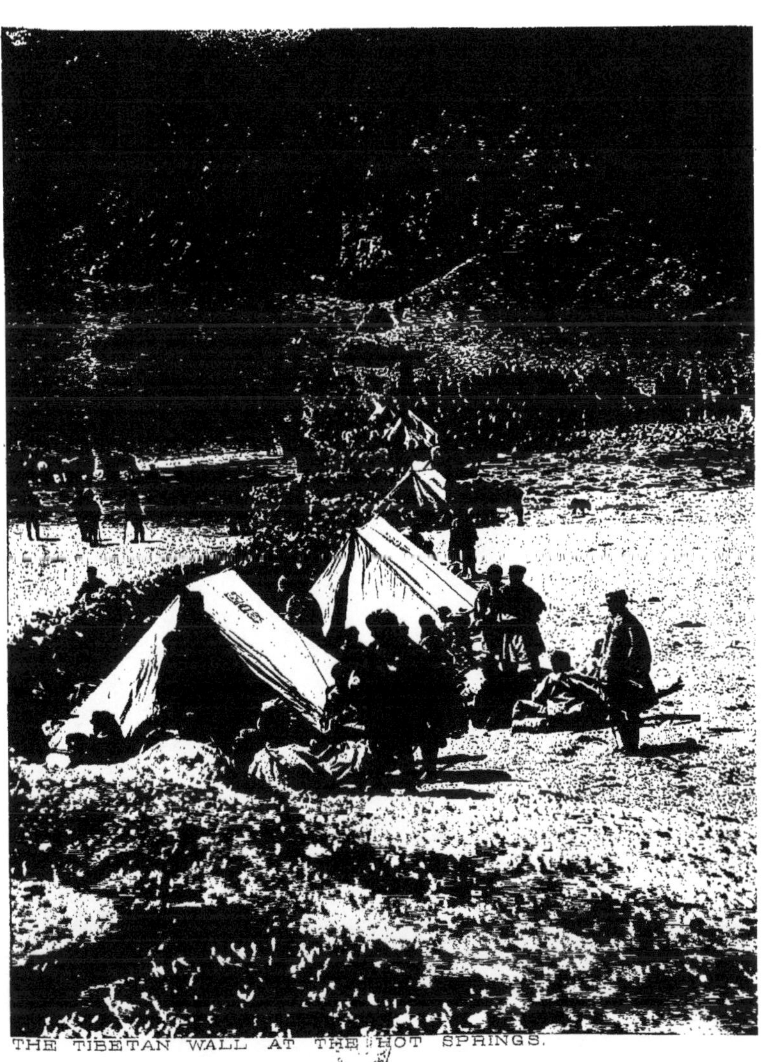

THE TIBETAN WALL AT THE HOT SPRINGS.

La conduite des troupes indigènes fut, en cette circonstance, au-dessus de tout éloge : elles conservèrent leur sang-froid, et firent preuve d'une endurance qui semble dépasser les limites des forces humaines. Nous les voyions opérer dans la montagne, et c'est avec une satisfaction toujours nouvelle que de temps en temps nous apercevions une de leurs petites silhouettes sombres qui entrait saine et sauve sous l'abri d'un rocher lointain.

Les Tibétains avaient espéré trouver l'avantage dans un corps à corps où ils étaient plus nombreux; mais la valeur de nos troupes suppléa au petit nombre. La leçon fut courte, mais terrible.

Les vaincus essayèrent un moment de défendre Gouru, à 3 kilomètres plus au nord; mais, démoralisés, sous le coup de la correction sévère, bien que méritée, que nous venions de leur infliger, ils lâchèrent pied tout de suite. Après avoir jeté une petite garnison dans ce village, notre colonne rentra à Thuna, toujours assaillie par les souffles noirs et violents des hauts plateaux du Tibet.

Cette double leçon eut beaucoup moins d'effet sur les Tibétains, qu'on n'aurait pu logiquement le supposer. Avec un peu de bon sens, on aurait dû comprendre à Lhassa que, même pourvues d'armes modernes, des troupes n'ont de valeur sur un champ de bataille, que bien commandées et disciplinées. Or, des chefs tibétains qui avaient essuyé les effets terribles de notre feu, les uns en furent les victimes, les autres n'avaient pas assez d'autorité morale pour faire entendre raison au Grand Lama et à ses conseillers : on regarda leur défaite comme une disgrâce du Ciel, et non pas comme la conséquence fatale de l'ignorance des plus élémentaires principes stratégiques. On persista dans le fol espoir de nous arrêter en élevant d'autres redoutes, destinées à couvrir Gyangtsé. Ainsi, outre les quinze cents hommes auxquels nous venions de nous heurter, un millier de soldats étaient prêts à défendre la route de Lhassa sur la rive opposée du lac, où ils garnissaient vingt-quatre petits fortins. Un autre corps de troupes, évalué à quelques centaines d'hommes, peut-être à un millier également, nous attendit derrière Gouru jusqu'au moment où les fugitifs arrivèrent, encore tout haletants de la défaite que nous leur avions infligée.

Le sanglant épisode de Gouru montra à la Mission qu'elle devait activer autant que possible sa marche sur Gyangtsé.

CHAPITRE VI

LA MARCHE SUR GYANGTSÉ

NOUS SOIGNONS LES BLESSÉS TIBÉTAINS. || ENTRE GOURU ET CHALOU. || LES DEUX LACS DE BHAM-TSO ET DE KALA-TSO. || TRACES D'UNE CIVILISATION ANCIENNE. || NOUS DESCENDONS LE VERSANT SEPTENTRIONAL DE LA VALLÉE DU NYANG-TCHOU. || GEYSERS MINUSCULES. || LE DÉFILÉ DE L'IDOLE-ROUGE. || CANONNADE INOFFENSIVE DES TIBÉTAINS. || UNE EMBUSCADE INUTILE. || ARRIVÉE A GYANGTSÉ. || LE COMMANDANT DE LA CITADELLE NOUS EN APPORTE LES CLEFS. || LA MISSION S'INSTALLE A CHANG-LO. || LE COLONEL YOUNGHUSBAND INVITE L'AMBAN ET LES DÉLÉGUÉS TIBÉTAINS A CONFÉRER AVEC LUI. || LES TEMPORISATIONS DE LHASSA.

APRÈS le combat livré près de Gouru, au lieu dit ultérieurement *les Sources chaudes* (Hot Springs), la troupe anglo-indienne resta trois jours à Thuna. Dans la matinée du 4 avril, la Mission et son escorte s'avancèrent dans la direction de Gouru, en repassant sur le théâtre du désastre inopiné qui avait ensanglanté la journée du mardi précédent. Partout étaient encore visibles de hideuses traces de la tuerie. Rien de ce qu'avaient humainement pu tenter les médecins de notre petite armée n'avait été cependant négligé. Les capitaines Walton, Baird, Kelly; le docteur Franklin travaillèrent sans relâche pendant toute une journée, et c'est justice de rappeler l'œuvre modeste et noble accomplie de leur propre initiative sur les ennemis blessés. Grand fut l'étonnement de nos ennemis ainsi traités; la pitié ne fait point partie du caractère oriental, et les blessés ne s'attendaient guère qu'au coup de grâce qui abrégerait leurs souffrances communes. Et ils recevaient des soins fraternels! Et on leur appliquait des traitements ingénieux! On prodiguait pour les guérir, les ressources de l'expédition! Ainsi qu'il fallait s'y attendre, la nouvelle s'en répandit de proche en proche, et nous eûmes, les jours suivants, toutes les peines du monde à écarter de notre campement les écloppés de la dernière rencontre et tous les malades des environs qui venaient au plus vite profiter d'une aubaine inespérée. La route était jalonnée de cadavres et de moribonds expirant avant d'avoir apporté leurs membres à la source miraculeuse de santé, dont la renommée avait redressé leurs pauvres corps brisés.

On a souvent dit, et non sans apparence de raison, qu'outre la dépense de bandages et de médicaments dont a toujours grand besoin une armée en campagne, c'est une duperie de rendre à des ennemis blessés des forces dont ils se serviront dans les rencontres futures contre leurs bienfaiteurs. La méthode de Gengis khan nous aurait sans doute permis d'en finir plus vite avec les Tibétains, mais peut-on oublier que dans ces poitrines d'Asiatiques battent des cœurs d'hommes? D'ailleurs, quelle que doive être l'issue de nos rapports avec nos ennemis, la réputation de magnanimité que nous nous sommes assurée chez ce pauvre peuple de montagnards, survivra à nos succès diplomatiques ; c'est un résultat qui n'est pas non plus à dédaigner.

Les informations que nous recueillîmes de la bouche de nos prisonniers nous confirmèrent dans la conviction que la résistance qu'on nous opposait n'était nullement l'effort d'une guerre nationale. Ces pauvres diables n'avaient pour nous aucune haine ; on les avait tout simplement poussés contre nous, en les terrorisant à Lhassa, par la menace des supplices physiques que la hiérarchie des moines ne manquerait pas de leur infliger. Tout compte fait, ils eussent préféré nous servir, même comme domestiques, que de retomber sous le joug de leurs prêtres.

Gouru nous servit de gîte d'étape : c'est une bourgade sans charme, dans une contrée stérile et balayée par des vents glacés. C'est là que nous apparut le général chinois du nom de Mâ. Mais on refusa de le reconnaître en qualité de délégué officiel. Le 5, nous avançâmes vers Chalou, sur la rive nord du Bham-tso. Ce fut une longue marche ; le chemin, resserré entre le lac et le versant des collines, nous contraignit à réduire notre déploiement et à marcher en file indienne. Nous nous trouvions au cœur du pays que Bogle et Turner ont visité il y a 130 ans. Ce qu'ils ont écrit sur la région est encore l'exacte vérité aujourd'hui : oui, voilà la plaine entourée de rochers arides qu'ils ont signalée, où, peut-être, au fort de l'été, pousse un maigre gazon, mais dont, à part quelques touffes d'absinthe, on ne soupçonne encore aucune végétation en ce mois d'avril où nous la traversâmes. La route que nous suivions était séparée du lac par une large lisière de marécages, couverts d'une croûte de glace, ainsi qu'une partie du lac lui-même. Sur la rive, pullulait tout un monde de volatiles aquatiques, oies, sarcelles, canards sauvages, etc.; ces animaux, évidemment, émigrent tous les ans des plaines de l'Inde, à travers l'Himalaya; le voisinage de l'homme, dont ils sont si souvent les victimes dans le bas pays, les met naturellement en défiance. Au Tibet, où aucun de ces volatiles n'a été tué depuis longtemps, ils ne montrèrent d'abord pas la moindre frayeur quand notre longue colonne, couverte de poussière, passa près d'eux. Mais dès qu'ils eurent essuyé quelques coups de feu, lors de notre arrivée au campement, il y eut parmi eux un explicable mais tout de même singulier changement : tous reprirent instantanément les allures effarouchées que nous leurs connaissions dans l'Hindoustan.

Sur ces pentes couleurs de cendre, nous levâmes un lièvre, qui nous fila entre les jambes; plaisir trop rare pour rompre la monotonie du trajet. Nos pieds étaient las de fouler un terrain uniformément nu, pierreux, pelé, où tout est gris, dont la seule végétation est représentée par des saxifrages ou de maigres edelweiss.

A 3 heures de l'après-midi, nous atteignîmes Chalou. Cette localité est située à égale distance du lac que nous venions de longer, le Bham-tso, et d'un autre lac, le Kala-tso. Ils sont séparés par une bande de terre de près de 4 kilomètres de largeur. Des collines abruptes occupent entre les deux lacs l'un et l'autre bords de la rivière, qui coule dans une gorge à laquelle les cartes les plus modernes donnent 14 kilomètres de longueur, en dépit des indications beaucoup plus exactes et des dimensions plus réduites de la carte de Turner, datée de 1784.

Le village de Chalou occupe l'étroite cuvette qu'une de ces rangées de collines laisse au bord de la rivière, à mi-chemin des deux lacs. De là se manifeste une curieuse illusion d'optique : le Kala-tso s'élargit comme un grand bouclier d'argent mat, à main gauche, et la rivière, à quelque 10 mètres au-dessous de nous du même côté, semble se diriger vers lui en montant. On ne s'explique l'erreur qu'en s'assurant que l'œil est trompé sur le niveau apparent du Kala-tso : il paraît être à la même hauteur que le sentier où se trouve l'observateur; en réalité, il est beaucoup plus bas.

Ajoutons que le Kala-tso, sur les bords duquel nous passâmes la nuit du 6 au 7 avril, n'est que le dernier vestige d'un lac beaucoup plus étendu, qui remplissait toute la plaine où nous débouchâmes au sortir des gorges. Cette plaine est d'ailleurs aussi aride et affreuse à l'œil que celle d'amont, que nous avions traversée.

Mais ce qu'on remarque surtout dans la plaine

inférieure, ce sont les nombreux restes d'habitations humaines, en ruine et abandonnées, et les traces indéniables d'une population jadis cent fois plus nombreuse qu'aujourd'hui. Quelle fut la cause de cet exode, qui réduisit presque à l'état de désert les rivages du Kala-tso? Une épidémie de petite vérole? Une invasion de Mongols? Les rigueurs d'un climat si rude qu'il finit par lasser même les naturels? Peut-être est-ce également le résultat de l'ouverture d'une route par le col de Sikkim. Quoi qu'il en soit, les rares habitants, ces hommes effarouchés, ces femmes à la peau noire et au regard inquisiteur, dont la tête se devine par-dessus les parapets de terre de leurs toits, ne sont que les survivants de localités dont l'importance a disparu.

A Menza, où la colonne passa la nuit du 7 avril, commença la descente longtemps différée du versant septentrional du massif; nous suivîmes sur une pente assez prononcée le cours du Nyang-tchou. Cette rivière ne sort pas du Kala-tso, comme beaucoup de cartes le dessinent, mais d'une source abondante, située sur des hauteurs qui portent un glacier, et bordent à l'est la plaine dudit lac. Vu la rapidité de la pente, le cours des eaux a un caractère de plus en plus torrentueux.

Dans la nuit du 8 avril, nous dressâmes notre camp sur une langue de terre comprise entre deux bras du Nyang-tchou. Au loin, vers le sud et le sud-est, se dressait la grande barrière de glace qui sépare le Bhoutan du Tibet. Devant nous, en aval, vers le nord, se devinait au moins la promesse de montagnes libres de neige. Nous étions ennuyés à mort par le sempiternel spectacle du Choumalari lui-même, et nous le vîmes disparaître avec une sensation de soulagement. Le lendemain matin, nous reprîmes la descente de la vallée, au bout de laquelle, à 60 kilomètres de là environ, nous devions atteindre le but de notre marche : Gyangtsé.

La descente de la vallée du Nyang-tchou est pittoresque, et d'un intérêt croissant. A Samonda, un village hanté par les chiens et les corbeaux, cours, maisons, tout était abandonné; les portes fermées avec soin trahissaient la frayeur de la population qui avait fui devant nous. A quelques centaines de mètres de là, se trouve le monastère de Pikya, où pour la première fois, nous vîmes une chose caractéristique, et commune au Tibet : sur le flanc de la colline, au-dessus de la porte d'entrée du « gompa », de grands éclats de quartzite encastrés dans le mur étaient disposés de manière à reproduire des passages d'un texte tibétain. C'est sans doute, absolument illisible, quelque pieuse allusion à l'empire suprême du « Précieux Maître » de Tashi-lhunpo.

Tout ce plateau désolé était balayé des vents; mais l'arête de l'Himalaya était franchie, et, 3 ou 4 kilomètres au delà de Samonda, nous saluâmes avec un bonheur dont on aura peine à se faire idée, le premier arbre du Tibet.

En passant dans un hameau, nous pûmes nous

procurer du fourrage pour nos chevaux, et deux petits bols de la curieuse racine tibétaine de *Potentilla*. C'est un tubercule blanc, qui a goût de noisette; il pousse des rejetons couverts d'une peau brune, et d'une longueur de 4 à 6 centimètres; il est d'ailleurs plus rare au Tibet qu'on ne le croit ordinairement.

A 8 kilomètres en amont du bourg de Kang-ma, nous arrêtâmes notre marche, à la nouvelle que des lignes fortifiées barraient la vallée sur une longueur de 400 mètres, et qu'une série d'avant-postes avaient été échelonnés sur les pentes bordant notre route. Le lendemain matin, après avoir élaboré avec soin tout un plan d'attaque, notre front alla se heurter à une muraille, qui avait été en réalité abandonnée. Elle fut démolie. Nous traversâmes Kang-ma, et passâmes, en le quittant, non loin de curieux petits geysers; ils surgissent au sommet de collines coniques qu'au cours des années l'eau a formées par le dépôt des matières minérales qu'elle contient en dissolution. Elle jaillit, puis retombe dans un bassin qu'elle s'est creusé. Ces sources ont été sans aucun doute beaucoup plus nombreuses autrefois, et tout le côté oriental de la vallée est envahi par leurs dépôts amoncelés. Deux sources jaillissent encore à côté de la route. La première est à peine chaude; la seconde, beaucoup plus abondante, marquait 30°; elle exerce une influence sensible sur la végétation du voisinage immédiat, beaucoup plus verte et vigoureuse que partout ailleurs.

La rivière dont nous suivions continûment le cours, s'enfonce, au delà de Lamda, dans des gorges qui constituent peut-être la plus intéressante curiosité naturelle de la route entre Phari et Gyangtsé. Dans ce défilé, le torrent fait une chute superbe entre d'énormes rochers; des promontoires monstrueux laissent tomber leurs pentes abruptes au fond de la gorge, où la rivière s'est frayé son cours sinueux en les sapant par la base; le chemin passe devant une profonde caverne creusée dans la paroi rocheuse; sur le devant de ce sanctuaire naturel, des blocs à l'aspect d'autels sont surmontés de petits drapeaux à prières, qui signalent ce lieu comme particulièrement sacré.

La route descend toujours; à mesure que la déclivité s'accentue, les éperons rougeâtres de la muraille perpendiculaire resserrent de plus en plus le torrent et la route : le premier dessine un coude presque à l'endroit où l'un de ces promontoires, s'allongeant sur la rive droite, marque l'entrée de la gorge proprement dite; la route oblique elle-même au pied d'un escarpement d'aspect effrayant; un peu plus loin, à main gauche, un énorme rocher s'avance en surplomb sur les eaux écumantes, et une saillie brusquement accusée cache soudain la perspective de la route et du torrent. Cette gorge est connue dans le pays sous le nom de Zamtrang; les Chinois l'appellent Hong-pûsa, c'est-à-dire : l'Idole rouge. Il va sans dire que si les Tibétains avaient été munis d'armes à feu d'un modèle postérieur au XVIIe siècle, ils auraient pu, avec très peu de monde et très peu de peine, nous arrêter net dans cette souricière.

Nous pûmes bientôt nous convaincre d'ailleurs qu'ils avaient eu sérieusement l'intention de nous disputer le passage : ils avaient fait monter sur une assise de rochers à main gauche six ou huit vénérables « jingals », antiques bouches à feu dont les boulets, faiblement lancés, n'eurent en général d'autre effet que de remplir les gorges du sourd grondement de leur explosion. Le colonel envoya les Gourkhas en avant, en leur donnant l'ordre d'escalader la hauteur où s'était juchée cette artillerie primitive; le gros de la colonne, resté à l'entrée du défilé, surveillait les Tibétains qui escaladaient avec peine les pentes rapides dominant la rivière.

Soudain, une violente tempête de neige et de grésil s'abattit dans la gorge, tandis que nous piétinions sur place en attendant le retour des Gourkhas; notre situation n'était peut-être pas périlleuse en elle-même, mais ce contre-temps nous faisait perdre le contact avec nos éclaireurs. Une estafette fut envoyée pour rappeler les Gourkhas : comprit-elle mal les ordres donnés? s'égara-t-elle en route? Toujours est-il qu'elle ne parvint pas à les retrouver sur les hauteurs, tandis que nous mourions d'impatience à l'attendre. Le colonel Brander s'offrit alors de partir en avant avec le XXXIIe pionniers, pour nettoyer le défilé, des ennemis qui pouvaient s'y trouver; cette opération réussit sans difficulté. L'infanterie montée suivit de près ce premier détachement, et la poursuite des Tibétains commença dans le même temps que les Gourkhas mettaient le pied sur la hauteur où se trouvaient les canons.

Au point où la rivière s'échappe entre deux escarpements qui s'avancent front contre front, et se détourne vers le sud-ouest en dessinant un angle aigu, un amoncellement de pierres est surmonté de banderoles rouges qui ont donné à la gorge son nom chinois : c'était là le centre de la position tibétaine. Les plus braves de nos ennemis nous attendaient de pied ferme sur le front de cette barricade naturelle; mais l'infériorité de leurs armes fut leur perte. A plus d'une reprise, on vit un Tibétain attendre derrière un roc jusqu'à ce qu'un de nos soldats passât presque à portée de sa baïonnette. Il surgissait brusquement devant le Sikh étonné, déchargeait furieusement son arme sans toucher personne, et s'échappait à toutes jambes. Inutile de dire que le combat fut court.

Dans la gorge même, les cavaliers ne purent jouer aucun rôle, et le XXXIIe avait fait tout l'ouvrage en nettoyant devant lui, pas à pas, les deux bords escarpés de la rivière. Un ou deux pionniers furent blessés; mais, en considérant l'étroite passe où ils étaient exposés à recevoir les coups des ennemis, on s'étonne qu'il y en ait eu aussi peu d'atteints. Des hauteurs, sur les deux rives, on entendit continuellement gronder les « jingals », dont les boulets mal ajustés se perdirent dans le torrent.

Nous étions arrivés à la sortie même des gorges, à

l'endroit où la vallée s'élargit un peu; notre infanterie montée, reprenant ses avantages, se mit à la poursuite de l'ennemi, tandis que les Gourkhas balayaient les hauteurs. Après avoir fait un coude, le Nyang-tchou reprend ici la direction du nord, en dessinant un angle de 30 degrés, et reçoit un tributaire qui débouche sur la rive occidentale. Là, se trouvent deux petites maisons où nous fîmes une halte attristée par la vue de quelques-uns de nos ennemis blessés, que leurs femmes soignaient avec des gémissements. Puis, nous avançâmes sur Saugang où nous passâmes la nuit.

Selon notre estimation, 180 ennemis avaient trouvé la mort dans les gorges. Cette chaude affaire sembla les avoir découragés, car le lendemain nous trouvâmes à l'endroit qui porte le nom de Né-nyang, une autre position excellente, qu'ils auraient pu, en la fortifiant, rendre dangereuse pour nous, et qu'ils avaient tout simplement abandonnée à des femmes et à des enfants! D'un monastère voisin, juché sur la hauteur, le *chanzi* ou économe des moines descendit pour nous apporter cérémonieusement des « katags » et des offrandes; il reçut de nous l'assurance que nous n'étions pas venus dans le pays pour détruire les lieux saints. Enfin, lorsque nous eûmes tourné une dernière colline, Gyangtsé djong, la forteresse de Gyangtsé, le Gibraltar de toute la contrée, se dressa devant nous, à 12 kilomètres de distance!

Les Tibétains profiteraient-ils de la formidable position de cette forteresse pour nous empêcher d'avancer?

Telle fut la question qui s'agitait dans l'esprit du Commissaire général. Cette question était grave : là, même avec ses armes démodées, l'ennemi pouvait tenir longtemps, et nous faire essuyer bien des pertes. Nous avions en face de nous les pentes les moins raides qui mènent à la forteresse; mais, du côté de l'ouest, elle est inabordable. Une simple arête de rochers la relie aux collines voisines. Il y eut une halte avant de traverser la rivière; la colonne campa sur une rive plate, au niveau d'une plaine verte et fertile.

A ce moment-là, nos sentinelles annoncèrent l'arrivée du général chinois Mâ, et du Djong-pen, dont nous avions fait la connaissance à Gouru. Ce dernier, un bon vieillard ventripotent, sorte de Falstaff mélancolique, nous dit naïvement :

« Si, d'une part, je consens à la reddition de la citadelle, alors le Dalaï Lama me fait couper la gorge; d'autre part, notre résistance ne pourrait être bien longue, car presque tous nos soldats ont pris la fuite. »

C'était vrai. Des centaines de Tibétains avaient profité de notre dernière halte pour prendre les devants en emportant avec eux la plus grande partie des meilleures armes du djong et de la ville. Nous traitâmes le Djong-pen avec bienveillance, mais il ne nous était pas possible de prendre en considération sa demande de ne pas occuper la forteresse. Il nous la fallait. Les événements prouvèrent d'ailleurs qu'il aurait été plus sage de l'occuper tout à fait, au lieu de ne faire qu'y passer, en démolissant d'une manière inefficace les deux portes principales. Du reste, les Tibétains reçurent de nous l'assurance que nous ne ferions de mal à personne, et que nous ne toucherions pas à leurs temples, à condition qu'ils se comportassent amicalement à notre égard.

Le jour suivant, nous levâmes notre camp et, du bord de la rivière, nous marchâmes vers la citadelle, en nous préparant en même temps à donner l'assaut, s'il le fallait, et à déjouer les pièges qu'on pourrait nous tendre. Craintes légitimes, mais qui se trouvèrent vaines : le général Mâ et le Djong-pen vinrent au-devant de nous, quittant la forteresse, dont ils nous donnèrent la clef. Malgré cette marque de soumission, nous ne nous départîmes pas de notre prudence, et ce n'est qu'au moment où un petit corps de pionniers, ayant exploré les abords et l'intérieur de la citadelle, eut planté au sommet les couleurs de l'Union Jack, que nous avançâmes à notre tour. Comme on nous l'avait annoncé, les greniers du fort contenaient environ 8.000 *maunds* (220 tonnes) de grains. Nous réquisitionnâmes tout le fourrage, qui était en abondance dans la ville et les villages environnants. Les officiers indiquèrent comme résidence à la Mission deux positions faciles à défendre et dont l'une, celle de Chang-lo, se trouve à l'endroit où la route de Phari à Lhassa traverse le Nyang-tchou, à 1.500 mètres du djong de Gyangtsé. L'autre position s'est trouvée après coup absolument inutilisable. Le jour suivant, le major Bretherton s'occupa d'aménager l'approvisionnement

Défilé de l'Idole-Rouge.

IL EST UN PEU DIFFICILE DE DISTINGUER L'IDOLE ELLE-MÊME; MAIS LES ORIFLAMMES DES PERCHES A PRIÈRES, PLACÉES A DROITE ET A GAUCHE, SIGNALENT APPROXIMATIVEMENT UNE FORME ASSISE A CÔTÉ DU SENTIER DANS LEQUEL EST TRAÎNÉ LE "MAXIM".

COLORATION : Ocre rouge; l'idole, d'un cramoisi taché par le temps; le cours d'eau, clair.

Défilé de l'Idole-Rouge.

IL EST UN PEU DIFFICILE DE DISTINGUER L'IDOLE ELLE-MÊME; MAIS LES ORIFLAMMES DES PERCHES A PRIÈRES, PLACÉES A DROITE ET A GAUCHE, SIGNALENT APPROXIMATIVEMENT UNE FORME ASSISE A CÔTÉ DU SENTIER DANS LEQUEL EST TRAÎNÉ LE "MAXIM".

COLORATION : Ocre rouge; l'idole, d'un cramoisi taché par le temps; le cours d'eau, clair.

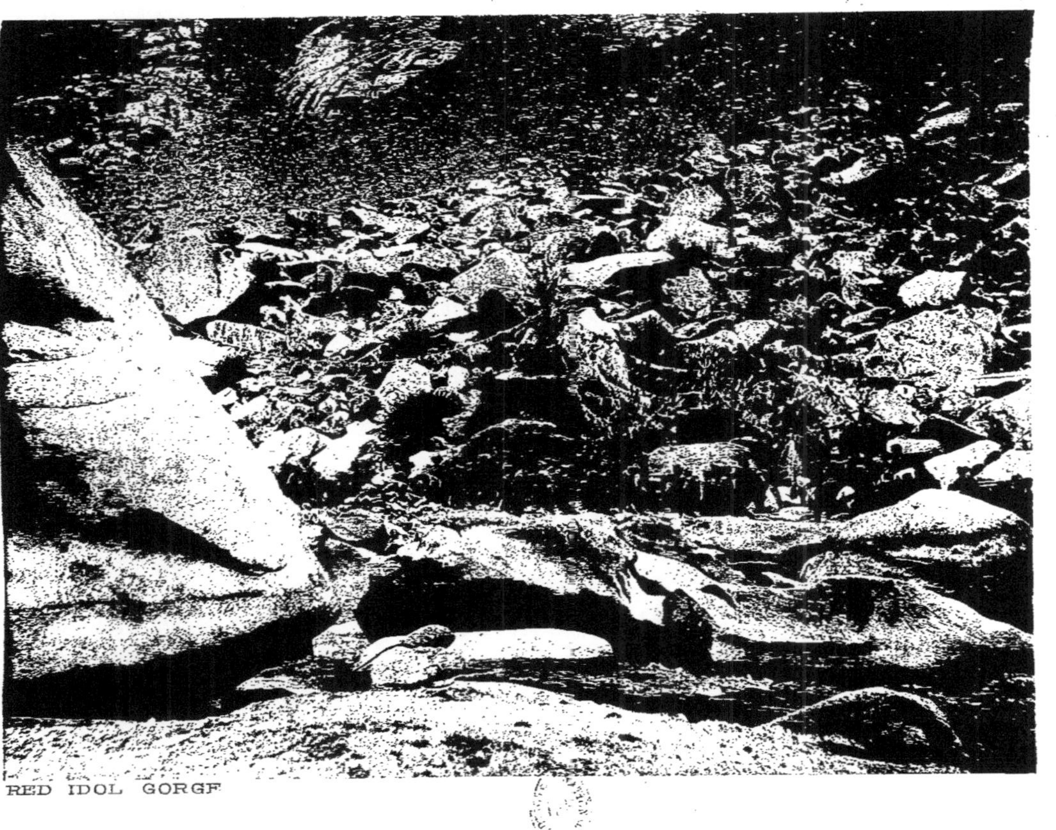

RED IDOL GORGE

du poste de Chang-lo, en puisant dans les magasins du fort de Gyangtsé : tout le jour des convois de mules firent la navette d'un de ces points à l'autre. Des patrouilles reçurent l'ordre de fouiller tous les villages des environs pour dresser un rôle des provisions disponibles que pouvait offrir la contrée; enfin, le quatrième jour qui suivit notre arrivée, le colonel Younghusband, avec la Mission, s'installa définitivement à Chang-lo. Il choisit pour lui-même le plus petit des deux « compounds » qui composent la résidence de ce nom. C'était un joli bâtiment, dont la pièce la plus considérable était ornée de colonnes et de magnifiques peintures; elle ouvrait sur un petit jardin, qui communiquait avec une cour plantée des plus beaux peupliers que j'aie jamais vus au Tibet. Les autres parties de l'édifice étaient assez irrégulièrement bâties. Le tout constituait probablement la résidence ordinaire de la famille féodale de Chang-lo. Les murs étaient très épais, et faciles à défendre du côté de la citadelle de Gyangtsé. Cette particularité, que nous remarquâmes aussi dans d'autres maisons de la plaine, ne pouvait être un effet du hasard, et fut par la suite notre salut. D'ailleurs, la résidence put être mise de tous côtés en état de défense. La rivière était distante de 60 mètres. D'autres maisons aux murs blancs étaient semées dans la plaine environnante. A 1 200 mètres de nous, du côté du nord-est, le petit village de Pala, alors désert, gardait la route de Lhassa; à 50 mètres de distance, dans le sens du cours de la rivière, les maisons et les temples de Tsé-chou couronnaient une hauteur.

Avant même d'arriver à Gyangtsé, le colonel Younghusband avait envoyé à l'Amban une lettre lui annonçant l'apparition imminente de la Mission britannique dans cette ville, et l'invitant à y venir lui-même, avec des délégués tibétains bien et dûment qualifiés et de rang assez élevé pour y discuter les termes d'une convention. Mais ni notre chef ni aucun de nous ne s'attendaient à voir l'Amban accepter ce rendez-vous. Les nouvelles du désastre de Thuna étaient arrivées à Lhassa sous une forme tout à fait mensongère : on y raconta que les Anglais avaient attiré traîtreusement les indigènes hors de leurs lignes de défense, et les avaient fusillés de gaîté de cœur. La vérité là-dessus se fit bientôt jour dans les États amis, du Bhoutan et du Népal; mais leur crédit était de peu de poids dans les conseils de Lhassa. Le seul homme qui, dans cette ville, semble avoir eu quelque intelligence de la gravité de la situation, fut l'agent de la Russie, Dorjieff. Il ne perdit pas son temps : aussitôt notre occupation de Gyangtsé connue à Lhassa, il suggéra au Dalaï Lama l'idée d'une attaque de nuit, où la Mission succomberait infailliblement. Il tenait d'autant plus à notre échec, que le nom de Younghusband était à Saint-Pétersbourg synonyme d'esprit d'initiative, de promptitude dans l'action, unie à une prudence encore plus remarquable. Toutefois, l'autorité morale de Dorjieff à Lhassa était affaiblie par le fait que notre pénétration jusqu'au cœur du Tibet démentait ses assurances optimistes.

LA MARCHE SUR GYANGTSÉ

Au moment où les Tibétains armaient de nouvelles troupes pour nous attaquer, ils se refusèrent tout naturellement à nous envoyer l'Amban pour négocier. Ce vice-roi, qui représente l'empereur de Chine, avait beau conseiller au Dalaï Lama de consentir à ces négociations; pour donner plus de poids à ses avis, il les appuyait vainement d'un ordre direct de l'empereur enjoignant à son lieutenant de peser dans ce sens sur la décision de son vassal. Le Dalaï Lama répondit en assumant toute la responsabilité de son refus, dût ce refus être considéré comme une contravention à ses devoirs de vassalité.

Le colonel Younghusband se trouvait cependant lui-même dans une position délicate. La marche sur Gyangtsé avait été acceptée comme inévitable par le Gouvernement anglo-indien; mais ce dernier ne jugeait pas nécessaire que la Mission allât plus loin. Le colonel était persuadé au contraire que s'arrêter à Gyangtsé équivalait exactement à faire un geste dans le vide. C'est, au cours de toutes les guerres, dans la capitale du peuple vaincu, que les traités de paix se signent avec efficacité; or, cette règle devait s'exercer dans toute sa rigueur à l'égard de la théocratie tibétaine, qui avait purement et simplement déchiré la convention de 1890-93 conclue avec le Gouvernement de l'Inde. Sans se refuser à traiter à Gyangtsé — si le Dalaï Lama y consentait, chose improbable, — le colonel savait que Gyangtsé politiquement ne comptait pas, et qu'un traité valable ne pouvait se conclure qu'à Lhassa.

LHASSA

Par tradition comme en vertu de l'expérience acquise, le Gouvernement de Lhassa était inconsciemment d'accord avec Disraeli sur cet axiome politique : « Temporisez, et vous réussirez ». De la ville sainte, on ne recevait pas de réponse.

Pénétrer dans Lhassa, c'était, aux yeux du Dalaï Lama, une entreprise chimérique, d'abord parce que Lhassa n'avait jamais vu encore la fumée d'un camp ennemi ; ensuite parce que pousser sa pointe jusqu'à la ville sainte, nécessitait de la part des Anglais des préparatifs autrement sérieux, et des armements bien plus considérables.

Si le prêtre-roi s'était borné à une politique d'abstention, il est probable qu'il en serait venu à ses fins. Par bonheur pour nous, il voulut agir, et c'est par là qu'il montra peu de sens.

Jusques aux premiers jours de mai, nous restâmes dans l'indécision sur ce que nous ferions, ou plutôt sur ce qu'on nous laisserait faire ; et, après avoir mis Chang-lo en état de défense, il ne nous resta plus, pendant six semaines, qu'à faire des expéditions dans diverses directions de la plaine qui entoure Gyangtsé.

CHAPITRE VII

LA VILLE DE GYANGTSÉ

La citadelle ou djong de Gyangtsé. || Le monastère. || Un symbole bizarre de réincarnation européenne. || Visite aux moines emmurés. || Les trois périodes du supplice. || Les tapis de Petit-Gobchi. || Le village de Gobchi. || Sorciers et Lamas. || Le monastère de Dongtsé. || Histoire du dernier des Sichen Lamas. || Excursion a Né-nyang.

Au premier aspect, Gyangtsé a quelque chose d'imposant. Au delà d'une large plaine, parsemée de petits carrés de culture, aussi soignés que dans la campagne anglaise, un pic, haut de 150 mètres, couronné d'une citadelle, frappe de loin le regard. Il a donné son nom à la ville (Gyangtsé signifie : Pic Royal) qu'on découvre, en s'approchant, couchée au pied du fort qui la protège. Les murs épais de cette cidadelle sont faits de briques cuites au soleil, et, constituant ainsi un rempart solide, eussent nécessité de notre part un siège d'au moins une semaine, et peut-être le sacrifice de quelques centaines de nos soldats, s'ils avaient été sérieusement défendus.

Si l'on quitte le stratégique pour le pittoresque,

Gyangtsé est encore plus remarquable : par la masse de ses constructions qui grimpent le long des rochers il rappelle le Mont-Saint-Michel. Elles étaient en ruine quand nous arrivâmes, en avril; mais cela ne se voyait guère de loin, et les tours énormes, les murailles qui surmontent le rocher escarpé, étaient encore très imposantes. Les rares voyageurs européens qui ont passé en vue de la ville, ne lui ont cependant accordé qu'un regard presque indifférent, témoin Manning qui en parle comme d'une « espèce de château au sommet d'une colline »; Manning, le moins curieux il est vrai des explorateurs, et qui, pourtant, avant notre expédition, était le seul Anglais, nous l'avons dit, qui eût encore pénétré dans Lhassa.

En s'élevant de la ville même de Gyangtsé, vers l'angle sud-est de la forteresse, on prend un chemin qui monte en zigzag sur le flanc de la colline, dont le sable jaune d'ocre est semé de quartzites. On passe au pied d'un grand bastion détaché qui flanque une paroi de rocher presque perpendiculaire, et l'on arrive à une grande porte que soutiennent tant bien que mal deux gros piliers de bois. Cette porte est couverte d'une manière de plancher auquel sont appendues quatre énormes carcasses d'yaks sauvages, pourvues d'yeux artificiels et d'une langue pendante qui leur donnent un aspect terrifiant. Mais le temps a fait tomber de ces carcasses tout ce qui en pouvait tomber : poil, cornes, sabots, et elles ressemblent maintenant plutôt à des sacs de cuir mal cousus.

Au delà de la porte, les zigzags du chemin continuent, protégés par un mur d'enceinte qui est percé de meurtrières d'un modèle récent, dont l'ouverture s'élargit à l'intérieur en éventail, faisant contraste avec les anciennes meurtrières aujourd'hui sans usage, qui ne permettent de tirer que droit devant soi.

Plus haut, outre quelques maisons qui tombent en ruine, se trouve une construction bien bâtie et de fraîche date, qui lors de notre passage servait d'arsenal : nous y trouvâmes des milliers de kilogrammes de poudre, des tonnes et des tonnes d'approvisionnements, et dix mille armes à feu. A cent pas plus loin s'ouvre la porte des plus intéressants appartements du djong. Les fenêtres bouchées en avaient assombri l'intérieur; ils s'ouvraient les uns sur les autres : de petites chapelles, des pièces d'habitation, des magasins.

Sortis de là, nous entrâmes dans une petite cour où un honnête chien de garde montra plus de bravoure que ses maîtres disparus. Un escalier de bois pourri nous permit de monter dans une autre petite cour à l'extrémité de laquelle s'ouvre un « gompa » ou temple. Le demi-jour nous permit à peine de distinguer la grande figure dorée, à la physionomie placide, du « Maître », dont ni l'attitude, ni la superstition locale ne peuvent changer le caractère. Quel que soit le degré d'habileté artistique atteint par les nations bouddhiques, du Japon à Java l'image du Bouddha reste identique, et les katags[1] éclatants de Gyangtsé recèlent dans leurs dessins une sévérité aussi simple qu'on pourrait la trouver à Kamakoura ou à Mandalay. Une grosse turquoise enchâssée au front du « Gantama », symbolise la « bosse » de sa sagesse omniprésente; mais, à part cette pierre, la statue n'a pas d'ornements. En revanche, le temple, et, dans le temple le *kyil-kor* ou autel, sont encombrés d'objet de prix, dont quelques-uns sont des merveilles d'art : antiques ivoires de l'Inde, vases d'où s'échappent des plumes de paon, grandes lampes de cuivre.

Ces lampes, qui sont les ornements le plus fréquemment rencontrés dans tous les sanctuaires bouddhiques, sont formées d'un bol large et profond, où flotte au milieu d'un lac de beurre fondu une mèche qui brûle d'une petite flamme jaune; les prêtres vous donneront tout, laisseront tout déménager de leurs temples, pourvu que vous respectiez les lampes, toujours allumées.

En cas d'alerte, ils enlèvent tous les objets précieux, les remplaçant par les multiples ornementations faites avec le fameux torma ou beurre mêlé de lard et de graisse; mais les lampes brûleront toujours dans le sanctuaire, si menaçant que soit le danger.

Dans la suite des événements, le « supérieur » de Gyangtsé fit tout son possible pour que le corps expéditionnaire lui fît remise d'une amende payable en

1. Les « katags », dont le nom revient souvent au cours de cet ouvrage, sont des écharpes rituelles.

La Citadelle de Gyangtsé.

VUE DU FORT D'OÙ NOUS AVONS ÉTÉ QUOTIDIENNEMENT BOMBARDÉS PENDANT DEUX MOIS, A UNE DISTANCE DE 1 000 MÈTRES. « WILLIAM », LE GROS « JINGAL », VIENT DE LANCER SON BOULET, ET LA PHOTOGRAPHIE A ÉTÉ PRISE AVANT QU'IL N'AIT ATTEINT LE POSTE DE LA MISSION.

COLORATION : Biscuit, vert foncé, ocre rouge, ocre gris, bleu nuageux.

La Citadelle de Gyangtsé.

VUE DU FORT D'OU NOUS AVONS ÉTÉ QUOTIDIENNEMENT BOMBARDÉS PENDANT DEUX MOIS, A UNE DISTANCE DE 1 000 MÈTRES. "WILLIAM", LE GROS "JINGAL", VIENT DE LANCER SON BOULET, ET LA PHOTOGRAPHIE A ÉTÉ PRISE AVANT QU'IL N'AIT ATTEINT LE POSTE DE LA MISSION.

COLORATION : Biscuit, vert foncé, ocre rouge, ocre gris, bleu nuageux.

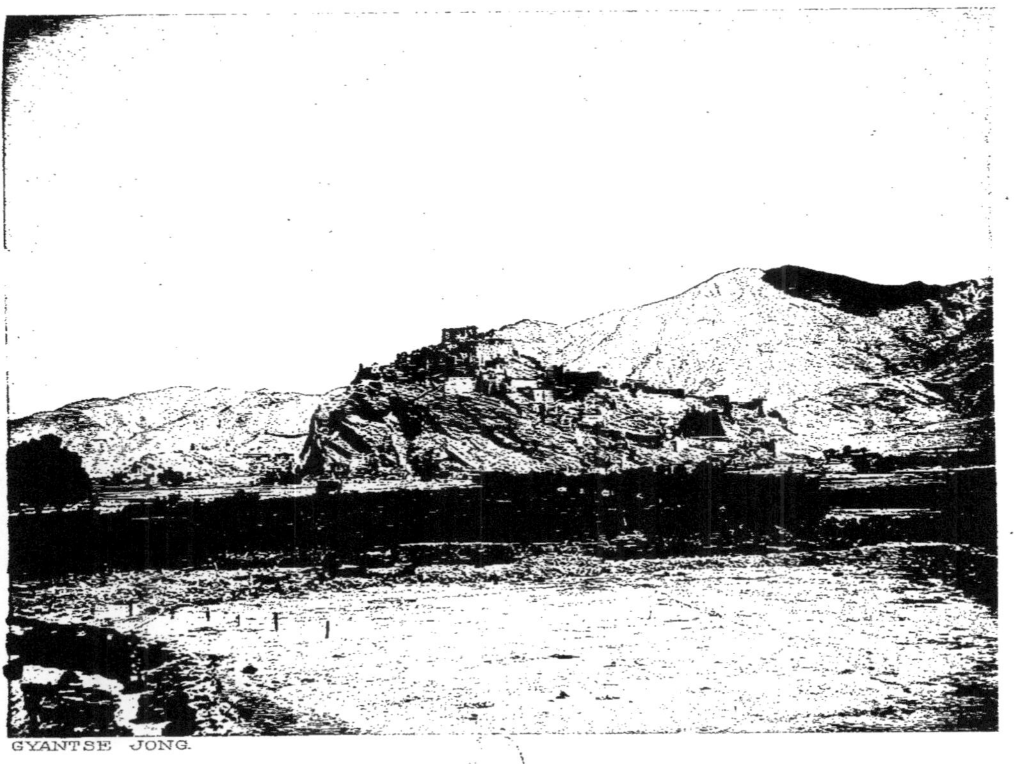

GYANTSE JONG.

beurre, se réclamant du besoin qu'il avait de tout le beurre disponible, pour les cérémonies pratiquées en cent autels; et il insistait, malin et flatteur, sachant bien que les Anglais désirent ne porter jamais atteinte à la religion d'un pays où ils font une expédition.

Hors de ce petit gompa, clôturé d'orangers, se trouvaient cinq pots dans lesquels poussaient vigoureusement des giroflées. Leur vue seule nous donna une petite sensation de plaisir : il est oiseux de se demander pourquoi elles étaient là, dépaysées; mais jamais avant cette heure les giroflées n'ont si bien mérité l'éloge que fait Maeterlinck de ces petites fleurs « qui chantent parmi les murs en ruine et couvrent de lumière les pierres pleines de tristesse ».

Au-dessus du gompa se dressent les grosses tours et les constructions qui bordent la citadelle sur le précipice du nord-ouest; avant même le bombardement ultérieur et les explosions qui devaient les faire voler en éclats, ce n'étaient déjà que des croûtes de pierre, sans toit, qui tremblaient dans la brise de l'après-midi.

Du haut de cet édifice, on a une vue superbe sur la ville et la grande lamaserie de Palkhor, qui s'élève plus au sud, sur le penchant d'une hauteur, à la distance de 1 200 mètres environ, et est protégée des assauts incessants des vents du nord-ouest par un long mur de couleur cramoisie.

Ce monastère, bien que dépendant de Lhassa, et, comme tel, appartenant à la secte dite Gelukpa ou de la Cape Jaune, renferme dans son enceinte des représentants de presque toutes les sectes reconnues du Lamaïsme. Or, elles sont nombreuses et jalouses les unes des autres, bien qu'elles ne soient pas divisées sur les questions de dogme. Lorsque les Nyang Mason, sectateurs de la Cape Rouge, ont des cérémonies religieuses à accomplir en commun avec les sectateurs de la Cape Jaune, ils revêtent une coiffure de même couleur que ces derniers, et c'est, paraît-il, une concession qui leur coûte énormément.

Chandra Das déclare unique toute l'architecture de Gyangtsé. La « shaïtya » ou tour de ce monastère est cependant construite sur le modèle, mais à une échelle réduite, du grand *Vihara* de Boro-Bodoer, au centre de Java. Même nombre de terrasses bordées de balustrades, même façade à étages en retraite les uns sur les autres et formés d'une série d'angles saillants et rentrants qui alternent, chacun des premiers correspondant à l'angle d'une chapelle distincte à l'intérieur. Tout l'édifice est surmonté d'un « hti » formé de treize corniches successives, en retraite les unes sur les autres et en forme de boudin; ce hti, une espèce de cône, est lui-même recouvert d'un petit toit circulaire, abritant les claquets qui servent de cloches au culte bouddhique.

La partie supérieure tout entière est couverte d'une couche épaisse d'or en feuille; les plaques de cuivre doré qui forment les cercles du hti sont ornées, chacune, de deux figures en relief du Bouddha. La partie inférieure de cette pagode — presque partout blanche — est décorée çà et là de couleurs assez vives; à l'intérieur, les murs des sanctuaires et des couloirs sont peints avec un soin très minutieux, et paraissent couverts d'une couche d'émail.

Si de la shaïtya nous passons dans les corps de bâtiments qui constituent le temple et le logement des moines, nous remarquons, à gauche du portail conduisant du vestibule aux appartements du centre, une exquise peinture qu'on pourrait intituler : « la Roue de la Vie », si l'on accepte la traduction libre que Rudyard Kipling a empruntée à Waddell pour son livre de « Kim »; pleine d'étranges visions de l'Enfer, elle offre un des plus beaux spécimens de cet art tibétain remarquable par la minutie et le fini de l'exécution, et aussi par une imagination à la fois grandiose et subtile.

Quelques initiés s'en pourront rendre compte, si je leur dis que cette œuvre est probablement le seul produit du pinceau qui puisse rivaliser avec le « Book of Kells » ou les « Lindisfarne Gospels ».

Plus haut, sur un balcon, se trouve encore une œuvre exquise; l'artiste a dû prodiguer à sa peinture un amour et un soin qu'il faut voir pour y croire. Comme style, elle ressemble aux enluminures du XIIIe siècle; mais, par exemple, nulle vision d'enfer n'a jamais figuré avec une délicatesse si étonnante, une habileté si hideuse, les tortures fantastiques des âmes damnées, dans cette représentation du Shéol bouddhique!

Dans le grand hall central, soutenu par des colonnes d'un rouge cramoisi, l'ornement le plus remarquable est une grande statue représentant la prochaine réincarnation du Bouddha, sous les traits d'un homme assis à la manière européenne. Est-ce une simple coïncidence? Y aurait-il, dans cette pose, une intention symbolique, trahissant chez les Lamas la conviction qu'un jour viendrait où leur pays, fermé jusqu'ici aux influences étrangères, tomberait entre les mains des Pilings, les étrangers de l'Occident?

Dans ce même hall central, trois images du Bouddha accroupi dans sa posture traditionnelle, ornent trois enfoncements pratiqués dans les murs du temple. Une quatrième chapelle, du côté nord, renferme dans un demi-jour mystérieux de hautes statues raides et anguleuses à la façon égyptienne; dans l'ombre qui les enveloppe et qui n'en fait qu'augmenter la grandeur, on devine que leur tête atteint la hauteur du plafond. A gauche du grand vestibule du temple, s'ouvre une chambre qui est un singulier Musée des Horreurs : on prétend que la vue des supplices épouvantables peints sur les murs suffit pour faire rentrer dans le devoir les Lamas les plus récalcitrants; mais les bêtes empaillées et les squelettes suspendus au plafond, les monstres et les sombres démons peints sur les murs, ne sont guère plus terribles que les gardiens ordinaires de la religion : les bêtes écarlates et bleues qui défendent l'entrée de tout gompa. On attira mon attention sur une peau de serpent : en tenant compte de la contraction, le python propriétaire de cette enveloppe a dû avoir au bas mot 7 mètres de long sur 30 centimètres de diamètre.

Tous les objets qui, à l'ordinaire, ornent l'intérieur d'une lamaserie : cottes de mailles, arcs, carquois, étendards, bijoux, meubles, costumes, avaient disparu à notre approche, à l'exception des lampes immuables et éternellement allumées. L'attitude bienveillante du colonel rassura cependant ces pauvres gens : il leur donna sa parole que les Pilings d'Occident ne toucheraient jamais à un cheveu de leur tête, ni à un objet qui leur appartînt, à condition qu'il ne missent pas le doigt entre l'arbre et l'écorce. Et la visite que nous fîmes au monastère se termina par une tasse de thé que nous prîmes en compagnie du supérieur, tandis que quatre Sikhs armés jusqu'aux dents montaient la garde devant la porte.

Cette excursion fut la première que nous entreprîmes dans la contrée environnante. La plus curieuse est peut-être la visite que nous avons faite aux moines emmurés. Le capitaine O'Connor et moi, nous partîmes un jour à cheval, accompagnés de deux soldats de l'infanterie montée, que nous imposa aimablement le colonel Brander. La précaution était inutile, tant ces bons indigènes nous faisaient aimable accueil partout où nous allions. En ville, les mendiants se montraient de nouveau, après quelques jours de terreur, à la fois insolents et familiers, signe indéniable de popularité. Dans la campagne, les paysans étaient occupés à leurs travaux des champs, et nous regardaient passer sans manifestations hostiles, ni cris d'effroi. La nature austère du pays se revêtait ce jour-là d'une certaine grâce printanière : partout, les gazons commençaient à reverdir, et les arbres, assez clairsemés, se couvraient de leurs premiers bourgeons.

Nous avions une distance de 18 kilomètres à parcourir, jusqu'à un petit village situé dans un repli de la montagne, presque en face de Dongtsé; nous emmenâmes avec nous le Shebdung Lama. Rien de plus paisible, de plus plaisamment rustique, que les longues étendues de la plaine parsemées çà et là de petites figures qui labouraient leurs terres. A un moment donné, nous nous arrêtâmes pour examiner de plus près la coiffure compliquée d'une paire d'yacks de charrue, au grand plaisir, plein d'orgueil, du gars aux yeux vifs qui les conduisait. Les premières pointes vertes sortaient des carrés bruns de la terre humide; quelques-uns des arbres se revêtaient timidement de la pourpre qui précède le vert du printemps. Il faisait encore froid la nuit, bien que la chaleur au milieu de la journée fût excessive, et que le vent, chaud et sec, qui balayait la vallée chaque après-midi, brûlât la végétation sur les coteaux et en d'autres endroits où l'arrosage artificiel manquait pour fournir aux jeunes plantes la sève nécessaire. Nous prîmes la route qui longe la rive droite du cours d'eau, sans traverser le pont à Tse-chen : ce chemin se maintient toujours au même niveau, et à 3 mètres au-dessus de la vallée épouse les courbes qui descendent des montagnes. Il faisait un temps plein de soleil, et nous poursuivions notre route allégrement. Nous avions apporté notre déjeuner avec nous : les braves gens de la vallée étaient toujours disposés à faire de leur mieux pour nous offrir l'hospitalité, mais malgré cette ressource il n'était pas inutile d'avoir avec soi quelques sandwiches et des œufs pour manger à la coque.

Vers midi, nous nous arrêtâmes devant Dongtsé, étendue langoureusement au soleil, son grand palais de trois étages blotti dans les arbres qui l'ombragent. Peu après, nous continuâmes notre route en passant par un petit hameau qui est nommé, si je me rappelle bien, Chi-lang. Doublant brusquement un éperon, nous nous trouvâmes vis-à-vis de la petite vallée dans laquelle se cache le monastère de Nyen-dé-Kyé-buk. La montée était facile, le sentier passait entre des buissons d'aubépine et de roses, couverts de fleurs.

Notre excursion nous avait été suggérée par le Shebdung Lama lui-même, qui, pendant de longues années, avait vécu de l'autre côté de la vallée, et devait avoir aperçu souvent de ses fenêtres, qui s'ouvraient au-dessus de la ville et du gompa, ce monastère accroché au rocher, près duquel nous venions d'arriver. Mais, avec l'incapacité habituelle aux naturels d'un pays, d'apprécier les choses qui seraient d'un réel intérêt pour un voyageur en terre étrangère, c'est à peine si, tout en insistant sur les attraits et la beauté de la maison du Sinchen Lama, il avait fait allusion à l'existence, au delà de cette vallée, d'une petite communauté dans laquelle, nous dit-il en passant, quelques membres de la secte dite Nying-ma pratiquaient jusqu'à ses extrêmes limites l'auto-mortification. Nous laissâmes nos poneys entre les mains d'un moine, et nous entrâmes dans le temple, heureux d'échapper à l'ardente chaleur du jour.

Rien ne semblait distinguer cette lamaserie de toutes celles qui sont en grand nombre dans la vallée : nous franchîmes la porte monumentale qui précède tous les monastères tibétains, et que dépassait de ses branches un pêcher de plein vent couvert de ses fleurs rosées. A peine avions-nous franchi la porte, que, sur le chemin montueux conduisant au monastère même, dans l'enceinte de murs qui l'entoure et le protège, nous vîmes l'abbé et l'économe de la communauté, qui nous attendaient pour nous faire un gracieux accueil.

Ce qui distinguait les moines de Nyen-dé-Kyé-buk de tous ceux que nous avions vus jusqu'alors, c'est que, à l'exception des prêtres officiels du monastère, ces reclus portaient des cheveux fort longs, qui tombaient sur leurs épaules comme une natte feutrée, raidie de crasse et de graisse. L'abbé, un bonhomme au regard tranquille et mélancolique, avait, lui, le crâne rasé, ainsi qu'une douzaine d'enfants qui jouaient gaîment et se roulaient dans la poussière d'un jardin, vis-à-vis du grand portail du temple. Tous, selon l'usage, étaient revêtus du costume couleur marron. La chapelle du monastère présentait, elle aussi, de notables différences, comparée aux autres sanctuaires que nous avions déjà visités : elle avait un caractère plus austère, et était infiniment moins encombrée d'ornements de toute nature, bannières d'argent, tormas, etc., et de la sorte paraissait beaucoup plus spacieuse et plus claire. L'autel était remplacé par une étroite tablette couverte de dix ou douze petits bols remplis d'eau pure, et qui paraissaient tenir lieu de lampes à beurre. Sur le sol se trouvaient les coussins usuels; mais, au lieu des rangées d'images et d'ordinaires objets du culte, nous vîmes des piles de livres placés dans une quantité de petits guichets, dont l'ensemble ressemblait à l'intérieur d'un pigeonnier.

Au centre, au lieu de l'habituel kyil-kor avec son mélange de tasses, de bols et de lampes, se trouvait une étroite étagère placée devant un enfoncement vitré. Je crois qu'il y avait sur cette étagère dix ou douze petites tasses remplies d'eau, mais pas une seule lampe à beurre.

En outre, une grande vitre étonna nos regards, car c'est une rareté dans le pays : pendant toute notre expédition, nous n'avions presque jamais vu de verre, et encore n'entrait-il que dans la composition de petits objets, ou de vitres de quelques centimètres carrés. Or, la pièce dont je parle était de dimensions beaucoup plus considérables. Enfin, nous découvrîmes un Bouddha, mais un Bouddha paradoxal : au lieu de la placide figure du Çakia-Mouni traditionnel, qui, les yeux mi-clos, avec son expression de grande paix, édifie même ceux qui ne croient pas en sa doctrine, nous avions devant nous une physionomie aux traits rudes, à l'air renfrogné.

Sous la conduite de l'abbé, nous visitâmes les pièces donnant sur le temple. Il n'y avait rien là de très intéressant et qui pût distinguer de vingt autres ce gompa.

Nous prîmes ensuite le thé avec notre hôte, et lui demandâmes la permission de voir un des moines. Sans hésitation, l'abbé nous précéda dans un petit jardin tout entouré de murs très élevés, d'une blancheur que le soleil rendait éblouissante. Là, dans un de ces murs, presque au niveau du sol, une pierre plate bouchait une ouverture. Devant cette ouverture se trouvait un rebord de 20 centimètres de large, avec deux bassins à chacune des extrémités. L'abbé avait été précédé par un acolyte qui l'attendait là et qui, sur l'ordre de son maître, frappa trois fois, brusquement, sur la dalle.

Dans l'attente de ce qui allait se manifester à ce guichet, nous avions froid dans le dos. Je ne crois pas avoir vu au Tibet de chose plus absurde que ce qui devait nous apparaître derrière cette pierre, et qu'en notre préoccupation un peu fébrile rien ne pouvait nous faire deviner. Après une demi-minute d'attente, la pierre s'ébranla, ou essaya de s'ébranler, légèrement, puis retomba dans son immobilité. Nouvel et incertain effort tenté derrière la dalle par une main invisible, pour écarter l'obstacle; la pierre, en effet, se déplaça : un petit espace vide, noir, profond, s'entr'ouvrait à nos yeux. Trente secondes se passèrent encore, pendant lesquelles notre imagination vagabonda; mais je ne crois pas qu'aucun spectacle puisse paraître plus tragique que celui qui nous fut ensuite révélé : une main, un moignon enveloppé de sales chiffons essaya de se soulever, parut faiblement secoué, puis retomba le long de la dalle. Après cet effort maladroit, la main rentra dans les ténèbres, fit une nouvelle tentative, puis la pierre, sans bruit, revint fermer l'ouverture....

Une fois par jour, sa pitance est apportée à l'emmuré, sur le rebord de la pierre; le signal est donné, la pierre s'entr'ouvre, et il prend cette nourriture. C'est sa seule distraction de la journée, et, dans l'ombre de sa cellule, où jours et nuits s'écoulent tout pareils, il peut se dire que sa longue pénitence compte un jour de moins....

Je ne sais ce qui se passait dans l'âme de mes compagnons; quant à moi, j'eus un cuisant regret, un vrai remords d'avoir troublé comme un intrus le demi-sommeil du malheureux inconscient.

L'abbé, cependant, nous racontait l'histoire de la secte. On la distingue en deux ordres : les uns, les moins fervents, ne peuvent se résoudre à dire un adieu éternel à la lumière; ils sont plongés dans des cachots où filtre encore un rayon de soleil, qui leur permet de faire quelques lectures. Mais la plupart des ascètes se condamnent à une réclusion totale, dans des cellules carrées absolument closes, en partie creusées dans le roc vif, en partie entourées de murs, où, comme nous venions d'en voir un triste exemple, par l'étroite ouverture, bouchée d'une pierre plate, leur main affaiblie a pourtant la force de passer. Il y a toutefois trois périodes dans leur supplice. Ils exercent d'abord leur ferveur pendant un stage de six mois de tombeau, pour ainsi parler; puis, après avoir été rendus à la lumière, ils peuvent recommencer, dès qu'ils le veulent, à s'ensevelir pour trois ans et quatre-vingt-treize jours. Nouvelle délivrance, suivie d'une nouvelle sépulture, celle-ci pour la vie.

« Ce matin encore, dit l'abbé, est mort un ermite qui a vécu vingt-cinq ans dans ces ténèbres.

— Mais, demanda mon camarade O'Connor, qu'arrive-t-il, quand ils tombent malades? »

L'abbé eut une réponse brève :

« Ils ne sont jamais malades! »

Pressé de questions, il revint quelque peu sur ses paroles, sans qu'elles parussent rien perdre de leur atrocité.

Lui-même se destinait à cet état de réclusion, et le moment de dire un dernier adieu au monde était proche pour lui.

Ces claustrations sont-elles vraiment volontaires? Matériellement, oui; mais nous soupçonnons les Lamas, dont le pouvoir est sans limite sur l'âme même de leurs sujets, d'exercer une pression sur ces illuminés, au moyen de promesses ou de menaces, et de modeler à leur guise le faible cerveau des enfants qu'ils destinent à cet effroyable sacrifice. Ainsi, ces enfants que nous avions vus si joyeux et jouant dans une cour, étaient des victimes toutes désignées, qui attendaient leur première claustration!...

Ceux d'entre les habitants de la lamaserie, qui avaient les cheveux ras, n'avaient pas encore goûté au supplice; l'épreuve préliminaire de six mois donne seule le droit de porter de longs cheveux. Mais cet honneur est aussi un engagement, et une chaîne....

Au sortir de là, nous sautâmes à cheval, et fîmes nos adieux à notre aimable hôte. Et la lumière, les fleurs, la table dressée au mess pour le dîner du soir, nous semblèrent obscurcis par les martyres que nous avions aperçus.

A Petit-Gobchi — qu'il faut distinguer de Gobchi tout court, distant de 27 kilomètres — se trouvait une des plus renommées manufactures de tapis de tout le Tibet : une grande maison à deux étages, entièrement remplie de métiers à tisser, que mettent en mouvement des ouvriers des deux sexes. Les modèles usités sont du plus pur caractère tibétain; les couleurs sont riches, et forment un ensemble harmonieux. Il est difficile, au Tibet, de donner à une pièce d'étoffe une largeur excédant 60 centimètres, parce que les métiers y sont primitifs, et de petites dimensions. Les tapis plus larges sont composés de bandes étroites, généralement de couleur marron et orange, qui sont cousues ensemble, pour atteindre la dimension désirée. Il est délicat pour un profane de distinguer les différentes qualités de tapis tibétains, et souvent l'on est surpris d'apprendre que tel d'entre eux soit coté 3 roupies, et tel autre, à peine différent à l'œil, 25. Il faut quelque habitude pour les distinguer à la vue et au toucher, et deviner que le second a des couleurs plus riches, un tissu plus ferme et plus étoffé.

Toutefois, même les tapis de qualité inférieure sont exportés à Londres ; et c'est l'une des industries de Gyangtsé qui seraient susceptibles d'être développées. Si l'une des grandes maisons de Londres voulait faire des commandes suffisantes, absorbant toute la production de cette manufacture, elle pourrait s'assurer le monopole des tapis tibétains, et régler à son gré les prix du marché européen.

C'est un essai à tenter ; il est digne d'attirer l'attention de Farringdon Street Without. Pendant les jours heureux passés à Gyangtsé, j'écrivis à Londres, à Lord Curzon, pour lui offrir de faire le voyageur de commerce pour le compte d'une maison qui voudrait risquer l'expérience, et lancer ces admirables articles. Mais bien avant qu'une réponse me fût parvenue, les temps avaient changé, et nous étions prisonniers à Chang-lo.

Le village de Gobchi, qui, comme beaucoup d'autres au Tibet, est divisé en deux parties séparées nettement par des terrains vagues semés de ronces, ne manque pas d'intérêt. Il est entouré d'arbres, et une canalisation de la rivière, qui coule doucement dans son lit de cailloux, le traverse. Dominant le village, du côté du nord, un rocher de forme conique, surmonté d'un bâtiment jaune orange, attire vite le regard, et se voit de très loin. C'est l'habitation du sorcier de l'endroit, qui n'y réside du reste que pendant la saison où les jeunes moissons se trouvent exposées aux intempéries. Chaque fois que l'orage menace, il doit être prêt à détourner, par le secret de ses incantations, la foudre ou la grêle, des champs des superstitieux Tibétains. Les charmes contre la grêle consistent en de grands draps ronds et ornés de grossières figures qui symbolisent les quatre vents, représentés enchaînés par la puissance surnaturelle du magicien. Au centre du drap, et dirigés contre les vents, se trouvent dessinés les huit instruments du pouvoir magique : le *dorje*, l'arc et la flèche, le glaive, le double *purbu*, le couteau à lame flammée, le sceptre, et un autre instrument dont le nom et l'usage m'échappent.

Les magiciens occupent au Tibet une situation particulière. Ils sont maintenant reconnus et tolérés par la hiérarchie Gelukpa, mais cette complaisance ne signifie pas du tout qu'ils soient des membres soumis et légitimes du bouddhisme orthodoxe. Ainsi, beaucoup d'entre eux demeurent les disciples du *Beun pa*, ou secte d'adorateurs du Démon, et pratiquent un culte plus ancien que le bouddhisme, même au Tibet. Cette secte est encore très hostile à tous égards à la religion nouvelle, et ce n'est que sur la question de sorcellerie que l'un et l'autre cultes ont conclu un compromis. Cela, pour une bonne raison : les Lamas Jaunes, qui ont triomphé dans tout le reste, n'ont pas eu le pouvoir de s'imposer aux paysans tibétains de la plaine, dans la pratique de la sorcellerie. Ces derniers continuent à payer le tribut de la crainte et du respect aux anciens sorciers autochthones, qui possèdent une tradition rituelle authentique. Les autorités de Lhassa, qui ne demandaient pas mieux que de maintenir leur troupeau dans la superstition et l'ignorance, n'ont pu directement triompher sur ce terrain-là : voyant que leurs efforts se retournaient contre elles, elles ont accepté en bloc le crédit des magiciens, dont elles ont feint de se faire des serviteurs. Voilà pourquoi sorciers et Lamas semblent cheminer la main dans la main, pour le plus grand profit des uns et des autres. Et pourtant, il importe de ne pas les confondre; d'autant moins, que l'autorité des magiciens est à peine moins grande que celle des Lamas. Leur chef, en particulier, qui demeure à Lhassa, ne le cède guère en prestige, aux yeux du bon peuple, au Grand Lama lui-même.

Chaque grand gompa, à des degrés différents, exploite quelque peu l'influence de l'occultisme sur les paysans du Tibet. Les amulettes et les mantras couverts d'écriture ne sont pas les seuls charmes employés par les sorciers. Les katags qui s'entassent en désordre sur les épaules du Bouddha d'un monastère, peuvent être vendus par fragments; peu de reliques sont réputées plus puissantes, et trouvent plus d'amateurs.

Tous les paysans de la contrée, en effet, portent autour du cou des colliers où pendent de petites boîtes de cuivre, renfermant ces charmes (*gau-os*) et ces formules magiques (*mantras*). Les boîtes sont en argent, quelques-unes même en or, quand elles sont portées par de grands personnages. Mais toutes répondent au même but : elles sont surtout appréciées par ceux qui craignent quelque danger permanent, comme les soldats qui devaient marcher contre nous.

Les *gau-os* sont toujours pleins de toutes sortes d'amulettes et de reliques ; l'on devrait dire, en outre, que tout ce qui peut être rempli de quelque chose l'est de ces petits porte-bonheur. Les plus grandes idoles elles-mêmes sont bourrées d'amulettes de papier ou de soie, avec çà et là de petites images de cuivre et parfois même d'argent. C'est même en raison de ce contenu que, malheureusement, plusieurs grandes idoles furent détruites à Gyangtsé ; aussi dut-on les déclarer « tabou » pour les soldats.

Le lieutenant-colonel Waddell, dans son savant travail sur le Lamaïsme, cite bon nombre de cas dans lesquels ces charmes sont employés, et décrit le rite suivi en pareilles circonstances.

Nous remarquâmes un fait bizarre : les amulettes envoyées de Lhassa aux soldats tibétains qui devaient arrêter notre marche, protégeaient contre presque tous les métaux que l'on emploie en temps de guerre.

Or, le désastre de Gouru, loin de faire évanouir leur foi robuste dans le pouvoir de leur *gau-o* contre les balles, ne réussit qu'à l'augmenter. « En effet, nous expliquèrent nos prisonniers, si nous avons été blessés par vos balles, c'est qu'elles étaient en *nickel*, un métal nouveau, auquel nous n'avions pas songé lorsque nous demandâmes à Lhassa des *mantras* contre le fer, le plomb et autres métaux qui entrent ordinairement dans la composition des projectiles. »

Le déballage du petit paquet tout sale et recouvert de soie qui constitue l'intérieur d'un *gau-o* est un passe-temps des plus intéressants, et le contenu en est plus propre que l'on ne pourrait croire. La découverte la plus bizarre que je fis dans un de ces paquets fut celle d'un petit caillou portant au vermillon l'empreinte d'un pouce du Dalaï Lama. Malheureusement, l'humidité avait quelque peu effacé cette empreinte.

Les prières imprimées sur les drapeaux spéciaux du Tibet sont en général toutes identiques comme disposition, et peut-être même comme mots. A Gyangtsé j'achetai l'une des formes de bois avec lesquelles s'imprimaient ces drapeaux; c'est une pièce curieusement sculptée, d'un travail soigné et assez réussi, longue d'environ 40 centimètres, sur 30 de large. C'est le plus grand format usité dans le pays. Le drapeau, attaché perpendiculairement au mât, ne permet l'impression que d'une étroite bande d'étoffe, et l'on trouvera 15 à 20 fois la même prière répétée tout le long du mât. Ces *lung-ta* (chevaux volants), comme on les appelle dans le pays, trompèrent probablement l'explorateur qui émit l'idée que les Tibétains envoyaient des chevaux aux voyageurs en détresse, en jetant au vent des morceaux de papier qui portaient l'empreinte d'un cheval. Il est possible que cette coutume ait réellement existé; mais je n'ai pu, malgré toutes mes recherches, avoir à ce sujet aucun éclaircissement.

Revenons à Gyangtsé et ses environs. Nous avons encore visité, mes compagnons et moi, la résidence sacrée du Sinchen Lama, c'est-à-dire le monastère de Dong-tsé, à 20 kilomètres de Gyangtsé du côté de Chiga-tsé. Pour s'y rendre on prend une route qui serpente au milieu de la vaste plaine du Nyang-tchou, semée de villages, coupée de cours d'eau naturels et de canalisations. Les champs cultivés, grands comme des mouchoirs de poche, ne laissent perdre aucun pouce de terrain : il n'y a ni arbres ni haies, ni même une herbe folle. On en veut même aux remblais qui bordent les canaux d'irrigation, d'inutiliser une partie de cette terre si riche, grise et grasse, que la culture rend aussi fertile qu'en Angleterre les Darling Downs. Les Tibétains sont essentiellement un peuple d'agriculteurs. Çà et là, on aperçoit bien la note grenat ou jaune sale d'un Lama, qui s'élève dans cette plaine d'alluvion; mais presque tous les hommes que nous rencontrions avaient la petite taille et le flegmatique visage des paysans vêtus de gris, souillés de grandes taches d'argile ou de terreau, et qui disparaissaient si bien dans leur sillon qu'à peine voyait-on leur coiffure écarlate et la tête des yaks qui tiraient la charrue. Notre présence n'éveillait chez les naturels ni étonnement, ni même curiosité. Il est vrai que leur besogne pressait, car les yaks n'étaient pas à eux : ils les empruntaient le plus souvent; et les Lamas pouvaient d'un jour à l'autre exiger de leur obéissance quelque corvée.

Nous n'avons eu qu'à nous louer d'eux à tous égards : leurs manières sont avenantes, et leur humeur est douce. Nous rencontrâmes dans notre promenade un père de famille qui souriait en exhibant deux pouces de langue, tandis qu'il mettait chapeau bas sur sa poitrine; ses enfants sautèrent du haut d'une herse, interrompant leur chanson, mirent leurs deux mains sur le front, les coudes en l'air, les genoux pliés, afin de nous témoigner leur respect.... Pour compléter ce tableau, il faudrait pouvoir l'animer de tous les oiseaux qui voltigent dans la campagne.

Devant nous des rouges-gorges s'enfuient en bande gazouillante, à travers les buissons d'aubépine fleuris, tandis qu'un hoche-queue doré s'ébroue au bord d'une flaque d'eau; des roubiettes sont perchées sur les poteaux à prières, et tout le long de la rivière des huppes agitent leurs ailes blanches et noires. A notre approche, des canards rougeâtres, des oies au plumage tigré se dérangent à peine dans le champ récemment labouré et tout humide encore; des pies à la robe verdâtre et moirée, plus grandes de moitié que leurs congénères des campagnes anglaises, nous accompagnent de leur vol rapide. Le soleil est ardent, et la plaine tressaille sous la poussée d'une chaleur rendant indistincts les contours des saules encore dépourvus de leurs feuilles, qui se dressent à côté d'un moulin blanchi à la chaux. Il y a pour eux promesse de feuillage, et rien de plus. Les maisons sont peintes de larges bandes verticales, rouges et gris cendre; de longs cordons de petits drapeaux aux couleurs variées sont suspendus des toits jusqu'à l'arbre le plus voisin.

Dans les villages, les mâtins nous montrent les dents, et hurlent à notre approche. Avec une adresse surprenante, bien qu'elles aient souvent le bras droit chargé d'un enfant, les femmes du pays leur jettent des pierres pour les faire taire....

L'histoire du dernier Sinchen Lama vaut la peine d'être racontée. Il fut le septième titulaire dans la dynastie de l'une des plus importantes réincarnations secondaires du Lamaïsme. Son séjour avait toujours été Dong-tsé; mais ses prédécesseurs étaient ensevelis en grande pompe à Tashi-lhunpo, la métropole de la province de Tsang, où chacun d'eux avait son mausolée doré. Le dernier Sinchen Lama est celui qui, en 1882, reçut Sarat Chandra Das, et lui accorda dès lors protection et hospitalité. Dans la relation de son voyage, le fameux espion le désigne d'une façon réitérée sous ce nom : « le Ministre ». Il était alors, en effet, ministre des affaires temporelles de la province de Tsang, et un très grand personnage. Quand il se rendit à une première entrevue de son protecteur, Chandra Das, grâce à lui, écoula à Tashi-lhunpo un lot de prisonniers chargés de chaînes et d'entraves de bois, et dont quelques-uns avaient eu les yeux crevés. C'est grâce encore au Sinchen Lama que Chandra Das put à l'occasion faire route jusqu'à

Lhassa, et dans chaque ligne de sa relation éclate sa reconnaissance envers son patron.

Le « Ministre » semble avoir été curieux de ce qui se passait dans le monde, et en particulier de la politique anglaise; — il a même essayé d'apprendre l'anglais; ce fut, selon toute vraisemblance, un esprit remarquablement ouvert, un homme très bon et sympathique. Une année ou deux après que Chandra Das eut séjourné à Lhassa et fut rentré aux Indes, on conçut des soupçons sur le personnage, et le « Ministre » en supporta le contre-coup. Le Gouvernement de Lhassa formula un blâme au sujet de la légèreté et de l'insouciance des autorités de la province de Tsang, et le Sinchen Lama essuya l'effroyable effet de sa colère : ses serviteurs, un seul excepté, furent pris et battus de verges; on leur coupa les pieds et les mains, on leur arracha les yeux, et on les abandonna, ainsi martyrisés, dans les rues de Tashi-lhunpo. Le Sinchen Lama fut réservé à un autre supplice : enfermé dans le fort de Gong-kar, sur la rive droite du Tsan po, il reçut de Lhassa l'invitation de se suicider. Il refusa froidement : « Je suis dans vos mains, dit-il; vous ferez de moi ce qui vous semblera bon. Mais je ne veux pas me tuer; et si vous m'ôtez la vie, vous encourrez pour vous-mêmes les dangers d'une terrible réincarnation ». Pour l'amener à obéissance, on insista; mais le Lama ne répondit plus rien. Les jours se passèrent; les autorités de Lhassa se déterminèrent à lui ôter la vie, mais elles espéraient toujours éviter les funestes conséquences qu'aurait pour elles l'effusion du sang. On prit un bateau qu'on perça d'innombrables trous de différentes dimensions; on y placa le Lama, et on l'abandonna au courant du Tsan po. Il se noierait; mais, aux yeux de ses ingénieux supérieurs, la responsabilité de sa mort retomberait tout entière sur leur victime, dont le poids même serait la cause directe du naufrage de ce bateau incapable d'aller sur l'eau. En tout cas, il n'y aurait pas de sang répandu. Mais le Lama ne fut pas effrayé : il fit une oraison, et d'innombrables poissons accoururent, qui introduisirent leurs têtes dans les trous de l'embarcation, et la poussèrent doucement vers le rivage. Le Lama était sauvé! Il débarqua, et retourna tranquillement dans sa prison. La nouvelle de ce miracle ne produisit à Lhassa qu'une consternation passagère; les animaux étaient peut-être aux ordres du saint homme, mais il fallait qu'il mourût. On dut essayer d'un autre moyen : de gros blocs de granit lui furent attachés sur le dos, et on le jeta ainsi équipé dans la rivière. Mais ils avaient de nouveau mal calculé : dès que le corps sanctifié du Lama toucha l'eau, le granit fut transformé en pierre ponce, et les poissons ses amis le convoyèrent de nouveau vers le rivage. Alors, à Lhassa, on fut désespéré : on envoya un méchant homme, un Mahométan du Cachmir, pour lequel la perspective d'une réincarnation n'avait rien de terrifiant; et la tête du Sinchen Lama fut tranchée.

Ce n'est pas tout. Ayant détruit le corps, la hiérarchie de Lhassa s'est efforcée d'anéantir l'âme : depuis le jour du meurtre, aucune réincarnation du Sinchen Lama ne fut officiellement reconnue. Dans la longue galerie des Bodisats réincarnés qui occupent les premières places du Lamaïsme, il existe un cadre blanc et vide, comme il en est un dans le palais ducal de Venise.

Cette lacune troubla considérablement les braves gens de Dong-tsé. Quelques années après la mort de leur Lama bien-aimé, un enfant fut admis au monastère de Ga-den; il était né immédiatement après le crime, et à l'étonnement considérable des Lamas gouverneurs il portait l'un des caractères distinctifs du Sinchen Lama : sa rotule gauche manquait. Cet enfant vit encore, et les habitants de Dong-tsé attendent avec une tristesse résignée que leur Lama leur soit rendu.

Telle est la légende populaire. Depuis lors, Dong-tsé est dans un état de malaise général. La vie religieuse du pays a été profondément troublée, et un étranger, venu d'une autre province, règne sur la ville. Les affaires n'y vont guère mieux. La famille Pala, qui gouvernait dans le grand palais bâti au pied de la colline, est exilée et expropriée.

Un *chanzi*, une espèce de commissaire du Gouvernement, ramasse les impôts de la province et les apporte à celui qui a obtenu aux enchères les droits de la famille dépossédée. A Dong-tsé même, dit-on, ces contributions sont versées à un membre de la famille. En somme, le « maire » du lieu semble avoir une position difficile, car le délit qui fit bannir la famille Pala consiste simplement dans l'aide qu'elle apporta au feu Régent pour retenir entre ses mains le pouvoir temporel, après la majorité du Dalaï-Lama.

Vu l'état des esprits, l'ancienne famille a des chances de se voir réintégrée dans ses droits, et de faire subir la loi du talion au « chanzi » qui en a joui à sa place.

Notre petite troupe — l'un d'entre nous était l'unique serviteur du Sinchen Lama, qui eût échappé à la mort — atteignit Dong-tsé à midi, et immédiatement nous grimpâmes sur la colline où se dressait le monastère ; nous y fûmes reçus avec la plus grande amabilité par l'abbé et un ou deux d'entre les plus vieux moines. Le grand temple, nous dit-on, avait été rarement pourvu d'aussi riches ornements, tant en argent qu'en pierres précieuses. C'était chose curieuse de voir le Shebdung Lama, l'ancien serviteur, parcourir des salles qui lui étaient familières de si vieille date, mais que depuis de longues années passées en exil il n'avait naturellement pas revues, ni cru jamais revoir. Lorsqu'il prosterna son front au bord du trône de lotus sur lequel était assis le grand Bouddha du lieu, et qu'il resta là immobile pendant dix secondes, quelque chose comme un *Nunc dimittis Domine* a dû traverser son esprit. Car l'amour de cet homme pour son maître est encore aussi vif aujourd'hui que lorsqu'il vivait paisiblement sur le penchant de la colline, dans la vallée du Nyang-tchou ; et son seul bonheur, pendant ses dix-huit années d'exil, fut ce retour fugitif sur les lieux de son ancienne existence.

Les chambres qui ont été habitées par le Sinchen Lama s'ouvrent l'une sur l'autre, et leurs parois sont ornées de bonnes peintures. Dans la pièce principale, aujourd'hui abandonnée et vide, sauf une table couverte d'une centaine de petits bols de cuivre remplis d'eau, se trouve une des choses les plus étranges que nous ayons vues au Tibet. Le Sinchen Lama, continuant la série des peintures que ses ancêtres avaient fait faire sur les murs de ses appartements, avait entrepris sur un registre l'histoire illustrée de sa vie et de son ministère : c'était une suite de scènes peintes, qui encadraient son propre portrait. Sa figure, purement conventionnelle, est celle d'un homme au regard doux, au visage extasié, avec une bouche semblable à un bouton de rose qui va s'ouvrir. Les petites peintures qui l'entourent, ne manquent pas de force dans la raideur du dessin ; elles retracent les principaux événements de l'incarnation du Lama, depuis sa naissance jusqu'au jour où il reçut Chandra Das.

A la fin de cette série se trouve retracée l'étrange aventure dont j'ai parlé : dans un coin de page, on remarque l'image d'une maison fortifiée; à côté, celle d'un homme qui est précipité dans l'eau. Nulle inscription ne l'accompagne, comme c'est au contraire le cas pour toutes les autres scènes de la vie du Sinchen Lama.

L'artiste lui ayant demandé de dicter la légende

explicative de ces deux tableaux, le Lama refusa : « Ces deux incidents doivent demeurer sans notice, dit-il ; un jour, on comprendra ». Nous nous assurâmes que la maison représentée par la peinture avait une grande ressemblance avec le fort de Gong-kar. Le sens de la seconde de ces deux scènes est assez évident par lui-même.... L'histoire doit être vraie dans ses grandes lignes ; mais elle est difficile à expliquer.

Immédiatement à la suite de ces tableaux se trouve une scène infiniment touchante : par gratitude pour le seul être qui le suivit dans la proscription et devint le seul compagnon de son exaltation solitaire, le Sinchen Lama a fait peindre sur le registre son petit chien au poil hérissé, et mangeant dans un bol de porcelaine de Chine bleu et blanc. Il n'est rien dans la biograghie illustrée de cet homme qui raconte aussi clairement que cette petite image mal peinte, sa bonté et son humanité.

Nous passâmes une heure ou deux dans ce monastère, et prîmes le thé avec l'abbé et les occupants actuels du palais de Pala ; puis, nous partîmes dans l'après-midi pour retourner au logis, prenant la direction du sud-est, où, à peine distincte, la cime fortifiée de Gyangtsé se dressait au milieu du nuage de poussière qui enveloppe sans cesse la base de la montagne et la vallée tout entière de son brouillard d'un gris jaunâtre.

Né-nyang, ou plutôt Nai-ni, puisque c'est le nom sous lequel la localité était invariablement désignée, est une autre place qui devait plus tard avoir une grande importance pour nous. A 11 kilomètres de Gyangtsé du côté du sud, juste à l'endroit où les gorges du Nyang-tchou s'élargissent pour former une vallée, elle commande notre route de l'Inde, et fut à deux ou trois reprises le théâtre d'engagements entre les Tibétains et nos soldats. Nous l'allâmes, un jour, visiter.

Né-nyang est couché sur un amphithéâtre de collines escarpées ; en le regardant de l'autre côté de la rivière, il apparaît comme un spectacle très inattendu, et peut être pris pour un décor de théâtre, peint avec l'intention bien arrêtée d'y renfermer toutes les suggestions de l'Orient. Mais il faudrait un artiste de génie pour rendre une semblable scène : tout autour d'un demi-cercle d'éperons convergents, des rochers dénudés et chauffés par le soleil éblouissent les regards; leurs cimes se dessinent nettement sur le ciel; l'azur qui remplit les ravins et qui enveloppe les pins, est absolument sans nuages; sur une colline en forme de cône, un fortin carré domine la ville, à 300 mètres d'altitude. Un peu plus bas, quand les yeux se sont accoutumés à l'éblouissant reflet du paysage, apparaît un autre fort, plus puissant, bâti dans le rocher même qui lui sert d'appui, et qui en détache à peine la régularité de ses lignes.

Au milieu de ce cirque, la rivière coule blanche et vaporeuse, en des chutes successives qui sortent des crevasses de l'amphithéâtre. A l'endroit où elle commence son cours tranquille, Né-nyang se dresse dans un bosquet de verdure; les maisons, blanches et cubiques, s'élèvent au grand soleil, et la ligne continue du bâtiment carré, construit au centre de la ville, moitié monastère, moitié fort, se montre au-dessus des toits plats des maisons qui se cramponnent à ses flancs comme pour y chercher protection. Entre nous et la ville, la rivière bondissante se fraie une route, laissant, rougeâtres à l'ombre et jaunâtres au soleil, des blocs caillouteux semblables à des piliers gothiques.

Nous eûmes peu de rapports avec les habitants de la ville. A plus d'une reprise, ils firent feu sur nos estafettes, et nous eûmes à nettoyer cet endroit de ses éléments hostiles, lorsque le corps auxiliaire approcha de Gyangtsé.

Dans le petit monastère de Né-nyang, si l'on en croit certains bruits, se trouve la réincarnation d'une petite fille d'environ six ans, chose qui nous parut invraisemblable, puisqu'il n'y a pas de couvent de femmes dans cette ville.

Curieuse constatation : nous étions souvent surpris de trouver les monastères dépouillés, à notre arrivée, de leurs plus précieux ornements. Sans hésitation, les moines confessèrent qu'ils les avaient tous enlevés et placés dans le couvent de femmes le plus voisin, parce que, dirent-ils, les Anglais n'attaquent pas les femmes, et n'entrent pas dans leurs monastères. Ce simple expédient enveloppait à notre adresse un éloge assez flatteur.

C'est d'ailleurs assez avant dans notre expédition,

que nous avons pu contrôler la déclaration des moines, en arrivant au couvent de femmes de Samding, placé sous la protection de Phagmo-dorje.

Ainsi se passèrent en excursions les premières journées qui suivirent notre arrivée à Gyangtsé. Notre expédition s'annonçait comme une véritable partie de plaisir. Les difficultés du début s'effaçaient de notre mémoire, et faisaient place à mille tableaux étranges ou, pour le moins, très curieux. Mais l'azur de notre ciel allait bientôt s'obscurcir....

CHAPITRE VIII

LE COMBAT DU KARO LA

UNE PAIX FALLACIEUSE. || LA MISSION S'ORGANISE UNE EXISTENCE CONFORTABLE A CHANG-LO. || CHANGEMENT A VUE : IMPOSSIBILITÉ DE NÉGOCIER; MENACES DES TIBÉTAINS. || LE RAID DU MAJOR BRANDER. || OCCUPATION DE RALONG. || ENCORE UNE MURAILLE CONSTRUITE PAR LES TIBÉTAINS. || LA MISSION EST CERNÉE DANS CHANG-LO PAR HUIT CENTS TIBÉTAINS. || ATTAQUE DE LA MURAILLE. || HÉROÏSME DES GOURKHAS. || VICTOIRE AVANT LE RETOUR A GYANGTSÉ.

LE colonel Younghusband occupa Chang-lo le 19 avril, avec une compagnie de 450 hommes; il avait en outre 50 cavaliers, deux maxims et deux anciennes pièces d'artillerie de campagne. Ces forces devaient d'autant mieux suffire à protéger la place contre les entreprises des Tibétains, qu'ils ne semblaient en aucune façon désireux de mettre à l'épreuve nos moyens de défense. Dans les sorties que nous faisions un peu loin du voisinage immédiat du poste, nous nous laissions bien accompagner toujours par une escorte de quelques hommes de l'infanterie montée; mais c'était une précaution que nous considérions presque comme superflue, et rien ne nous autorisait à prévoir les événements qui allaient se dérouler. L'accueil fait à nos troupes depuis et avant Gyangtsé, comme à Gyangtsé même, était absolument pacifique, et je suis tout à fait certain que les événements du 5 mai n'ont pas paru moins surprenants — et semblèrent beaucoup plus effrayants — au bon peuple de Gyangtsé qu'à nous-mêmes.

Nos relations avec les populations étaient excellentes, affectueuses même, et les membres de la Mission avaient la perspective d'un agréable séjour de deux mois dans l'une des plus intéressantes cités du Tibet. De plus, le capitaine Walton, qui était le médecin et le naturaliste de l'expédition, avait, pour fortifier encore ces bonnes dispositions, invité les Tibétains à user largement de sa science et de la pharmacie de la Mission. Il en était résulté qu'il avait eu bientôt autant de cas à traiter qu'il en pouvait souhaiter. Quand il eut le choix, il préféra soigner les maladies qui réclamaient un traitement chirurgical; bien des pauvres diables affligés de la cataracte, ou défigurés par un bec-de-lièvre particulièrement hideux, ce qui est fréquent au Tibet, furent soulagés par son traitement.

Tout respirait la paix. Pas un nuage à l'horizon. Envahisseurs bienveillants, nous faisions librement nos affaires dans la ville, et les artistes locaux travaillaient à exécuter leurs commandes pour les « tang-kas ». Des charpentiers de Pala vaquaient journellement dans le compound, et étaient occupés du matin au soir à fournir

Gobchi.

SCÈNE CARACTÉRISTIQUE VUE SUR LA ROUTE DE GYANGTSÉ A LHASSA. GOBCHI EST LE VILLAGE BLANC DANS LE LOINTAIN.

COLORATION : *Ocre rouge, brun, ciel d'un bleu cru.*

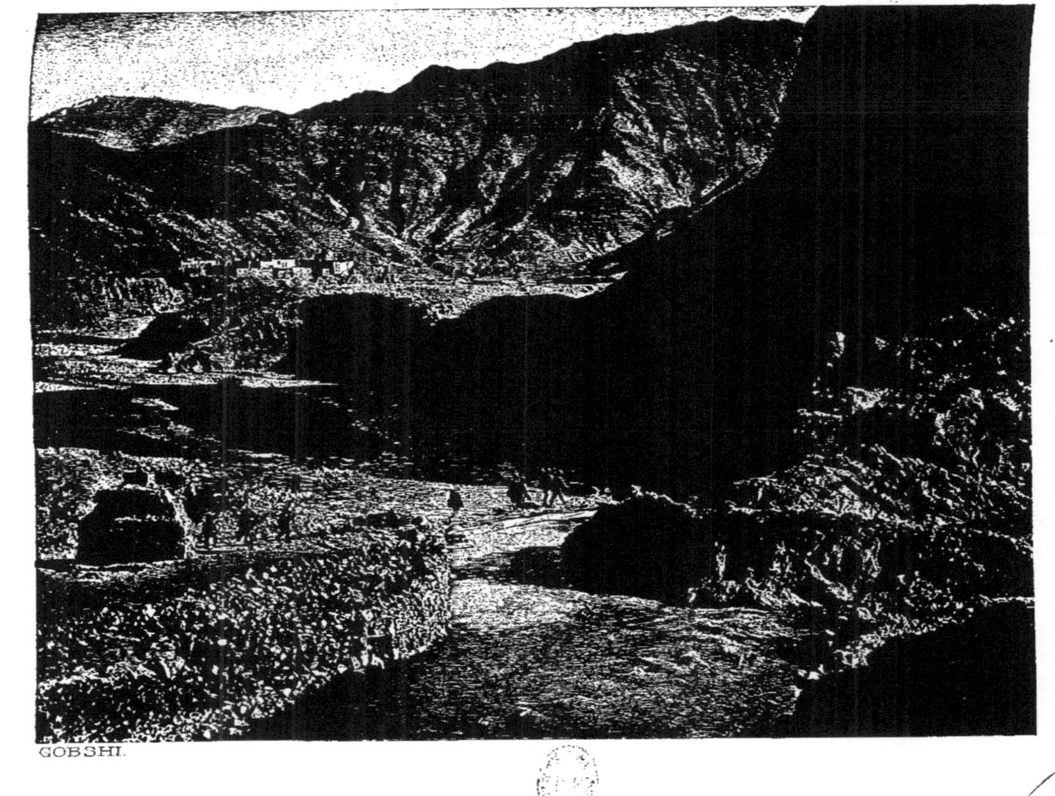

GOBSHI.

toutes les pièces dont le poste avait besoin. Ils se servaient, d'une main très sûre et très habile, d'outils qui, soit dit en passant, semblaient dans bien des cas d'origine européenne; et le travail qu'ils faisaient avec leur hache aurait surpris nos charpentiers. Rabots, scies, ciseaux, leur étaient également connus; rien par contre ne dénotait quelque chose d'original, ne nous suggérait quelque idée dont il fût possible de tirer profit à notre retour en Europe, si ce n'est une petite machine simple, ingénieuse et d'un petit volume, faite pour tracer une ligne droite sur le bois, au moyen d'une ficelle enduite de pigment noir.

Les jardiniers furent également convoqués, et le jardin qui s'ouvrait devant le pavillon du Commissaire fut soigneusement retourné, divisé en planches, et fumé. Nous y plantâmes, pleins d'espoir, les graines que la Mission avait apportées d'Europe : les fèves, les pois, les choux, les oignons, le cresson furent semés avec des précautions quasi religieuses; — et, comme récompense, je dois confesser que le dernier de ces légumes fut le seul qui donna quelque résultat. Pour soigner notre potager, une digne « lady » tibétaine fut engagée avec ses deux maris ; et si le traitement que ces deux derniers subissaient de sa part caractérisait bien la domesticité des Tibétains dans la vie conjugale, il appert que cette institution offre peut-être plus d'avantages qu'une nation fanatiquement monogame, comme l'Angleterre, ne s'en doute à première vue. « Mistress Wiggs », ainsi que nous l'appelions, était certainement l'âme de son ménage, et le parti qu'elle savait tirer d'une paire de maris à moitié imbéciles était tout à fait extraordinaire.

En dehors du compound, un bazar fut ouvert chaque jour; et plus d'une centaine de Tibétains et Tibétaines prirent l'habitude de venir, avec leurs petites marchandises locales, passer une joyeuse et probablement assez lucrative matinée en organisant un marché pour les Sikhs et les Gourkhas de la garnison.

Puisque, autour de nous, régnaient la paix et la bienveillance, l'action du colonel Brander, chargé d'explorer le col du Karo la, demande quelques explications. Une semaine après notre arrivée, le bruit courut que les Tibétains étaient en train de fortifier ce passage, ouvert à 70 kilomètres de Gyangtsé. Quelques jours après, exactement le 1er mai, une patrouille des nôtres, partie en reconnaissance avec une escorte de 50 hommes montés, avait essuyé le feu des fortifications tibétaines. Bien que dénué d'importance en lui-même, cet incident ne laissait point d'avoir une signification inquiétante : il mit fin à un espoir quelconque de voir l'Amban venir négocier à Gyangtsé, et, bien que ce procédé ne nous surprît point autrement, il nous révéla clairement la volonté bien arrêtée de Lhassa de fermer la voie à toutes relations amicales avec nous. Ce n'est pas tout : entre le Karo la et Gyangtsé, une route facile de 20 kilomètres environ conduit à Ralong, où il y a bifurcation, la route principale se dirigeant sur Gyangtsé et de là sur Chiga-tsé, une autre route, dans la direction du sud-ouest, traversant le Nyerutchou et menant à Kang-ma. Or, sur cette route, nous n'avions pas un seul poste. Il était évident que les défenseurs de la redoute du Karo la pouvaient, tout à fait à notre insu, couper notre ligne de communications vers le sud, et nous causer de sérieux ennuis en occupant Kang-ma.

Telle était la situation, lorsque nous acquîmes la conviction que non seulement toute chance d'entamer les négociations à Gyangtsé était devenue vaine, mais même n'avait jamais existé réellement. A tout prix, il fallait faire respecter notre entreprise aux Tibétains; contre un ennemi comme celui que nous avions devant nous, un heureux coup de main pouvait en tout état de cause modifier la balance, et le convaincre que toute opposition future à notre opération de police serait de sa part un acte de folie pure. Aussi, le colonel Younghusband accorda-t-il, le 3 mai, au colonel Brander, l'autorisation de s'avancer sur Gobchi, à 22 kilomètres de Gyangtsé sur la route du Karo la, avec deux compagnies de pionniers et une compagnie de Gourkhas, deux canons Maxim, et presque toute l'infanterie montée. Au moment où il se mettait en route, on reçut la nouvelle que des troupes tibétaines se dirigeaient par la vallée du Nyang-tchou sur Dong-tsé, à 20 kilomètres à l'ouest de Gyangtsé, avec l'instruction d'occuper ce poste. Presque en même temps arriva une dépêche de l'Amban, nous disant que le Dalaï Lama avait définitivement refusé de lui permettre de venir à nous, et d'autoriser un plénipotentiaire tibétain à débattre les questions pendantes entre les Anglais et Lhassa.

Le colonel Brander, en une marche rapide, atteignit Gobchi dont il trouva le pauvre *maire* dévoré d'inquiétude : bien que les Anglais n'eussent à vaincre aucune difficulté pour obtenir ce dont ils avaient besoin, ce malheureux village était manifestement entre l'enclume et le marteau. L'endroit est d'ailleurs pittoresque, avec son djong sans valeur stratégique, perché sur une dent rocheuse. Le village lui-même est étroitement enfermé entre des hauteurs abruptes et des éperons de montagnes. Trois routes, celles de Gyangtsé, de Nyeru et de Ralong, se rencontrent au fond de ce trou.

Le lendemain, le colonel suivit la rive droite du Ralong-tchou, qui passe près de Gobchi, et au bout de 3 kilomètres il parvint, à travers des gorges, dans les maigres champs de la vallée de Ralong, où la route devient meilleure. La première agglomération qu'on y rencontre est le monastère de Khamo, étrange communauté où moines et nonnes vivent dans une promiscuité qu'autorise le Dalaï Lama, ce qui ne scandalise pas autrement les plus stricts adeptes du Lamaïsme; cette licence d'ailleurs n'est manifestement accordée qu'aux dévots manquant de ferveur. Cette partie du Tibet est en outre habitée par une colonie de la Cape Rouge, et les bandes perpendiculaires gris cendre, blanches et rouge indien qui marquent d'un signe caractéristique les bâtiments de cette communauté, relèvent sur quelques kilomètres, d'une manière intéressante, la monotonie du paysage.

De cette monotonie, de la morne uniformité des chemins de montagne qui traversent le Toit du Monde, il serait difficile de donner une idée. Le ciel, d'un bleu brillant et profond que ne connaissent pas les altitudes moins considérables, s'élance, comme une voûte, des collines aux flancs glissants dont se détachent de minces cours d'eau qui se précipitent ici en cascades, et là s'égouttent à travers des landes de sable. En cette saison de l'année, nulle trace de verdure, en dehors des rares jardins plantés sur les bords plats de la rivière, partout où le permet la largeur de la vallée. Les deux rives du Ralong-tchou sont du reste absolument de même caractère. De Long-ma à Ralong, la route est souverainement ennuyeuse. Par intervalles, au loin, on aperçoit la grande masse blanche du Nichi-kang-sang, qui remplit l'issue de la vallée. Çà et là, s'élancent des pointes de rochers rouges ; de loin en loin, par delà la rivière, on voit des ruines de maisons tombant morceau par morceau sur une rive d'alluvion. La rivière elle-même serpente autour des tas de pierres dans la campagne ; cette lande, que n'a pas fertilisée la culture, n'est égayée que de quelques chardons rabougris, et des inévitables touffes grises d'absinthe qui croissent sur des pentes arides. Seuls quelques chétifs petits champs de vesces, à l'époque où nous passâmes, tranchaient sur cette stérilité, mais sans donner encore la moindre promesse de floraison.

Ralong fut atteint dans l'après-midi du second jour. Cette marche de 53 kilomètres en quarante-huit heures, à cette altitude, est peut-être la plus honorable marque d'endurance de toute cette campagne ; on doit se souvenir en effet qu'il faut à tout le moins augmenter de cent pour cent l'effort ordinaire, pour marcher à de pareilles hauteurs. S'il est vrai que la fatigue définitive des muscles en est à peine augmentée, et que des hommes qui arrivent à l'étape à moitié morts de lassitude peuvent se remettre sur pied en une heure ou deux de repos, l'effort momentané du cœur et des poumons n'en est pas moins considérable; et rien, en dehors d'un entraînement suivi, ne peut en rendre capable un individu qui a vécu pendant presque toute son existence dans les plaines de l'Inde.

Ralong est divisé en deux parties par un petit cours d'eau. Le village tibétain se trouve sur la rive sud : c'est un simple groupe de huttes aux murs blanchis à la chaux, ou en ruine. Sur la rive nord est un poste chinois.

Le pont du Ralong-tchou est un ouvrage typique fait de pierres entassées au milieu du fleuve et formant jetée, sur lesquelles reposent, comme tablier de pont, de grandes dalles de pierre à chaux.

Au delà, la route de Lhassa est souvent interrompue par de petites rivières qui, en temps de pluie, roulent en torrents fangeux dans des ravins profonds. Des deux côtés une muraille rocheuse descend à pic sur la route, jusqu'à ce que tournant un dernier angle on découvre la large vallée de Gom-tang, ouverte dans la direction du nord-ouest. Ici, le chemin quitte le bord de la rivière et court au nord à travers un haut plateau doucement ondulé, qui est dominé par l'arête neigeuse d'un grand éperon de l'Himalaya.

Il me faut donner quelques détails sur ces hauteurs. A travers une rangée de montagnes, qui s'élèvent à 8 000 mètres, se creuse une profonde fissure qui passe entre le Nichi-kang-sang au nord, et au sud un pic qui, je crois, est désigné sur la carte sous l'indication D 114. Cette brèche permet à la route de Lhassa de se faufiler entre les gigantesques glaciers qui la dominent de très haut. Cette masse énorme de neige s'étend continuement jusqu'à l'abrupte vallée du Rong-tchou, au nord; au sud, elle forme la limite du bassin du Yamdok-tso. Ces quelques indications sont nécessaires pour souligner l'importance de la topographie, et l'habileté militaire qu'apportèrent les Tibétains à choisir une position de défense. Aucun mouvement de flanc n'est possible, ni par le nord, ni par le sud, et il faudrait qu'une armée d'invasion pût attendre cinq jours au moins la coopération d'une colonne qui, s'élevant sur les hauteurs par la route du nord, tomberait sur l'arrière-garde ennemie d'un point distant de 2 ou 3 kilomètres de Nagar-tsé. Un examen de la carte est ici nécessaire.

Après une marche d'environ 12 kilomètres depuis Ralong, la route s'écarte des marais couverts de roseaux, de primevères naines, et, doit-on ajouter, de fondrières à travers lesquelles les eaux fougueuses du Ralong-tchou se précipitent de leur champ de neige, dont elles gardent la basse température. Au delà de la rivière la plaine s'étend, monte avec la route entre les contreforts que projettent les collines de l'ouest, forme de longs déserts de pierres nues qui s'élèvent insensiblement à perte de vue, jusqu'au ciel. Quand notre troupe atteignit ce point, il ne semblait possible de continuer la marche que dans cette seule direction. Mais il n'y avait là aucune route accessible à une troupe chargée d'armes et de bagages, et en réalité cette voie n'est suivie que par des bergers et des troupeaux de chèvres dans les mois d'été, si courts. La vraie route de Lhassa tourne brusquement autour des épaules neigeuses du Nichi-kang-sang; et, à environ 3000 mètres au-dessous de la masse gigantesque de glaces et de neiges éternelles qui forment les plus hauts pics, le ruban de route plonge brusquement dans le lit d'un torrent, et suit la rive de ce petit cours d'eau, qui s'est frayé passage à travers un monde d'énormes rochers.

La gorge qui s'ouvre est étroite, et le chemin mauvais. Taillé à même l'escarpement méridional du massif montagneux, le sentier tantôt court sur la neige, tantôt est envahi par les eaux glacées du ruisseau, tantôt se faufile au milieu des blocs éboulés. Des deux côtés de la gorge, des parois de rochers se dressent, si abruptes qu'on n'a qu'à de rares intervalles

Avant le Lever du Soleil sur le Karo la.

LE POINT DU JOUR A 5 000 MÈTRES.

COLORATION : Sable et obscurité; fumée; cendre; ciel d'un bleu pâle; lumière laiteuse sur les tentes et la neige.

Avant le Lever du Soleil sur le Karo la.

LE POINT DU JOUR A 5 000 MÈTRES.

COLORATION : *Sable et obscurité; fumée; cendre; ciel d'un bleu pâle; lumière laiteuse sur les tentes et la neige.*

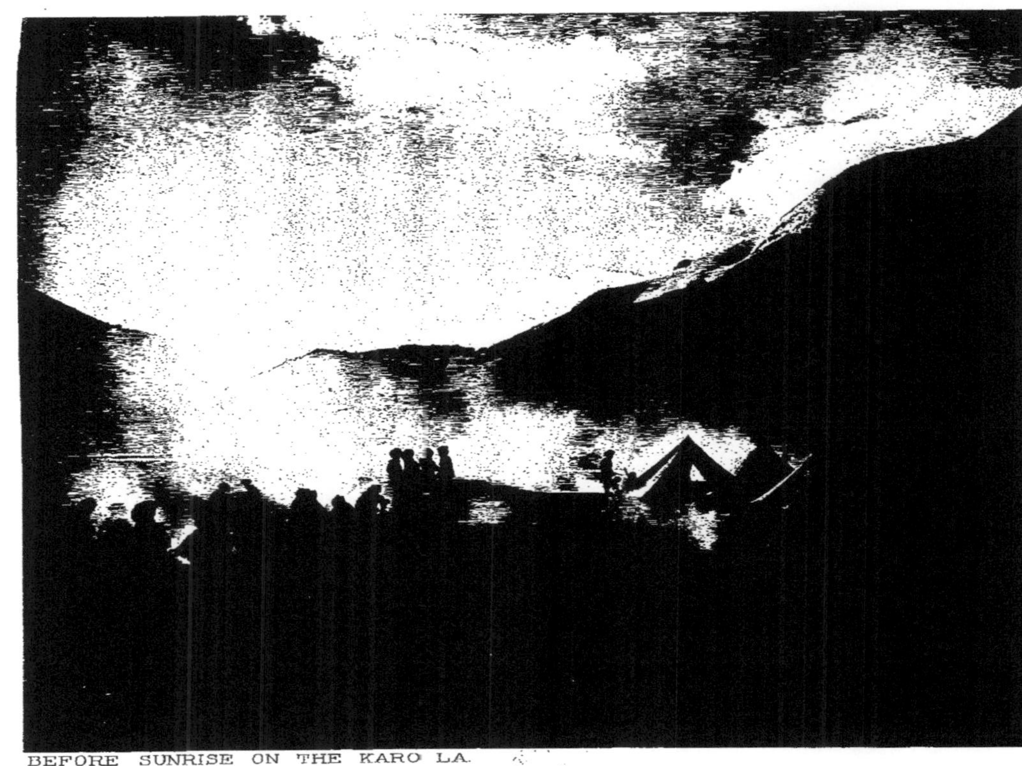

BEFORE SUNRISE ON THE KARO LA.

la vue des neiges éternelles qui s'entassent sur ces effroyables hauteurs. Çà et là, une échancrure nous révèle la gloire étincelante d'une corniche de glace vive, tranchant sur le bleu profond du ciel. En mai, il n'y a rien ici à voir en fait de plantes, si ce n'est les tiges mortes d'une curieuse herbe hérissée d'épines, qui, durant l'hiver, conserve une étrange couleur d'œillet et reste couverte d'un filigrane semblable à une toile d'araignée, squelette des feuilles mortes de l'été précédent. Elle fournit le seul combustible qu'on puisse utiliser pendant bien des kilomètres.

Montant, ou plutôt grimpant toujours, nous arrivons dans une plaine ovale, que les Tibétains appellent la *Plaine du Lait,* probablement parce qu'en été elle est envahie et saturée par l'eau des glaciers. En mai, le froid est assez intense, sauf vers le milieu du jour, pour réduire notablement le volume du torrent, et la troupe fit son étape sans difficulté sur les ondulations de ce petit amphithéâtre creusé en forme de coupe, à près de 6000 mètres au-dessus de la mer, et enchâssé dans les champs de neiges éternelles de l'Himalaya.

Pendant que le gros de la colonne s'était installé au-dessous d'un grand glacier qui n'est proportionnellement qu'un éperon insignifiant de l'énorme massif de glaces dont le Nichi-kang-sang est le point le plus élevé, l'infanterie montée avait été envoyée en reconnaissance; elle rapporta la nouvelle que les Tibétains montaient activement la garde de leur ligne fortifiée. Le colonel Brander, qui l'avait accompagnée jusques à 2 ou 3 kilomètres du campement, à une portée de canon de la muraille elle-même, prit ses dispositions pour le jour suivant.

A l'est, le col du Karo la lui-même était, en l'attaquant de notre côté, d'une ascension facile. C'est le point culminant de la route entre Lhassa et l'Inde; mais il n'était qu'à 100 mètres au-dessus de la « Plaine du Lait ». Au delà du col, la vallée tourne au nord-ouest entre des rochers à pic, que couronnent sans transition les névés du massif du Nichi-kang-sang; c'est à l'endroit le plus étroit et le plus abrupt de la vallée, que les Tibétains avaient construit une énorme muraille, le plus remarquable peut-être des ouvrages de leur architecture militaire, où se soit heurtée notre expédition. Je ne suppose pas qu'aucune nation au monde, ayant les mêmes moyens à sa disposition, pût rivaliser avec les Tibétains dans la construction, en une demi-heure, d'une muraille pareille. Avec une grande aisance apparente, les plus énormes pierres avaient été choisies et placées impeccablement, et cela avec une rapidité qui semble presque miraculeuse. Cette extraordinaire muraille était composée de blocs d'angle en granit, bien ajustés et de 60 centimètres d'épaisseur; les meurtrières, à une hauteur de $1^{m}30$, étaient construites avec des épaulements formant un angle obtus qui permettait de faire feu dans un large rayon; et, au-dessus de ces petites embrasures faites avec soin, des corniches d'au moins 25 centimètres protégeaient la tête des défenseurs. Entre chaque poste destiné aux tireurs s'élevait un mur mitoyen de lourdes dalles, qui devait réduire au minimum le feu direct de nos armes, et éviter presque entièrement le feu d'enfilade des shrapnells.

Le mur était long de 800 mètres, et pourvu de chaque côté d'ouvrages avancés qui prévenaient ou rendaient difficile tout mouvement tournant, et contrariaient l'emploi de nos maxims, ainsi que l'action du gros de notre troupe. En sécurité dans leur position, les ennemis attendaient notre apparition pour le lendemain.

Notre petite colonne n'avait pas précisément une tâche facile, et l'anxiété du colonel Brander fut encore augmentée par deux dépêches urgentes, apportées par une estafette qui, partie de Gyangtsé, avait chevauché toute la nuit. La première était un télégramme du général Macdonald, qui exprimait sa désapprobation pour le raid du colonel, et insistait pour que la troupe avancée se retirât immédiatement, à moins qu'elle ne fût chargée d'ordres qui étaient sur le point de la mettre aux prises avec l'ennemi. C'était le cas : battre en retraite dans de telles circonstances eût été une lourde faute, bien que les deux forces ennemies ne fussent pas encore entrées en contact.

La seconde nouvelle était encore plus grave : le colonel Younghusband et la Mission avaient été cernés avant l'aube, par 800 Tibétains armés ; l'attaque avait bien été repoussée par la garnison réduite de la place, mais elle s'était renouvelée tout d'un coup sous la forme d'un bombardement parti du djong, que nous avions abandonné, et qui avait dû être repris et occupé par une colonne tibétaine de même force.

Il restait au colonel Brander à s'assurer non seulement une victoire, mais une victoire complète, et coûte que coûte, avant la nuit.

Comme nous l'avons vu, les Tibétains avaient construit des fortins avancés des deux côtés de la vallée. Deux de ces fortins, un de chaque côté, étaient l'un et l'autre occupés par trente hommes; le major Row et une compagnie de Gourkhas furent envoyés en avant, vers la gauche, pour veiller sur le plus septentrional des deux. En même temps, deux compagnies de Sikhs et de pionniers avaient été lancées le long de la rivière, contre la ligne fortifiée. L'une d'entre elles, sous les ordres du capitaine Béthune, arriva presque à cette barrière elle-même; mais le feu des meurtrières fut si efficace, et rendit tout nouvel effort si imprudent, qu'elle dut se mettre à couvert derrière la berge de la rivière, à 200 ou 300 mètres de là. La seconde compagnie, avec le capitaine Cullen, se fraya d'abord un chemin à travers un espace ouvert, puis, trouvant une sécurité relative dans la protection d'un pli de terrain, arriva à peu près à la même distance de la redoute. Avancer davantage semblait décidément impossible.

Le capitaine Béthune, encore tôt dans la matinée, tenta néanmoins un magnifique effort, mais fut repoussé.

C'est là, hélas! tout près de la redoute, qu'il perdit la vie; c'était l'un de nos jeunes officiers les plus populaires, et assurément des plus capables. Les Sikhs qu'il commandait se retirèrent de nouveau derrière leur premier abri, et ils y demeurèrent tout le reste de la journée.

Un petit corps de pionniers avait été détaché pour chasser l'ennemi du fortin méridional, à l'opposite de celui contre lequel marchait à ce moment-là le major Row. Mais il était presque impossible d'escalader les pentes glissantes par où l'on pouvait l'aborder; il n'y avait sur leurs flancs aucun abri, et l'on fut obligé d'abandonner l'idée d'une attaque directe. Là-dessus, le colonel Brander eut recours à un moyen héroïque : une douzaine d'hommes, sous les ordres d'un officier indien, Wassawa Singh, furent envoyés dans l'escarpement sud, qui dressait une paroi de 500 mètres au-dessus de la muraille, en lui enjoignant de diriger un feu d'enfilade, du haut des champs de glace, sur le fortin qui était le principal obstacle à une attaque directe de la redoute.

Pendant ce temps, les Gourkhas du major Row avaient surmonté les difficultés que leur opposaient les pentes presque perpendiculaires du côté nord, tantôt se laissant glisser, tantôt s'aidant mutuellement à un mauvais pas; ici, se faufilant sur une saillie de rochers, où ils travaillaient des pieds et des mains, là prenant leur élan à travers un espace découvert; mais toujours sous le feu constant et assez bien dirigé du fortin qu'ils étaient chargés de nettoyer. Au bout d'un certain temps, toute possibilité de pousser leur pointe de ce côté-là s'évanouit, ils durent s'arrêter comme les camarades, et l'action générale fut ainsi suspendue toute la matinée. Le major Row en profita pour détacher une petite fraction de ses hommes, les chargeant d'escalader les rochers qui les dominaient et qui commandaient le retranchement ennemi. Pendant deux heures, où ne donnèrent pas nos troupes d'attaque, les canons seuls répondirent au feu des Tibétains. Si l'on ne trouvait pas d'autre moyen de chasser l'ennemi des forts avancés où il tenait avec tant de courage, nous semblions avoir en vérité peu de chances de faire avant la nuit plus de besogne que nous n'en avions déjà fait. Ce fut un moment d'angoisse. Le colonel Brander payait de sa personne : se tenant, avec les maxims, à une petite portée de fusil des Tibétains, il surveillait le développement de l'action.

Soudain, des points à peine perceptibles apparurent, qui s'avançaient là-haut, le long de l'escarpement du versant sud; c'étaient les Gourkhas de Wassawa Singh; une cheminée en couloir les protégeait contre toute aggression des Tibétains. Quelle peine ont eue ces braves à grimper sur des rochers à plus de 6000 mètres d'altitude, le lecteur non initié aux choses de la montagne le comprendra difficilement. Embarrassés par leurs armes et leur uniforme, mais talonnés par l'heure, ils n'obtinrent de Wassawa Singh que peu d'occasions de se reposer. Ce fut une ascension que bien des membres du Club Alpin, dans les circonstances les plus favorables, auraient refusé de tenter.

Déjà, en dépit des obstacles incroyables, les petits

points s'élevaient en rampant jusqu'au faîte des neiges éternelles, où nous pouvions les voir monter toujours, et glisser sur la surface d'une blancheur éblouissante. Ils avaient encore un grand chemin à faire, quand une décharge partie du versant nord nous prouva que le petit détachement du major Row avait lui aussi pris position au-dessus des fortins qu'il s'était assignés. A la violente salve de mousqueterie qui se fit entendre, l'ennemi répliqua vivement; mais l'issue ne pouvait être douteuse. Le feu ennemi se relâcha, reprit, et finalement tomba pour ne plus reprendre, tandis que les survivants d'entre les Tibétains jetaient leurs fusils et tentaient d'échapper par le versant escarpé des hauteurs. Pas un ne s'en tira. Les pauvres diables, l'un après l'autre, se traînaient au milieu des boulets impitoyables qui soulevaient la poussière autour d'eux; ils finirent par glisser comme des masses inertes jusque sur la route, où ils ne se relevèrent point.

En lançant un hurrah que nous pûmes entendre avec une singulière netteté du fond de la vallée, les soldats de Row s'avancèrent en courant, et s'emparèrent du fort. Mais même alors il restait beaucoup à faire : les occupants du fortin méridional montraient dans leur tir la même activité qu'auparavant, et il était impossible de s'avancer du poste qui venait d'être occupé, vers la position principale, pour la prendre en enfilade, car elle touchait au nord à une paroi du rocher. Pendant plus d'une heure encore le feu languit de nouveau.

Nous n'apercevions plus Wassawa Singh et sa

petite troupe : ils se frayaient leur chemin derrière un repli de roc et de glace qui les cachait à nos yeux.

Enfin, au milieu des blocs, qui se dessinant sur le ciel pouvaient être pris pour des hommes, nos lorgnettes nous permirent de découvrir un des Gourkhas débouchant au-dessus du fortin ; il fut presque aussitôt rejoint par un autre, et leurs camarades du fond de la vallée en avertirent d'abord l'ennemi en poussant un hurrah à la faible distance où ils se trouvaient de la muraille. Les assiégés n'attendirent pas leur reste : à peine quatre ou cinq des Gourkhas grimpeurs avaient-ils atteint leur but, que les Tibétains s'élancèrent de leur poste avancé, et coururent à découvert du côté de la muraille principale. A l'instant, les feux se concentrèrent sur les fuyards, dont cependant cinq hommes seulement, sur vingt-cinq, mordirent la poussière. Mais la bataille était gagnée, car les Tibétains de la muraille, qui ne devaient pas avoir perdu, cependant, plus de deux ou trois hommes dans toute cette journée, et dont les positions n'avaient été en somme entamées que par la prise des fortins, s'enfuirent comme un seul homme, en descendant le Karo-tchou. Nous trouvâmes, en passant la muraille, leurs tentes toujours dressées, leurs feux toujours allumés, et l'eau de leurs marmites encore bouillante. Ils avaient seulement emporté leurs armes.

Pendant ce temps, le capitaine Ottley, avec son infanterie montée, se mettait à la poursuite des bandes en fuite. Tout à coup, il nous parut trop vraisemblable

Le Glacier du Karo la.

LA GLACE BLANCHE OU GRISATRE, LISSE OU RABOTEUSE, SE COUVRE ÇA ET LÀ DE NEIGE. AU PREMIER PLAN, LA PIÉTÉ DES BOUDDHISTES, RENCHÉRISSANT SUR LES FANTAISIES DE LA NATURE, A ÉLEVÉ DES SORTES DE "CAIRN".

COLORATION : *Granit, gris de Payne, argent et bleu, lumières vert marine dans les crevasses.*

Le Glacier du Karo la.

LA GLACE BLANCHE OU GRISATRE, LISSE OU RABOTEUSE, SE COUVRE ÇA ET LA DE NEIGE. AU PREMIER PLAN, LA PIÉTÉ DES BOUDDHISTES, RENCHÉRISSANT SUR LES FANTAISIES DE LA NATURE, A ÉLEVÉ DES SORTES DE "CAIRN".

COLORATION : Granit, gris de Payne, argent et bleu; lumières vert marine dans les crevasses.

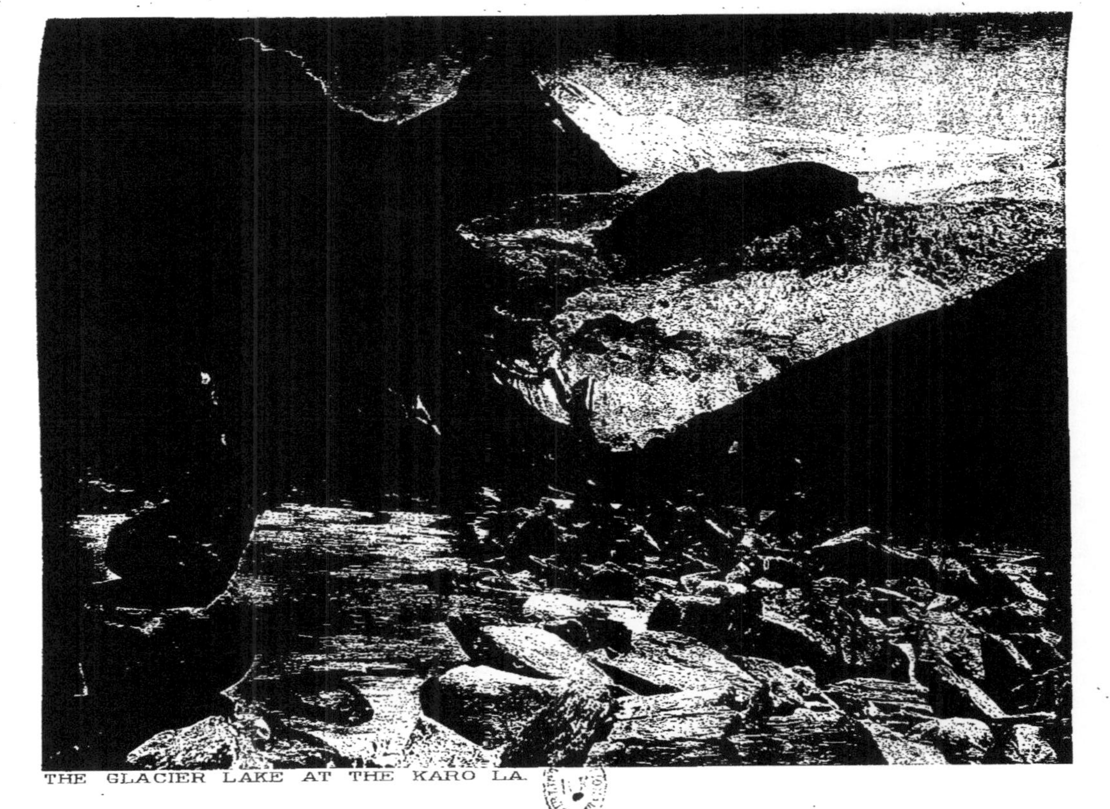

THE GLACIER LAKE AT THE KARO LA.

que ce petit corps de cinquante à soixante hommes se trouverait cerné par la nombreuse troupe qui, destinée à renforcer les défenseurs de la redoute, s'était arrêtée pour se reposer à Rinla, distant de 14 kilomètres. Mais jamais l'incapacité naturelle du soldat tibétain ne se montra sous un jour plus vif : sans aucun doute, les noms d'Ottley et d'infanterie montée étaient associés dans l'esprit des naturels à l'idée d'une force surhumaine, et à la faculté d'être invulnérable. Ce corps de secours, composé en grande partie de moines, ne fit presque pas mine de se défendre; tous se dispersèrent dans leur fuite au milieu des ravins et des crevasses latérales de la vallée. Le coup porté aux Tibétains fut triplé dans son effet par cette poursuite réussie. Nous fîmes peu de prisonniers. Nos propres pertes, outre celle de Bethune, qui équivalait à celle d'une troupe tout entière, ne furent que de quatre tués et de treize blessés.

Ce combat pourrait bien avoir été la plus importante opération de toute la campagne. Mais, quelle qu'en fût la portée, nous n'avions plus rien à faire qu'à retourner le plus vite possible à Gyangtsé. Le colonel Brander ne prit pas le temps de démolir la redoute. Les tentes et les munitions tibétaines furent détruites, et la troupe retourna à son campement de la nuit précédente, dans la Plaine du Lait, à 10 kilomètres en arrière.

L'altitude à laquelle ont atteint les Gourkhas de notre aile droite, est probablement le plus haut point du globe où un engagement de ce genre ait jamais eu lieu.

Juste derrière la muraille, nous aperçûmes un assez curieux spectacle : le glacier qui descend du versant sud baigne dans un bassin de 300 mètres de largeur, dont les rebords nord et sud sont constitués par des digues d'éboulis; et la glace en fondant a formé là un lac profond et à peu près limpide. Les Tibétains, supposant que toutes les bizarreries de la nature sont la demeure de prédilection des démons, ont pris grand soin de se rendre propices les esprits malins qui habitent cette réduction du lac de Merjelen : ils ont élevé là de petites pyramides de quartz, et dressé des drapeaux flottants.

Le lendemain 7 mai, dans la matinée, la colonne commença à battre en retraite, et le colonel O'Connor et moi nous nous mîmes en route assez à temps pour couvrir avant la nuit les 70 kilomètres qui nous séparaient de Gyangtsé.

CHAPITRE IX

ATTAQUE DE NUIT CONTRE LA MISSION

NOTRE ANGOISSE AVANT D'ARRIVER AU CAMP. || LA MAIN DE DORJIEFF. || L'EFFECTIF DE LA MISSION. || PRÉPARATIFS DE DÉFENSE. || ATTAQUE INFRUCTUEUSE DES TIBÉTAINS. || CONSIDÉRATIONS DIPLOMATIQUES. || COMMENT NOUS ASSURIONS LA SÉCURITÉ DES COURRIERS. || JOURNAL DE SIÈGE. || LA PRISE DE PALA.

QUE devions-nous trouver exactement en rentrant à Gyangtsé ? Ni O'Connor ni moi n'en avions guère idée. Nous n'ignorions pas que la première attaque des Tibétains avait été vigoureusement repoussée, et qu'elle s'était terminée par un succès pour les nôtres; mais nous savions aussi que la moitié seulement des forces ennemies avait pris part à l'action du 5 mai, et que les agresseurs avaient dû, d'une manière ou d'une autre, faire du gâchis. Nous ne connaissions pas le calibre des canons que les Tibétains avaient montés dans le djong; et, à dire la vérité, nous nous confiâmes à notre bonne étoile et aux ombres de la nuit, pour revenir près de la Mission.

Quand nous entrâmes à Ralong, on nous raconta que les ennemis avaient pris la décision d'occuper les gorges à travers lesquelles notre petit groupe, qui consistait en dix hommes de cavalerie montée, le capitaine Ottley, O'Connor et moi, avait l'intention de passer. Si ces rumeurs étaient fondées, nous avions peu d'espoir de forcer le passage; mais nous savions que plus vite nous pousserions en avant jusqu'à la plaine ouverte de Gyangtsé, mieux cela vaudrait; là, du moins, il était impossible aux Tibétains d'élever des barricades, et nous étions capables de tenir tête à l'ennemi, si nombreux qu'il fût, jusqu'à l'arrivée des secours.

Entre Ralong et Gobchi, la chevauchée ne fut marquée par aucun incident. Nous nous arrêtâmes dans le village de Quatre-Portes pour prendre des informations, et pour nous reposer. Le « maire » du village et ses collègues étaient dans un état de violente agitation, qui nous parut assez peu naturel. Il est possible qu'ils ne fussent pas au courant des actions ou intentions de compatriotes qui demeuraient à 30 kilomètres de là; toutefois, leur inquiétude nous suggéra inévitablement l'idée qu'ils mentaient, en nous assurant qu'ils ne savaient rien. Aussi, nous nous déterminâmes à ne pas précipiter notre marche, et à attendre la tombée de la nuit avant d'entamer la dernière et la plus difficile étape de notre voyage.

Quittant Gobchi à quatre heures et demie de l'après-midi, nous descendîmes avec circonspection la vallée du Nyeru-tchou, en observant les lentes transformations d'un des plus beaux couchers de soleil que j'aie jamais contemplés au Tibet. Par bonheur, nous retrouvâmes intacts tous les ponts qui marquaient la route. Ce fut pour nous un étonnement toujours nouveau, pendant toute la durée de l'expédition, de voir que les ennemis n'avaient jamais pris la peine, peut-être n'avaient jamais eu l'idée, d'entraver notre marche par une opération aussi simple que de couper, en détruisant les ponts, la route que nous devions suivre.

La reconstruction d'un pont n'est pas une petite affaire au Tibet, où le bois est trop éloigné et trop rare pour faciliter l'ouvrage!

Ce fut néanmoins pour nous une sécurité de trouver intacte la chaussée pavée de Malang, à environ 5 kilomètres de Gobchi; car, après ce bout de chemin, il n'y avait aucun pont dont la destruction pût barrer notre route, et nous empêcher de rentrer à Chang-lo cette même nuit-là.

De Tibétains devant nous, nulle trace. Les maisonnettes et les rares gompas qui étaient perchés çà et là comme des nids sur les hauteurs des vallées dénudées s'ouvrant au nord et au sud, ne donnaient pas signe de vie. Ainsi nous fîmes notre trajet sans incident, jusqu'à ce que nous nous trouvâmes à l'entrée de la plaine de Gyangtsé, en face des splendeurs du soleil d'un rouge cramoisi, à 3 kilomètres du grand « chorten » qui frappe surtout le regard dans ce paysage. A l'endroit où nous étions parvenus, la rivière dessine un angle aigu qui entoure une presqu'île boisée. Nous cheminions dans la lumière maintenant rose du jour finissant, et au bout d'un ou deux kilomètres la nuit sembla surgir de partout pour envelopper les hauts plateaux.

Quand nous dépassâmes la maison de l'aîné des fils du maharajah de Sikkim, nous pûmes encore distinguer dans l'obscurité les maisons qui se trouvaient dans le voisinage de Né-nyang. A 2 kilomètres de là, nous retrouvâmes les ruines d'un fort crénelé. Nous franchîmes une petite arête rocheuse formée de quartzites de couleur blanche, et qui dessine à travers la plaine une ligne de petites hauteurs en forme de pics; alors, nous fûmes encore capables d'apercevoir le djong dans la nuit toujours plus épaisse qui, bientôt, ne nous permit même plus de nous voir les uns les autres. Nuit sans lune, qui, à six kilomètres de notre but, nous dérobait la vue même du sol sous le sabot de nos montures!

Çà et là, un naturel qui nous croisait sur la route donnait en plein dans notre petite troupe avant qu'il eût le temps de se reconnaître. Nous interrogions ces voyageurs indigènes, et arrachions d'eux des réponses qui n'étaient pas sans intérêt. L'un d'eux avait été chercher en ville un charme pour guérir sa femme malade, et s'en retournait plein de confiance dans l'efficacité du trésor qu'il pressait contre lui. Un autre était un Lama qui avait été toute cette journée-là remplacé par un ami dans son monastère, et qui y retournait en toute hâte pour relever son mandataire des fonctions qu'il avait eu la complaisance de remplir à sa place. Un troisième nous raconta l'horrible traitement qu'avaient subi nos malheureux serviteurs de la ville, mis cruellement à mort par les ennemis. Ces derniers occupaient, ajouta-t-il, toutes les maisons de la plaine que notre route devait traverser; mais c'est tout ce qu'il put nous en dire.

Dans notre trajet par la nuit noire, je constatai pour la première fois l'habileté incroyable des indigènes de l'Inde à retrouver leur chemin. Il n'y avait pas la moindre indication à cet égard : pas une lumière quand nous arrivâmes sains et saufs dans la plaine, pas une étoile au ciel, pour nous guider à travers ce pays plat, incessamment coupé de cours d'eau, de canalisations, de champs cultivés. Mais le flair de nos Sikhs était infaillible.

Il n'y avait qu'une route à suivre, une seule, après que nous eûmes quitté les sentiers battus, pour nous diriger vers Chang-lo. Mais ce fut une course fantastique à travers les champs labourés, le long des barrières renfermant les carrés marécageux où l'orge commençait à montrer ses premières pousses, et par-dessus des canaux d'irrigation que nous franchissions à l'aide de ponceaux formés d'une seule pierre plate. Ici, le chemin filait à droite; là, il fléchissait à gauche, plongeait dans le lit d'un cours d'eau mis à sec, s'en dégageait sur un point que nous ne parvenions pas à trouver dans les ténèbres, pénétrait dans des buissons d'épines, tournait autour d'un vieux réservoir, et soudain faisait un coude du côté d'une maison habitée que nous n'arrivions pas à distinguer à 25 mètres de distance, mais dont la présence nous était dénoncée par les furieux aboiements des inévitables chiens de garde. Le long de ce sentier tortueux, les Sikhs nous guidèrent dans les ténèbres, sans la moindre erreur, sans la moindre marque d'hésitation. Ils ne commirent pas plus non la faute d'aborder en droite ligne notre fort : faisant un demi-tour sur la droite, le long d'un mur couvert d'iris, ils nous préservèrent d'un plongeon dans le plus profond des canaux de la plaine.

En approchant de Chang-lo, nous nous rappelâmes tout à coup que nous courions plus de dangers de la part de l'inlassable vigilance de nos propres sentinelles, que de toutes les forces que le Tibet pouvait mettre en campagne. Quand, au bout de quelque temps, nous pûmes distinguer la silhouette de nos grands peupliers se dessinant sur la vague clarté du ciel, deux de nos hommes furent détachés pour chercher un accès dans le poste, ce qui n'était pas chose facile. La garnison ne nous attendait pas, et l'approche d'une position défendue est délicate, sans compter la crainte d'essuyer le feu des sentinelles avant même qu'elles aient fait leur sommation. Des obstacles comme des fils de fer barbelés, des palissades, des abattis de troncs d'arbres, etc., ne sont pas aisément franchissables par une nuit sombre; et nous n'avions naturellement aucun moyen de reconnaître quelles précautions additionnelles avait prises la garnison. Mais tout se passa bien; et au bout d'un quart d'heure nous nous trouvâmes cordialement accueillis dans le mess de la Mission....

L'histoire de l'attaque dont celle-ci avait été l'objet, à l'aube du 5 mai, semble une page de roman. On avait reçu la nouvelle qu'un corps de Tibétains s'avançait par la vallée du Nyang-tchou, dans la direction de Dong-tsé, à 20 kilomètres de là, vers le nord-ouest. Ces hommes, au nombre de 1 600, avaient sans doute leurs instructions; et il fut démontré par la suite que ces instructions avaient été données par Dorjieff lui-même. Ils avaient ordre de reprendre le djong, et d'anéantir la Mission avec son escorte. On peut se demander, toutefois, s'ils étaient bien décidés à tenter l'accomplissement périlleux de cette dernière partie de leur programme; mais au dernier moment ils reçurent une nouvelle qui dut leur sembler miraculeuse : les deux tiers des défenseurs de Chang-lo avaient été détachés du poste! Ils se formèrent, pour marcher toute la nuit du 4 mai, en deux bandes, dont l'une réoccupa le djong, tandis que l'autre s'avança, dans l'ombre et le silence, jusqu'au pied même du poste britannique.

Supposer ce qui serait arrivé si les Tibétains avaient adopté une autre tactique, est peut-être chose oiseuse; mais nous tombâmes pourtant d'accord, dans le poste, que s'ils avaient simplement jeté leurs inutiles armes à feu, et s'étaient contentés de se ruer sur les sentinelles en tirant l'épée, l'issue de l'attaque nocturne eût été bien différente pour nous. En fait, les hommes qui atteignirent le poste se trouvèrent sous nos murs à trois heures du matin; ils semblent être demeurés là silencieusement pendant une heure. Pas une sentinelle ne les aperçut; et si l'alarme n'avait pas été donnée par une recrue de la dernière heure, acceptée à regret pour boucher un trou, ils auraient pu sans difficulté surprendre au moins deux de nos quatre sentinelles.

Ce brave garçon crut apercevoir dans les ténèbres un individu, à 20 mètres environ de l'entrée sud. Or, il faut se rappeler que nos relations avec les Tibétains étaient d'une nature on ne peut plus amicale, et, que des visites même nocturnes, de la part des indigènes en rapport avec la Mission, ne devaient pas être pour notre sentinelle quelque chose d'inouï. Il dit avoir su, en outre, qu'à cette heure-là au moins six de nos domestiques se trouvaient sans permission dans la ville. Tout cela fait d'autant mieux ressortir le sang-froid et l'esprit de discipline qu'il montra en cette occasion : au risque de trahir un ami, il n'hésita pas un moment à éveiller les échos de la nuit, en faisant feu immédiatement après avoir sommé l'inconnu, à haute voix, de donner le mot d'ordre.

L'effet produit par un coup de feu dans un fortin assiégé est un sentiment dont il faut avoir fait l'expérience, pour le comprendre pleinement : tout le poste sursauta comme s'il avait reçu une commotion électrique. Soudain les Tibétains, s'avançant sous nos murs, et se servant de nos propres meurtrières, dirigèrent la gueule de leurs fusils vers l'intérieur du compound. Par je ne sais quel heureux hasard, pas un seul de nos hommes ne fut atteint, bien que plusieurs de nos tentes fussent traversées de part en part de quatre ou cinq balles. Ce qui nous sauva, probablement, c'est que les Tibétains, étant de plus petite stature que les Sikhs, pour lesquels les meurtrières avaient été d'abord pratiquées, et n'étant point dressés à tirer avec méthode et réflexion, tinrent tout simplement leurs fusils au-dessus de leur tête, et firent feu par les embrasures dans n'importe quelle direction. Pendant quelques minutes, nos murs demeurèrent sans défense; puis le feu rapide des lee-metfeld raya de ses éclairs toute l'étendue du périmètre.

A juger l'affaire au point de vue tibétain, le moment choisi pour l'attaque était on ne peut plus malheureux : ils s'assuraient, il est vai, l'avantage de l'obscurité dans l'approche, et pour forcer les Anglais à un combat corps à corps dans l'enceinte même du poste, l'apparition du jour les aurait servis. Mais, comme l'événement tourna contre eux, l'aurore les trouva non seulement en dehors de nos lignes de défense, mais battus; sans un arbre pour se mettre à couvert, dans un état de complet désordre au pied des murs du poste. Quand ils durent songer à une fuite inévitable, quelques-uns se réfugièrent dans la plantation qui s'étend derrière Chang-lo; d'autres se cachèrent stupidement sous les voûtes du pont, où ils furent pris comme des rats dans une trappe, à la première sortie que firent les assiégés pour nettoyer le terrain. Les moins courageux seuls s'en tirèrent sains et saufs : au premier coup de feu, ils prirent leurs jambes à leur cou à travers les ronces et les fourrés couvrant la rive du fleuve, et battirent en retraite vers le djong, qui fut dans la suite occupé par nous. Là ils se virent en sûreté.

Dans leur fuite, ils passèrent près d'un petit sanctuaire dont le capitaine Walten s'était servi en guise de salle de consultations et d'hôpital pour ses patients tibétains. C'est de cet hôpital que la nouvelle nous était parvenue, qu'il se machinait quelque chose d'hostile contre nous. Dans la matinée du jour précédent, les soupçons du capitaine s'étaient éveillés, à la vue du départ soudain d'un très grand nombre de ses malades. Tous semblaient désireux de se voir dehors, et bien que ce ne fût point là une chose étrange de la part d'un peuple aussi défiant et vite effarouché que le sont les bons habitants de Gyangtsé, cette unanimité dans la fuite fit faire à notre médecin militaire quelques réflexions plutôt amères. Alors il découvrit qu'un de ses patients avait entendu parler d'une attaque nocturne contre la Mission. De telles rumeurs, il est vrai, avaient été plus d'une fois recueillies depuis notre occupation, et s'étaient trouvées, toute expérience faite, de simples canards. Aussi le capitaine Walton ne fit-il pas grande attention à ces nouveaux racontars; mais il avait été suffisamment frappé du changement d'attitude de la part des indigènes qu'il soignait, pour qu'il en fît un rapport au colonel Younghusband ce même soir-là. Toutefois, il ne lui en parla que comme d'une chose sans grande importance, n'insistant pas outre mesure. Pendant ce temps-là, son hôpital avait été évacué par tous ses malades, sauf, je pense, par un ou deux d'entre eux, trop paralysés par leur mal pour quitter leur couche de douleur....

J'ai dit que les plus lâches des Tibétains avaient été les plus heureux : ils s'étaient mis hors de nos atteintes. Mais le gros des assaillants ne put trouver d'abri nulle part. Quand leur attaque eut tourné à leur confusion et qu'ils durent prendre la fuite, ils furent obligés, pendant la plus grande partie de leur trajet, de traverser la plaine pour gagner le djong et Gyang-tsé : peu d'entre eux arrivèrent au but.

Les défenseurs du poste comptaient un effectif d'environ 170 hommes; mais la garnison était affaiblie dans une large mesure par cette circonstance que le colonel Brander avait naturellement pris avec lui les éléments les plus vigoureux de la troupe; en outre, ceux qui étaient demeurés à Chang-lo étaient, certainement, dans la proportion de quarante pour cent, anémiés par la dysenterie; voire même, à ce moment-là, en traitement à l'hôpital militaire. Mais, malades ou bien portants, tous décrochèrent leur fusil, et vinrent occuper leur poste. Une douzaine de soldats d'infanterie montée avaient été laissés à Chang-lo par le colonel Brander : ces hommes sellèrent leurs poneys avec une hâte fébrile. Les balles crépitaient encore sur le poste, mais il était déjà hors de doute que les Tibétains avaient été complètement battus, et qu'il appartenait aux cavaliers de compléter la leçon infligée à l'ennemi. Celui-ci ne prit réellement la fuite que quarante minutes après la première alarme; et, bien que le succès de la défense se dessinât au bout des premières cinq ou dix minutes, il fut chaudement contesté pendant un certain temps; il demeura douteux que les agresseurs eussent eu beaucoup d'hommes hors de combat, avant qu'ils perdissent pied et prissent la fuite. Mais alors, ce fut un simple exercice de tir sur des fuyards, dans la lueur crépusculaire du jour naissant.

Peu d'entre les ennemis tombèrent au pied même de nos murs, mais 180 cadavres furent trouvés par le petit corps de cavalerie montée, dans un rayon d'un millier de mètres. Étant donné les circonstances, le nombre des blessés doit avoir été trois fois plus considérable. De notre côté, outre nos malheureux serviteurs et le pauvre berger du Népal qui fut capturé hors des murs, en train de garder notre troupeau dans la nuit, et qui fut victime de la cruauté sanguinaire des Tibétains, il n'y eut parmi nos soldats que deux blessés, et pas un mort.

L'opération de l'infanterie montée finit à six heures, au grand jour, le crépuscule du matin étant très court en Asie. Les Tibétains, fuyant désespérément à travers les champs de la plaine irriguée, avaient été dispersés à tous vents. Les seuls heureux furent ceux qui étaient à cheval, et qui purent se sauver jusqu'au dernier. Les autres essayèrent de trouver leur salut en rampant, en se cachant derrière les canaux d'irrigation de leurs champs. Quelques-uns s'enfuirent vers la rivière, où ils plongèrent, en ne tenant que la bouche et le nez au-dessus des eaux bourbeuses, sous la bénévole protection d'un arbre qui s'étendait au-dessus des flots. Un ou deux autres, sur le bord du cours d'eau, s'inspirant des ruses de certains animaux, feignirent d'être morts, et, quand on eut découvert la chose, ils prétendirent être grièvement blessés.

Une heure et demie après cette chaude alerte, deux Sikhs jetèrent les caisses postales en travers de leurs selles, et se mirent en route pour aller comme de coutume chercher à Saugang le courrier quotidien. Plus tard dans la journée, un autre de nos hommes enfila au petit trot la route se dirigeant vers le Karo la. Le gros de l'orage était passé. Cependant un bombardement parti du djong, violent par intervalles, nous tua un cipaye qui se tenait debout derrière une haute muraille.

Le capitaine Ryder prit immédiatement la direction d'une mise en état de défense plus complète, et les deux jours qui suivirent transformèrent extraordinairement l'aspect de Chang-lo. De grandes traverses de bois, alternant avec des blocs de granit, s'entassèrent avec une prodigieuse rapidité. Le Sikh est, de nature et volontairement, un homme indolent; aussi est-il vraisemblable que jamais individus de cette race n'ont travaillé avec une ardeur aussi désespérée que celle des cent manœuvres qui, en vérité, eurent à accomplir le labeur des fameux artisans dirigés par Néhémie. Il n'y avait pas un moment à perdre, car les seules informations que nous eussions pu obtenir avec certitude des prisonniers, étaient que des hommes plus nombreux et mieux armés avaient été précisément dirigés de Lhassa contre nous.

Telle était la situation, lorsque nous arrivâmes à cheval, O'Connor et moi, dans la nuit du 7 mai. La colonne du Karo la ne pouvait pas être de retour avant l'après-midi du 9; une attaque dans l'intervalle nous menaçait, était attendue pour la nuit suivante. Mais les Tibétains avaient décidément reçu un coup trop sensible, et rien ne fut tenté par eux avant le retour du meilleur contingent de nos troupes, ce qui mit fin à toute possibilité pour l'agresseur d'enlever le poste par surprise.

Dès que la place eut été mise en état de se défendre, nous eûmes le loisir d'envisager la situation politique, qu'avait considérablement modifiée l'attaque des Tibétains. Sans doute, leurs pratiques simplifiaient extrêmement la discussion : nos ennemis ne pouvaient plus prétendre au rôle d'une race pacifique et conciliante; il était évident qu'ils n'avaient jamais tenté de négocier. Nous avions le droit d'estimer à leur valeur — exactement nulle — l'autorité de la Chine suzeraine et l'influence de l'Amban. Nous prîmes le parti de nous aider nous-mêmes, quand il fut évident que les Chinois n'avaient ni la volonté ni le pouvoir de nous seconder.

Je ne suppose pas que quelqu'un d'un peu sensé ait jamais critiqué sérieusement le droit des Tibétains de massacrer la Mission s'ils l'avaient pu, et, s'ils avaient été prêts, de profiter des conséquences de leur succès. Il est vrai que les circonstances où se produisit l'attaque, dans un moment où il y avait pratiquement suspension d'armes, et où nous attendions, sans l'espérer, l'arrivée de l'Amban, donnait quelque fondement à nos plaintes. Mais nous avions, nous, le droit de nous défendre et de faire respecter les engagements pris antérieurement.

Si la situation était devenue plus nette, on peut douter d'ailleurs que nous eussions à en rendre grâce au Cabinet britannique. Ou plutôt, on peut être sûr du contraire, comme le démontre avec évidence le fait que Lord Lansdowne semble avoir été infidèle à son dessein de renouveler les gages de paix et de bonne entente qu'il avait donnés à la Russie six ans auparavant. Peut-être, précisément, y a-t-il là de quoi faire douter de la clairvoyance de la diplomatie de White Hall. Ce n'est un secret pour personne, que notre politique en Égypte nous demandait justement alors de vivre en bons termes avec la Russie; mais il tombe sous le sens que pour y arriver il fallait précisément supprimer la cause d'une hostilité aussi active que celle dont nous étions l'objet. Or, cette cause n'était autre que la présence à Lhassa d'un sujet de la Russie. Il était manifestement établi que l'attaque dont la Mission avait été l'objet, avait pratiquement justifié les prévisions d'hostilité à main armée dont nous nous attendions à être victimes et qui nous avaient fait songer à accompagner la Mission d'une forte escorte. Ainsi notre tactique, qui avait excité la défiance de l'opinion européenne à notre égard, se trouvait n'être que l'effet de la plus élémentaire précaution de notre part.

Plus encore que cette échauffourée, la conduite des Tibétains justifiait d'une manière décisive l'énergie de notre intervention. La réception amicale des populations qui avaient accueilli la Mission à son arrivée à Gyangtsé, n'avait rencontré d'hostilité manifeste que chez les représentants locaux, et dans l'association secrète des Lamas qui gouvernaient la contrée; l'attaque subséquente dont nous avions été l'objet, n'avait été provoquée que par cette corporation. Il en résultait jusqu'à l'évidence que la grande majorité des indigènes était en désaccord avec la hiérarchie des Lamas, et de plus que c'était de ces seuls autocrates religieux du Tibet que les intérêts britanniques avaient quelque chose à redouter. Ce n'était certes pas l'affaire du Gouvernement anglais de jouer le rôle de Persée délivrant Andromède du Monstre; mais, à notre surprise, nous trouvâmes que la politique du Vice-Roi, qui s'était inspirée de motifs tout différents et quelque peu prosaïques, aboutissait actuellement à nous faire prendre une attitude assez semblable à celle du héros libérateur.

Nous avions commencé, sans mettre en question la nature du Gouvernement tibétain, par rechercher la conclusion d'un accord quelconque avec un représentant officiel, muni des pouvoirs nécessaires que lui aurait délégués le Gouvernement de Lhassa. Nous avions accepté les singularités, pour ne pas dire les brutalités qui caractérisent cette forme excessive de la tyrannie religieuse; non point que nous en ignorions la portée, mais parce que cela ne nous regardait pas. Nous avions une affaire déterminée à négocier avec le Grand Lama considéré comme le chef du pays, et, s'il avait accepté notre rendez-vous à Kamba djong, toutes difficultés se seraient évanouies. Nous n'aurions pas avancé d'un kilomètre de plus dans la contrée interdite, et peut-être le pouvoir des Lamas au Tibet se serait-il vu fortifié, en ce sens que nos relations diplomatiques avec Lhassa auraient fourni une preuve additionnelle et de l'aptitude des Tibétains à diriger eux-mêmes leur politique étrangère, et du néant que cachait la façade de la souveraineté chinoise. Voilà ce que ne vit pas le Grand Lama, et le résultat de notre intervention fut que le règne de sa superstitieuse tyrannie en reçut un coup terrible, porté non seulement par le prestige dont nous avons bénéficié à la suite de notre marche réussie sur Lhassa, mais encore et surtout par sa déposition ultérieure, et le renfort qu'en reçut momentanément la chancelante souveraineté de la Chine.

Ces considérations peuvent avoir fait hésiter le

Gouvernement anglais à renouveler vis-à-vis de la Russie des assurances qui tombaient dans le vide, et qu'un état de choses infiniment moins complexe rendait sans objet. L'attaque de la Mission était le défi jeté par une autocratie qui voyait, dans la sympathie croissante de ses sujets misérables pour l'Étranger, une cause de mécontentement populaire pour l'avenir. Nous savons d'excellente source que les Anglais, en payant d'un bon prix et même au-dessus de leur prix les réquisitions de fourrages dans les vallées de Choumbi et du Nyang-tchou, portaient un rude coup aux autorités de Lhassa, qui s'en sont plaintes. Et n'ignorant pas quelles influences se cachaient sous l'attaque nocturne de la Mission, nous pûmes y voir un plan bien déterminé de mettre fin par cette aventure à la familiarité croissante entre les envahisseurs et les envahis.

A ce moment-là, régnait à Lhassa un courant de défiance à l'égard de la Chine. Le pouvoir de cette dernière y était nul, et les avis mêmes de l'Amban paraissaient suspects. Dorjieff avait assuré au Gouvernement du Tibet que les Anglais avaient mis la griffe sur l'Empire du Milieu, et qu'ils usaient de leur autorité sur les représentants de la Chine à l'étranger, au mieux des intérêts britanniques. Les conseils sérieux et répétés de l'Amban semblaient donc la pure et simple confirmation de ces racontars, et la preuve inquiétante du danger que courait le Lamaïsme. Aussi le Grand Lama remuait-il ciel et terre pour exciter son peuple contre ceux qu'il appelait les Infidèles de l'Hindoustan. Les hommes du Kham refusèrent d'abord de quitter leur province pour s'opposer à nos progrès : ils prétextèrent l'impossibilité où ils étaient de laisser leur propre territoire sans défenseurs. Comme l'autorité temporelle du Dalaï Lama sur le pays de Kham est assez vague dans ses attributions, ce dernier, sagement, les conjura alors de lui prêter assistance dans le domaine spirituel, vu que le but suprême de la Mission était de supprimer le Bouddhisme.

La situation politique de Lhassa à ce moment-là était désespérée. L'empereur de Chine avait donné l'ordre aux Tibétains de négocier avec le Maharajah du Népal et le Tongsa Penlop, souverain temporel du Bhoutan ; or, l'un et l'autre avaient pressé le Dalaï Lama de se plier immédiatement aux exigences britanniques. Il n'y avait aucun secours à espérer de la Russie. Enfin, le Gouvernement de Lhassa reçut un dernier coup : ses sujets de Nakchu-ka lui dirent que les Anglais avaient déjà tué maints Tibétains, soldats de profession ; or, comment de pacifiques éleveurs de bœufs pourraient-ils combattre un pareil ennemi? Ils feraient bien plutôt un pèlerinage. Dans ces circonstances accablantes pour lui, le Dalaï Lama semble avoir agi avec quelque précipitation, et, autant qu'on peut le conjecturer, il a dû faire passer un mauvais quart à l'Amban. En tout cas, quand celui-ci rentra chez lui à travers les parcs verdoyants de Lhassa, qui séparent le palais du Potala de la Résidence, il était fixé sur les intentions du Dalaï Lama, et il envoya au

Maharajah du Népal la demande instante d'un millier de Gourkhas, qui devaient venir le protéger. Le Dalaï Lama pressa les préparatifs militaires. La construction d'un fort à Chusul, à 58 kilomètres de Lhassa, à la jonction du Ki-tchou et du Tsan-po, fut ordonnée. Un nouveau moulin à prières, qu'on allait sans doute faire tourner contre nous, fut placé dans l'arsenal, et, dans cette extrême nécessité, on appela au secours les pouvoirs magiques du monastère de Ça-Kya, le représentant détesté de l'ancien régime théocratique. En outre, les incantations et les charmes de la secte de la Cape Rouge, à l'ordinaire méprisée, furent pour la première fois invoqués sous les toits dorés du palais du Potala. Enfin, deux jours après notre arrivée à Gyangtsé, on avait décidé l'attaque nocturne de notre poste, et la réoccupation du djong. Dès lors, exposés aux boulets de la forteresse tibétaine, il n'y avait naturellement plus pour nous de négociations possibles.

La détermination du Gouvernement anglais, de ménager par une politique de concessions les susceptibilités de la Russie, paralysait encore l'activité du colonel Younghusband qui se fatiguait à montrer la situation sous son vrai jour, dans ses correspondances avec le Cabinet britannique. Or, dans ce Cabinet, à part Lord Lansdowne, il n'y avait pas un membre qui eût une idée exacte des choses de l'Orient.

En Orient, pensait-il, on doit agir selon les méthodes de l'Orient, quand on veut accomplir œuvre qui dure. Si la politique de temporisation d'un Cromer en Égypte eût été compatible avec celle d'un Curzon aux Indes, nul doute que par déférence les membres de la Mission tibétaine se fussent inclinés devant la nécessité des concessions. Mais nous ne croyions pas à cette compatibilité, et il était malheureux de voir que notre Gouvernement ne se doutait point du changement de la situation politique.

Pendant ce temps, l'œuvre quotidienne de la défense devait se poursuivre ; il fallait approvisionner mieux nos mules, et les mettre à couvert ; car dans leurs baraquements primitifs, elles étaient livrées sans défense aux canons du djong. On les installa derrière les bâtiments. Les abatis et ouvrages avancés furent renforcés, la porte des Gourkhas fut réparée ; tous les points faibles et non encore fortifiés furent munis de traverses et de fils de fer ; nous pratiquâmes des clairières et avenues dans les arbres des plantations derrière notre fort, sur une étendue de 200 mètres, et le nombre de nos sentinelles fut doublé. Tel fut le système général du capitaine Ryder. Le capitaine Sheppard lui donna ensuite une légère extension ; mais il trouva à son arrivée la place en assez bon état de défense pour qu'il pût consacrer toute son activité et toute son énergie à la construction de ponts et chemins couverts entre la position principale et les postes avancés (Maison Blanche, village de Pala), qui se virent ainsi mis en état de résister.

Ces précautions étaient indispensables : de jour en jour nous étions moins certains que le petit sac de dépêches qui quotidiennement faisait le trajet de Chang-lo à Saugang, arrivât à destination. Comment en effet les Tibétains n'ont-ils pas plus souvent entravé notre service postal ? Cela demeure encore un mystère. Le sac était gardé à l'ordinaire par quatre hommes montés seulement; il avait une longue route à faire, à travers des villages où chacun de nos messagers pouvait recevoir une balle avec impunité pour le meurtrier, à travers des défilés où chaque ravin pouvait très bien cacher une douzaine d'hommes déterminés, à travers des plaines spacieuses, où la marche du courrier pouvait être épiée à 10 kilomètres de distance par un ennemi doué d'une bonne vue. Or, une fois ou deux seulement, une timide tentative fut faite. Le 20 mai, un coup de main réussit à faire rebrousser chemin à la petite escouade, qui rentra à Chang-lo comme elle put, laissant derrière elle son sac de dépêches, et l'un des siens tué par les Tibétains.

L'arrivée du courrier était le seul incident qui rompît la monotonie de la journée. Nous usâmes également du fil télégraphique, et une seule fois il y eut tentative d'en troubler le service. Le commandant en second, chargé d'établir les stations et de placer les fils le long d'une partie de la route, fut exposé à la curiosité non déguisée d'un ou deux Lamas à l'air innocent, qui lui demandèrent à plusieurs reprises quel usage il faisait de ces fils. Il faut dire que, dans ces circonstances-là, répondre la vérité aurait eu un effet désastreux pour nos communications. Nous n'avions pas un homme pour défendre même 15 kilomètres de cette longue ligne, et sans aucun doute le fil aurait été coupé en vingt endroits par jour si les Tibétains avaient eu la moindre idée de l'énorme valeur qu'il avait pour nous. Mais l'officier répondit simplement, avec tout son sérieux : « Nous autres Anglais, nous sommes un singulier peuple : nos cartes ne sont pas bonnes, et à chaque étape que nous faisons, nous sommes comme des enfants dans un grand bois. C'est pourquoi nous plaçons ce fil, afin que, notre affaire conclue avec le Dalaï Lama, nous puissions retrouver la route par laquelle nous sommes venus, et retourner en Angleterre aussi vite que possible ». Inutile de dire que rien ne pouvait mieux garantir le fil de tout dommage, car le seul désir des Tibétains était d'être débarrassés de nous au plus vite.

Le résultat de leur inertie à cet égard fut que nous recevions souvent des nouvelles parues dans les premières éditions des journaux de Londres, avant le dîner du même jour. Étant donné la différence des heures résultant de l'écart des latitudes, nous lisions telles de ces nouvelles dans les trois heures qui suivaient leur publication, car nous les envoyions à l'ouest, et elles arrivaient à Londres bien longtemps avant l'heure où elles avaient été télégraphiées de Gyangtsé.

Un journal de siège est peu récréatif. Nous avions assez d'ouvrage, mais c'étaient toujours les mêmes occupations. Un jour, ou plutôt une nuit, nous devions creuser ou endiguer les canalisations alimentant d'eau la ville ; c'était une patrouille qu'on envoyait battre les environs, pour rendre plus malaisées les promenades nocturnes de nos ennemis ; ensuite, il y avait 200 mètres de chemin couvert à tracer dans une plaine sans abri contre les boulets du djong. Un autre jour, les maisons des environs, occupées par les Tibétains, devaient être évacuées pour notre sécurité. Outre le bombardement que nous essuyions chaque matin de la part du djong, et un autre non moins régulier à quatre heures et demie, les artilleurs visaient de préférence les cavaliers de notre courrier postal, qui pouvaient être découverts aisément lorsqu'ils traversaient le pont et qu'ils faisaient route au milieu de la plantation qui s'élevait près de la porte sud du poste. Ils n'en atteignirent jamais un seul, du reste, par ce moyen-là.

Bien qu'à toutes les heures de la journée nous eussions quelque chose à faire, je consacrais une partie des après-midi à acquérir quelque teinte de la langue tibétaine. Le vent avait coutume de se lever vers les trois heures de l'après-midi, en soulevant des tourbillons de chatons des saules qui bordaient les murs du jardin de la Mission, et en soufflant en tempête dans l'intérieur du poste. C'est l'heure que je choisissais. Un peu plus tard, à travers la plaine, de longues traînées de fumée allaient se dissipant lentement dans la brume des collines basses qui s'élevaient à quelque distance : ces fumées provenaient de maisons incendiées, et ajoutaient à la magnificence du coucher du soleil.

Le 19 mai, on se décida à chasser l'ennemi de ce

qui fut nommé par la suite le poste des Gourkhas. C'était une maison blanche, à 600 mètres de Chang-lo, presque dans la direction du djong. Les Tibétains l'avaient occupée au nombre de 60 hommes, qu'il fallait déloger à tout prix. Ceux de nos soldats qui devaient donner l'assaut à ce poste ennemi, se mirent en marche avant l'aube, avec à leur tête le lieutenant Gordon. Ils étaient suivis des Gourkhas de la garnison. Les portes principales du poste tibétain furent enfoncées à coup de dynamite, et le poste lui-même pris d'assaut en un quart d'heure. Nos pertes furent insignifiantes. Avant le lever du soleil, la maison était occupée par une simple compagnie détachée de notre poste et qui resta dans une position critique pendant toute la durée de notre séjour à Gyangtsé. C'est contre cette maison, en effet, que se dirigea de préférence, dans la suite, la fureur des Tibétains. Tous les jours, elle se vit le point de mire des canons du djong, dont le plomb semblait tomber perpendiculairement sur son toit. L'ennemi éleva une muraille à partir de l'angle ouest du djong du côté de la rivière, et, après y avoir pratiqué deux embrasures, il dirigea de là un feu continuel sur elle et sur ses défenseurs.

Le jour suivant eut lieu l'attaque contre l'escorte de notre courrier postal, dont j'ai déjà parlé. A cette occasion, le capitaine Ottley, qui sortait du fort avec l'infanterie montée, pour porter secours à l'escorte du courrier, repoussa les Tibétains et les chassa de deux fermes qu'ils occupaient; mais il les trouva si fortement retranchés à 2 kilomètres plus loin, qu'il fut lui-même obligé de se retirer, empêché qu'il était de pousser sa pointe à cause de deux blessés et de cinq hommes sans monture.

Le 21, une petite troupe, sous les ordres du colonel Brander, se mit en marche pour nettoyer la plaine du côté du sud; elle captura et brûla trois fermes occupées par l'ennemi, et rentra au camp à la nouvelle que ce dernier était en train de sortir de Gyangtsé pour attaquer Chang-lo. Le colonel Brander, en guise de représailles, balaya cinq jours après les Tibétains du village de Pala, qui constituait leur position la plus importante en dehors du djong lui-même.

La prise de Pala fut l'une des plus honorables opérations de guerre de la garnison. En pleine nuit, mais peu de temps avant l'aube, le colonel Brander envoya une petite colonne forte de 300 fusiliers et d'un maxim, avec, comme objectif, la prise de ce hameau, où les Tibétains avaient renforcé leurs positions, et qui prenait en enfilade tous nos travaux de défense; il était situé à 1 200 mètres seulement de nous, au nord-est. La position de Chang-lo, de Pala et du djong était, vis-à-vis les uns des autres, celle des trois angles d'un triangle équilatéral. La route de Gyangtsé à Lhassa traverse Pala, et l'occupation de ce poste nous permettait de commander toutes les communications directes avec la capitale. D'après le plan du colonel Brander, notre petite artillerie devait être postée sur une éminence dominant le village. Après avoir tourné ce dernier par le sud-est, les fusiliers se développeraient en ligne d'attaque, en visant en premier lieu la maison la plus voisine du djong.

Dans ce dessein, le capitaine Sheppard et le capitaine O'Connor furent chargés, avec une demi-douzaine d'hommes, d'ouvrir l'assaut en faisant sauter le mur d'enceinte de ladite maison. En même temps, le lieutenant Garstin et le lieutenant Walker furent envoyés quelques mètres plus loin pour faire brèche dans la maison elle-même. Le major Peterson, avec deux compagnies de pionniers, devait suivre et, aussitôt après les explosions, opérer une vive attaque pour emporter d'assaut la position. Voilà quel était notre plan; ce qui se produisit en réalité en différa du tout au tout.

On s'avançait en silence dans les ténèbres, jusqu'à ce que les premiers rangs fussent à 50 mètres de la grande route de Lhassa. A ce moment-là, trois Tibétains dont la présence était restée inaperçue, se glissaient le long de cette voie; soit négligence, soit accident, la présence des Anglais fut donc signalée, et, dès que l'aube commença de les déceler, une chaude fusillade fut dirigée contre eux, de tous les toits du village. La petite colonne, divisée en deux groupes, avait cependant atteint un mur bas, à 30 mètres de la maison qu'elle devait attaquer, et il n'y avait rien d'autre à faire, qu'à l'enlever d'un coup de main. Le capitaine Sheppard, suivi du capitaine O'Connor, sauta par-dessus le mur dans l'étroit passage compris entre ce mur et la maison voisine. De la porte d'une habitation, ouvrant sur le passage, trois Tibétains s'élancèrent avec fusils et sabres. Le capitaine fit feu de son revolver, en tua deux, puis plaça sous la muraille un gâteau de fulmi-coton dont il alluma la mèche. Il s'enfuit en courant, précédé du troisième Tibétain, qui disparut par la porte qui l'avait vu sortir. En même temps, près de leur maison, les lieutenants Gastin et Walker plaçaient un explosif. Il rata; mais celui de Sheppard partit à souhait. Le sol trembla, puis ce fut un nuage de poussière aveuglante, qui ne permit pas, immédiatement, de constater le dommage accompli. Mais du moins le tir cessa pour le moment, et, une brèche avait été faite à l'une des deux maisons, suffisante pour permettre l'assaut à l'une des compagnies qui devaient suivre la petite avant-garde. Personne ne vint!

On sut par la suite que les hommes du major Peterson avaient considéré comme impossible d'avancer sous le feu qu'on essuyait du haut des toits, et, au lieu d'emporter la place déjà entamée en se dirigeant à l'ouest, ce qui était praticable, ils se mirent à couvert à l'est, dans un jardin où ils demeurèrent jusqu'au moment où le feu du maxim leur permit d'avancer. Les quelques hommes d'avant-garde qui avaient préparé l'assaut étaient, il est vrai, soutenus aussi par la seconde compagnie du même régiment, qui avait occupé une position sur la route défoncée, à une centaine de mètres de la maison, mais qui ne comprenait pas le danger que couraient les hommes du capitaine Sheppard à ce moment-là : ils étaient coupés du gros, et les deux habitations étaient pleines de Tibétains.

O'Connor avait aussi à placer un gâteau de fulmicoton; il le fit avec une admirable présence d'esprit : par un heureux hasard, la porte par laquelle avait disparu le troisième Tibétain était restée entr'ouverte. Suivi d'un seul Sikh, O'Connor s'élança dans la maison, dont les pièces étaient inoccupées; les ennemis par bonheur étaient tous sur le toit. Pour cette raison, il crut d'ailleurs nécessaire de grimper au premier étage, afin de rendre l'explosion plus efficace. Il monte en courant, avec son compagnon, l'escalier glissant, et place son explosif dans l'angle où il fera le plus d'effet. Mais les hommes du toit l'ont aperçu, et c'est sous une pluie de balles mal ajustées qu'il allume la mèche, puis, comme il dit, prend la fuite « tel un lapin ». Dans sa hâte à le suivre, le Sikh accroche la baïonnette de son rifle entre un pilier de bois et la main courante de l'escalier, se barrant ainsi le passage. Et la mèche brûlait, et elle était courte!... O'Connor n'a jamais pu analyser avec clarté ce qui se passa en ce moment, mais le fait qu'une lentille en verre épais fut réduite en miettes dans une de ses poches intérieures, montre qu'il a senti passer la mort.

Sheppard, du dehors, vit avec horreur la moitié de la maison s'effondrer d'un seul coup dans un nuage de poussière jaunâtre, avant d'avoir aperçu O'Connor sur le seuil.

Bientôt après, une seconde tentative de Garstin réussit mieux; mais la position des assaillants, qui n'étaient pas soutenus par les deux compagnies, était critique. Garstin fut tué raide, et O'Connor sérieusement blessé d'une balle qui lui avait traversé l'épaule. En fait, ce furent les hommes qui tentèrent le premier assaut, qui souffrirent le plus du feu ennemi : huit sur onze y laissèrent leur peau.

Dès que le jour naissant le permit, le major Peterson s'avança hardiment à la tête des pionniers, à travers jardins et maisons. L'action fut rapide, car, au lever du soleil, les Tibétains se trouvèrent pris sans pouvoir s'échapper. Le djong se dressait à 1 200 mètres de là, mais, pour l'atteindre, les fugitifs devaient traverser une plaine absolument découverte, et balayée par notre feu; à peine trois d'entre eux s'en tirèrent-ils sains et saufs. Le bombardement que le djong ouvrit contre nous au premier rayon de soleil, ne put leur venir en aide. Les boulets de la forteresse tombaient impartialement sur amis et ennemis, et la plupart des pertes tibétaines, au milieu des maisons serrées de Pala, eurent pour cause le feu tibétain. Nos adversaires abandonnèrent alors meurtrières et fenêtres, et s'enfuirent dans le labyrinthe de leurs caves souterraines, où ils devinrent plus dangereux pour nous qu'en plein air.

La place fut pratiquement nettoyée à une heure de l'après-midi, bien que deux ou trois jours plus tard un nombre considérable de Tibétains que nous n'avions pas découverts dans leurs caves, réussirent à s'échapper tout à leur aise en rampant dans les ténèbres de la nuit.

Au centre du village se trouvait une confortable maison appartenant à une grande famille de Pala, une des plus aristocratiques du Tibet. A côté d'un bâtiment bien construit et à trois étages, s'élevait une petite villa d'été, très ordinaire, derrière les arbres du jardin. Les beaux ustensiles et meubles que nous y découvrîmes, bien qu'ils fussent en petit nombre, tels que théières, bas-reliefs sur cuivre, etc., étaient une preuve du luxe des derniers occupants.

Une autre découverte plus extraordinaire fut celle de deux « jingals » (canons) dans les celliers. Il n'est pas facile d'en expliquer la provenance : on ne les avait certainement pas amenés récemment, et il est curieux de constater que les Tibétains, qui avaient fait venir des pièces d'artillerie de Lhassa même, dans le dessein de bombarder notre poste, ne se sont pas aperçus de l'existence, à 1 kilomètre de Gyangtsé, de deux pièces lançant des boulets aussi lourds que les engins qu'ils avaient laborieusement transportés de si loin. Le plus gros de ces canons pesait plus de deux cents kilos; son diamètre était de 6 centimètres; mais, bien qu'il fût en bronze, il paraissait uniquement propre aux opérations limitées de la balistique tibétaine.

Le village fut occupé par un détachement de pionniers, dont les exploits furent signalés dans l'ordre du jour de leur colonel. Quel malheur que l'activité des corps qui donnèrent l'assaut n'ait pas été immédiatement récompensée ! Les survivants d'entre ces braves, blessés ou non, furent les derniers à signaler cette lacune. La combler fut une bonne action, dont le colonel Brander doit être loué. Un retard de vingt-quatre heures seulement dans la prise du village, aurait pu se traduire par de sérieux changements dans la situation des défenseurs de Chang-lo ; et quand les Tibétains eurent été chassés, nous pûmes faire le meilleur usage du second point d'appui qu'ils nous laissaient.

La prise de Pala nous mit dans la situation suivante : les Anglais occupaient une forte position à l'égard du djong ; ils pouvaient couper les communications des Tibétains avec l'est de leur pays, et, en s'emparant du pont de Chang-lo, ils leur fermaient le nord, ou du moins les forçaient à remonter la rivière à 7 kilomètres en amont, jusqu'au pont de Tse-chen. Nous étions capables de forcer les Tibétains à se mettre à couvert tant qu'il faisait jour ; et quelques fins tireurs, tels que le lieutenant Hadow, avaient, le doigt sur la gâchette de leur fusil, mis n'importe lequel de nos ennemis dans l'impossibilité de se montrer sur aucun point du djong, ou même dans n'importe quelle partie de la ville qu'on pouvait apercevoir du toit de la maison du Commissaire. Il est vrai que, la nuit, il nous était impossible d'interrompre toute communication entre Gyangtsé et Lhassa ; mais, à cheval sur la route de Lhassa, nous empêchions toute relation régulière entre le djong et la capitale : une simple patrouille d'occasion y suffisait, ou du moins obligeait l'ennemi à faire un long et difficile détour par la montagne.

D'un autre côté, nous étions cernés, et chaque matin nous nous demandions si notre ligne de communications n'avait pas été coupée dans la nuit. Curieuse situation, où les deux adversaires s'assiégeaient l'un l'autre : ni les Tibétains, ni les Anglais n'étaient capables de monter à l'assaut les uns contre les autres; une mutuelle fusillade obligeait chacune des deux troupes à se protéger par un laborieux système de traverses; et qui tentait de sortir de l'étroite enceinte de sa redoute était vite découragé par le feu de l'ennemi.

Les Tibétains avaient cependant de sérieux avantages : ils se battaient dans leur pays, et, quant au nombre, ils étaient probablement dix contre un. Pour eux, chaque village ou maison de la vaste plaine qui nous entourait était un refuge, et pouvait devenir une base d'opérations contre nous. La perte de quelques hommes, tués çà et là, ne leur importait guère : ils avaient tout le Tibet pour réparer leurs brèches. Parfois, avant le dernier combat, ils s'aventuraient sous notre feu, pliés en deux, courant d'abri en abri, comme des lièvres, attendant parfois pendant un quart d'heure derrière un pli de terrain protecteur, ou un mur en ruine.

Mais notre succès à Pala modifia considérablement nos positions relatives : malgré le réel danger que nous courions de voir couper notre longue ligne de communications, dont il ne nous était pas possible d'assurer la défense, notre situation n'était pas entamée. Nous avions en abondance des vivres et des munitions. Chaque tentative des Tibétains aboutissant à un échec, nos hommes en sortaient plus forts et plus confiants. A Londres, on était certainement plus pessimiste que nous ne l'étions sur notre propre sort.

CHAPITRE X

LA VIE DANS LE CAMP ASSIÉGÉ

Gyangtsé le jour et la nuit. || Sorties de nuit des Tibétains. || Attaques continuelles contre le poste avancé des Gourkhas. || Bombardement peu efficace de notre position. || Monotonie de la vie du camp. || De l'intensité des couleurs au Tibet.

A Gyangtsé, de l'aube au coucher du soleil, souffle une brise qui, plus ou moins, règne tout le jour, sauf une ou deux heures vers midi; les feuillages mobiles des peupliers de Lombardie qui ombrageaient le compound, étaient agités à tout instant par ces souffles de la plaine, et aussi les longues ficelles des drapeaux à prières, qui, sous leurs couleurs orange, gris pâle ou jaune de chrome, bruissaient harmonieusement au-dessus de nos têtes. Le poste, dans la journée, ignorait le silence, même à l'heure chaude de midi, quand le vent tombait, que tous les feuillages s'étaient tus et que l'air surchauffé jetait, sur les lointains de la plaine, comme le voile transparent et mobile d'un vague mirage. Jamais, dans la journée, l'oreille ne pouvait percevoir le murmure du Nyang-tchou courant sur un lit de cailloux. La nuit, c'était à peu près le seul bruit qu'on entendît.

Gyangtsé, éclairé par les étoiles, demeurera un souvenir ineffaçable pour tous les Anglais du petit poste de Chang-lo. Immédiatement derrière le parapet fortifié de la maison du Commissaire, les arbres dessinaient leurs silhouettes noires sur le fond plus clair du ciel. Le silence de la nuit n'était troublé que par l'aboiement lointain d'un chien de garde, ou par le cliquetis de chaîne d'une de nos mules. Vers le sud-sud-ouest, la Voie lactée, comme une colonne de fumée phosphorescente, blanchissait la voûte céleste au-dessus des arcs-boutants hardis de la seconde maison fortifiée qui nous servait de « donjon » dans la petite place de Chang-lo.

Par-dessus les sacs de sable, la vision confuse des abatis voisins, qui protégeaient notre fort, se dessinait sur la perspective de la plaine semée de boquetaux et de champs d'iris. A l'horizon, les hauteurs lointaines se profilaient en noir sur le fond du ciel; car, dans ces hautes altitudes, même quand les étoiles sont invisibles, il règne une pâle lumière qui vient on ne sait d'où; elle éclairait les pics et les croupes de l'Himalaya, plus vivement qu'un clair de lune. Au bout du parapet, un maxim, campé sur son affût, était braqué contre le djong de Gyangtsé. Celui-ci, dressé sur un rocher escarpé, apparaissait sur un écran formé de montagnes qui, le jour, étaient d'un gris cendré ou d'un jaune d'ocre, et dont, six heures durant, au moment où le soleil était haut sur l'horizon, on pouvait, malgré la distance, compter toutes les pierres. La nuit, les lignes du spectacle s'évanouissaient; et le village de Pala lui-même n'était deviné qu'à la blancheur de ses murailles, tandis qu'un groupe d'arbres, s'estompant sur le ciel, marquait l'emplacement du poste avancé de nos Gourkhas.

Un son prolongé, monotone, se fait entendre au loin dans la nuit. C'est peut-être une des conques du djong qui appelle à la prière, — les offices religieux des Lamas se succédant innombrables; mais la note lamentable se prolonge encore, doucement, sans s'arrêter; tout à coup, la lueur vive d'une flamme a jailli dans la nuit : au bout d'une seconde, la détonation d'un fusil éveille tous les échos; puis une autre, une autre encore; et les balles se succèdent en passant au travers des arbres. Les Tibétains font une sortie dans la nuit. Sur une ligne de deux ou trois cents mètres, une fusillade nourrie crépite le long de la rivière; le fracas des « rifles » européens se confondant avec le tonnerre des fusils de 2 centimètres, et l'effet meurtrier des balles coniques répliquant au vain bruit des arquebuses massives de nos ennemis.

Une sentinelle se replie furtivement, comme une ombre, dans l'intérieur du fort, et réveille un officier endormi dans l'angle du parapet. Elle ne dit qu'un mot ou deux : « A la porte de la rivière, Sir ». Comme la fusillade augmente, la garnison, une compagnie d'ombres à peine visibles, saute du lit et s'avance silencieusement, automatiquement, chacun vers son poste, en franchissant les traverses de bois qui forment les retranchements. Un instant encore, puis l'officier de garde fait sa ronde; on entend quelques mots prononcés à demi-voix dans le compound.... Mais ces alertes ont eu lieu si souvent, chaque nuit, qu'il n'y a pas de décision bien nouvelle à prendre; les retranchements sont garnis de leurs défenseurs sans qu'il y ait besoin d'échanger questions et réponses : le poste est prêt à recevoir les attaques nocturnes.

La conque retentit de nouveau dans le djong invisible. Notre imagination nous montre les ténèbres peuplées et grouillantes d'ennemis, qui ne cessent de faire feu.... sans effet, d'ailleurs; et nous ne répondons même pas. La lueur des détonations dessine toute l'étendue du front des agresseurs, mais ils ne font pas mine d'avancer, et, désespérant de provoquer la réplique de nos fusils, leur feu languit, finit par tomber. De leurs positions, Chang-lo doit sembler un poste endormi, presque déserté. Mais ils ont, à plusieurs reprises, reçu de telles leçons, qu'ils ne viendront pas nous faire visite chez nous à la légère. Deux ou trois de leurs plus hardis soldats, il est vrai, montrent le nez à l'autre bout du pont, et, sur un espace de soixante mètres, font feu dans les murailles de boue qui encadrent la porte de la rivière. Là, dans chaque meurtrière, se trouve un fusil qui commande le pont, mais pas un d'entre eux ne fait feu; dans nos lignes, le silence est profond. Les braves Tibétains, après avoir lâché leur demi-douzaine de coups, se replient pour aiguillonner leurs compagnons, plus lents à aller au feu. La fusillade reprend momentanément, d'une manière plus intense, mais les ennemis n'avancent pas d'un mètre, et le silence retombe d'une manière si absolue, la nuit redevient si paisible qu'on a peine à se convaincre qu'il y ait eu alerte, attaque nocturne. Aux coups de feu a succédé le murmure de la rivière bruissant sur son lit de cailloux.

Après un silence de vingt minutes, il devient évident qu'on n'a pas à craindre une attaque, du moins contre le poste central : il est trop fort, et les ennemis le savent; comme nous sommes sur nos gardes, la surprise qu'ils tentaient se trouve déjouée. Mais les Gourkhas qui occupent le poste détaché voient soudain dans la nuit la lueur d'une centaine de coups de fusils; dans l'intervalle des coups de tonnerre des mousquets, ils entendent le bavardage des tirailleurs excités qui environnent la maison fortifiée. A plus d'une reprise, le cri de guerre des Tibétains retentit dans la nuit. Il ne ressemble à rien tant au monde, ce cri, qu'au glapissement rapide et saccadé du chacal; on l'entend à 3 kilomètres de distance, dans les nuits calmes. L'un après l'autre, les agresseurs reprennent la barbare cadence, avec des voix de fausset qui s'exaspèrent, recommençant le charivari au moment où l'on croit qu'il va cesser. Mais la maison des Gourkhas est muette, bien que ses murailles fassent écho à tout ce tumulte. Alors, les ennemis adoptent une autre tactique : se groupant pour faire feu, ils lancent des défis, et insultent avec mépris la petite garnison des quarante ou cinquante Gourkhas. Un ou deux matamores s'avancent jusqu'à cinquante mètres des meurtrières, et vomissent un flot de grossières sottises. Pas un mot, pas un coup de feu ne leur répond, et les *bravi* se retirent. La fusillade recommence, et l'ennemi avance un peu, les plus timides d'entre les Tibétains prenant courage. Dans le poste, les Gourkhas se tiennent derrière leurs meurtrières, que traverse de temps en temps une balle tibétaine rayant le mur de boue. Quelques hommes veillent, tandis que tout le reste dort, jusqu'au moment où un cri d'alarme les réveillera. Les Tibétains ont bientôt entouré le fort d'un cercle qu'on entrevoit vaguement dans la nuit. Leur feu redouble, un Gourkha est atteint à la nuque, mais la maison persiste à ne pas donner signe de vie. Il peut bien y avoir un millier d'agresseurs. On entend de Chang-lo leurs criailleries, les exhortations dont ils s'excitent mutuellement, afin de se donner du courage. On songe au sort qui atteindrait tous les hommes de la petite garnison, s'ils étaient surpris dans une attaque nocturne, et l'on bénit la folie des bruyants Tibétains.

Mais le moment psychologique est venu. Mewa, le chef des agresseurs, vient de prendre la place d'un des hommes d'avant-garde, et son regard aigu, traversant la meurtrière, le convainc qu'il faut harceler l'adversaire, et renouveler l'attaque sans se décourager, pendant un certain laps de temps. La position de nos hommes devient vraiment intolérable. Il se produit alors un mouvement soudain chez les ennemis : vingt ou trente d'entre eux s'écartent de la troupe; on les perd de vue; ils se préparent à s'élancer contre la porte, renforcée par des pièces de bois... Du parapet, on peut entendre un double et rapide coup de sifflet. C'est le signal attendu, car les Gourkhas ne veulent pas risquer d'essuyer un assaut.

En un clin d'œil, la scène est devenue un véritable pandémonium. De chaque fenêtre, de chaque meurtrière, de toutes les crevasses du toit, de tous les interstices séparant les sacs de sable, un feu de salve des maxims ravage les rangs pressés des assiégeants qui entourent le fort; l'air frémit des détonations, et du coup sec des balles. En une minute, tout est fini. Les Tibétains ont rompu leurs rangs, et s'enfuient dans la nuit, en laissant derrière eux cinq ou six de leurs morts. La route qui les mène au djong est unie et libre, et ils ne regardent pas en arrière. Les maxims les ont arrêtés net. Le silence retombe. Les premiers rayons de la lune qui se lève, répandent des clartés d'argent dans les ténèbres; deux heures encore, et l'aube va paraître; une faible brise matinale commence à agiter les feuillages, et le silence de la nuit va s'évanouir.

Avec le lever du soleil recommençait la vie monotone qui faisait ressembler le jour au jour précédent, la semaine présente à la semaine passée. Le mince intérêt que nous inspirait la première apparence de verdure dans notre jardin vint même à s'évanouir. Un jour, neuf petits points verts percèrent le sol, promettant neuf plantes! De jour en jour, ce nombre augmenta; mais, tout à coup, ce commencement de fertilité se trouva paralysé. Deux petites planches de pois que nous avions plantés avec une profusion qui eût scandalisé un jardinier, poussèrent en une seule nuit leurs petits brins verts bien en ligne, puis tout s'arrêta. Les carottes firent banqueroute, en ce sens qu'elles se bornèrent à pousser des feuilles d'une taille prodigieuse. Les radis s'éclipsèrent également; seul, le cresson prospéra.

Le capitaine Ryder était le plus occupé, à dessiner le plan des défenses du poste : constructions et démolitions étaient entre ses mains; et le résultat définitif de son travail et de ses talents techniques fut très heureusement caractérisé par le colonel Brander, dans une phrase d'un de ses ordres du jour : « *Si monumentum quaeris, circumspice* ». Cette phrase latine, dans l'original, désignait, il est vrai, une construction servant de tombeau, et ainsi l'application qu'en faisait le colonel n'était pas parfaitement juste; mais l'intention n'en était pas moins évidente; et il n'est pas un soldat de notre garnison, où se trouvaient des spécimens de tant de races diverses, qui ne fît chaleureusement écho à ce compliment.

Sans aucun doute, c'est du côté du djong que nous étions le plus exposés. Chaque matin et chaque soir, le bombardement obligatoire recommençait par là. Il est possible que les Tibétains se fussent procuré des renseignements sur les heures où, pour une raison ou pour une autre, il y avait un va-et-vient plus considérable dans l'intérieur du poste. Le libre accès dont jouissaient les Tibétains de Kamba djong, qui venaient fréquemment nous visiter, peut leur avoir donné quelques lumières sur nos habitudes, et, naturellement, ils en profitaient autant qu'ils pouvaient.

La forte détonation des bombes à feu d'ancien modèle des Tibétains précédait, d'un temps facile à évaluer, l'arrivée des projectiles; or, ce calcul nous fut de la plus grande utilité, car nous avions toujours le temps de courir pendant 4 mètres jusqu'à un endroit couvert, avant que la bombe ne tombât dans le compound. Il y avait cependant un « jingal », baptisé par nous « Chota Billy » et qui ne nous permettait qu'une fuite de 3 mètres; et même, quand il était fortement chargé, de 2 mètres seulement. Nous donnâmes à un autre grand jingal, lançant des boulets de 8 centimètres de circonférence, le nom de « Billy »; deux autres furent appelés « Williams », etc. En tout, il pouvait y avoir 19 canons montés sur le djong, et qui avaient des calibres de 2 à 6 centimètres, et même un peu plus. Tous étaient en ligne à quelque 200 ou

300 mètres derrière Chang-lo. « William », le plus lourd de tous, pouvait soulever des nuages de poussière en balayant le sol à 600 mètres derrière nous, soit à 2 400 mètres du djong; et les deux « Billies » étaient capables d'atteindre le pont, à 2 800 mètres de distance.

Mais la plupart de leurs projectiles n'atteignaient pas le but. Le terrain qui s'étendait immédiatement devant Chang-lo, semblait labouré par des milliers de boulets tombés en pure perte. Huit ou dix de ces pièces d'artillerie tiraient seules avec exactitude et efficacité; les autres pointaient leur gueule de bronze vers le ciel, et se fiaient à leur élévation pour économiser la poudre. Les plus grosses d'entre elles faisaient un bruit étonnant; une seconde et demie après la détonation, une masse de plomb dégorgée par le « William », et de la dimension d'une orange de Tanger, résonnait dans l'air, parfois avec une exactitude déplorable, balayant le compound, ou quelquefois se frayant un chemin à travers les grands arbres qui nous dominaient. Quatre hommes furent tués de notre côté, par ces projectiles de malheur.

Au début, les Tibétains n'usaient que du plomb; puis l'examen de leurs boulets, formés d'une lourde pierre enveloppée de plomb, nous laissa deviner qu'ils étaient à court de munitions. A la fin, notre conjecture se trouva vérifiée par ce fait que des masses brillantes de cuivre rouge ou jaune s'échappèrent des canons en guise de projectiles.

Un beau jour, les Tibétains adoptèrent le principe

des feux de salve. A un signal donné, quatorze ou quinze de leurs pièces partaient en un feu de joie, d'ailleurs sans grand effet. Il leur fallait, après ce bel exploit, dans les trois minutes qui suivaient cette débauche de poudre qu'ils jetaient aux moineaux, renouveler toutes ces munitions gâchées. Tout ce qui, dans le poste, pouvait être vu du djong, était battu en brèche : tentes, sacs de sable, traverses, murailles, arbres, étaient impartialement couverts de volées de plomb. Les arbres surtout en souffrirent : les Tibétains ne semblaient sûrs de la direction de leurs projectiles, que quand ils trahissaient leur passage par les dégâts qu'ils occasionnaient aux abords de nos défenses, comme, par exemple, par la pluie de feuilles et de rameaux qui tombait sur nos têtes au passage des boulets.

Dans ces arbres, les milans criaient, et les corbeaux croassaient tout le jour. La coopération de ces agents de voirie contribua hautement à notre confort. En dehors de nos lignes de défense, des chiens rôdaient constamment, et hurlaient toute la nuit. Le jour, ils s'occupaient à exhumer les restes de tel pauvre diable de Tibétain, victime de l'attaque du 5 mai, qu'on avait enterré là; la nuit, ils semblaient se disputer ces dépouilles dégoûtantes. Pour nous consoler de leurs intolérables hurlements nocturnes, nous nous disions qu'ils nous donneraient d'utiles avertissements, au cas où les Tibétains, profitant des ténèbres d'une nuit sans lune, voudraient renouveler leurs attaques.

Nous avions aussi quelques chiens dans notre fort; « Tim » était peut-être le plus avantageusement connu, et certainement le plus important à ses propres yeux. C'était un terrier irlandais. Parmi les autres chiens, je dois mentionner « Mr. Jackson », encore un terrier de même provenance, qui jouissait de la vie avec délices, malgré une épaule démise de manière permanente; « Major Wimberly », le redoutable rejeton d'un bouledogue et d'une femelle de fox-terrier, etc. Beaucoup de mes lecteurs trouveront peu nécessaire et peut-être sot de faire allusion aux chiens qui partageaient notre captivité. Mais je voudrais voir un jour un de mes critiques faire l'expérience du siège même peu sérieux que nous avions à subir, avant qu'il osât parler légèrement des droits qu'avaient nos chiens à notre souvenir reconnaissant.

Oui, nos journées se succédaient sans changement : excepté l'incertitude où nous étions de l'arrivée du courrier quotidien, elles n'avaient rien de très varié. Il y avait peu de danger réel à courir, mais nous fûmes renfermés, pendant la plus grande partie de notre investissement, dans les étroites limites des postes que nous défendions. Vers la fin du siège, quand nous eûmes porté secours aux Gourkhas d'avant-poste, et pris d'assaut le village de Pala; et lorsque Sheppard eut creusé des chemins couverts entre le village et nous, nous pûmes nous donner plus d'exercice. Mais, même quand notre investissement touchait à sa fin, nous ne pûmes dépasser notre propre péri-

Le Champ d'Iris de Gyangtsé.

UNE VÉRITABLE MER D'IRIS MOUTONNE DANS LA PLAINE,
SOUS LE VENT QUI SE CHARGE D'EFFLUVES PARFUMÉS.
SUR LA CIME DES ARBRES, DE GROS MILANS DIGÈRENT
PARESSEUSEMENT.

COLORATION : Vert foncé, fleurs lavande et citron, tronc noir, ciel d'un bleu cru.

Le Champ d'Iris de Gyangtsé.

UNE VÉRITABLE MER D'IRIS MOUTONNE DANS LA PLAINE, SOUS LE VENT QUI SE CHARGE D'EFFLUVES PARFUMÉS. SUR LA CIME DES ARBRES, DE GROS MILANS DIGÈRENT PARESSEUSEMENT.

COLORATION : Vert foncé, fleurs lavande et citron, tronc noir, ciel d'un bleu cru.

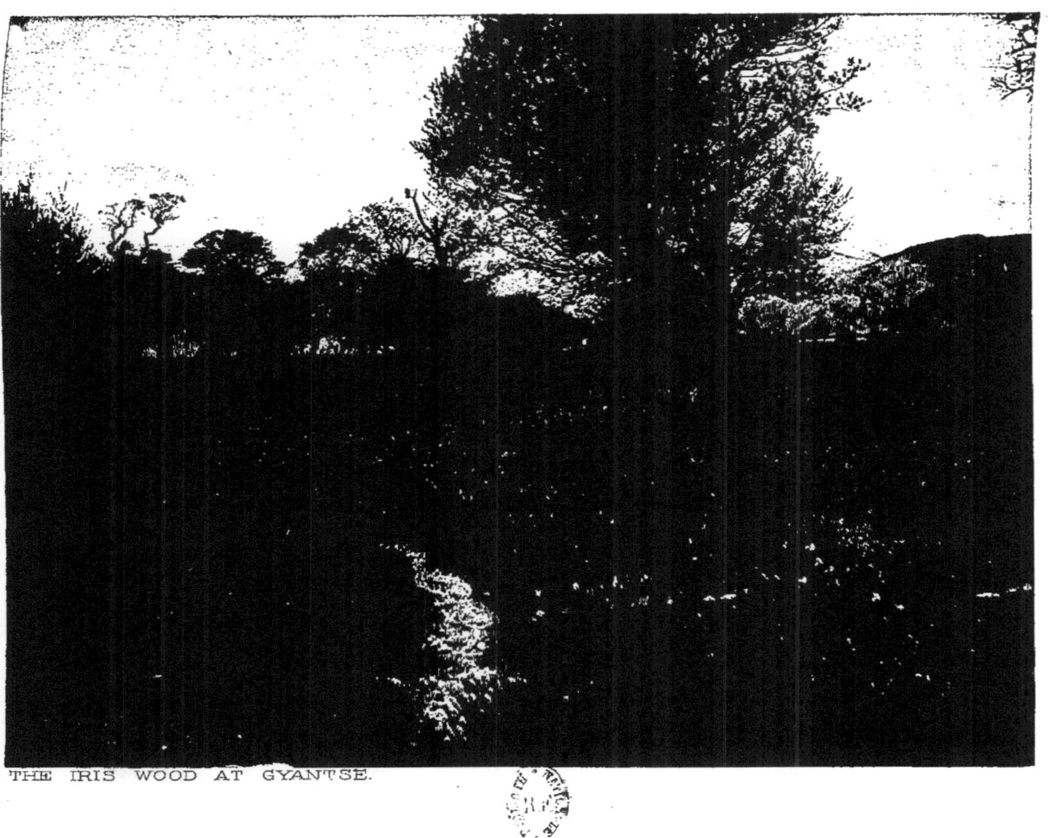

THE IRIS WOOD AT GYANTSE.

mètre, et cette nécessité nous fut une lourde peine. Peut-être le manque d'exercice contribua-t-il à nous donner à un assez haut degré cette impression d'être des gens emprisonnés; mais, quelle qu'en soit la cause, un observateur aurait pu noter chez nous une légère tendance à avoir ce que nous appelions à Ladysmith le « tempérament de Siège ». Au vrai, si l'on fait exception — et c'est justice de dire : absolue exception — du colonel Younghusband lui-même et du capitaine Sheppard, à peine un d'entre nous échappa-t-il entièrement à cette pardonnable faiblesse.

Il était regrettable de voir si peu d'hommes, dans notre corps, qui fussent capables de dessiner. Le moindre talent de coloriste aurait trouvé l'occasion de se montrer, à Gyangtsé. En réalité, il y avait à peine une boîte à couleurs parmi nos bagages. Il vaut peut-être la peine d'essayer de fixer par des mots ce que les meilleurs photographes sont impuissants à reproduire.

Les couleurs au Tibet n'ont pas d'équivalent au monde. Ni en Égypte, ni dans l'Afrique du sud, ni à Calcutta, ni à Athènes, il n'y a une lumière aussi belle, aussi constante, jour et nuit, qu'en ces vastes plaines enchâssées dans la montagneuse Épine dorsale du monde. Il y a ici, à la fois, une qualité et une intensité de lumière et de couleurs dont les palettes les plus somptueuses ne sauraient donner une idée.

Pendant les heures chaudes d'un jour d'été, le Tibet

n'est peut-être pas fort différent des autres contrées tropicales au même moment de la journée. Ici, comme sous de semblables latitudes, l'ardent soleil d'Orient fait s'évanouir les teintes plus délicates; et les heures où le soleil est voilé de nuages blancs sont trop rares pour relever la monotonie du paysage. Tout auprès de Chang-lo, les hautes masses de montagnes sans ombres se dressent toutes blanches....

Le long de la plaine, à perte de vue, les terres semées d'iris, et les plantations d'orge, les saulaies et les eucalyptus tout gris de poussière attristent le regard; ces arbres semblent sans âme, et la moindre trace de feuillage cause à l'œil une sympathique et instinctive surprise. Au loin, suivant la route de Shigatsé, une mule, chargée de bagages, se dandine, en soulevant de ses sabots fatigués un nuage de poussière aussi épais que le ferait un taureau, la plus poudreuse des bêtes.

....Et qu'on ne regarde pas les maisons! Le soleil éclabousse violemment le revêtement grossier de chaux blanche qui marbre leur façade, et l'on a peine à croire que ce sont les mêmes bâtiments dont, au coucher du soleil de la veille, l'œil a eu la délicate vision gris perle ou rose œillet, au moment où ils allaient disparaître dans la nuit. Tout devient flou et tend à s'évanouir derrière les vibrations d'une lumière aveuglante.

Mais à la fin de l'après-midi, la scène change : les détails des fleurs, des champs, des arbres réapparaissent. Puis la pure couleur bleue qui, pendant tout le jour, a étendu du côté de Dongtsé sa gaze délicate, s'assombrit en bleu d'outremer. Au bout de quelques minutes, des nuages, semblables à des toisons d'argent, se sont accumulés à l'ouest; ils augmentent, montent, s'élargissent, forment une masse bigarrée de gris argentés et de nuances bleuâtres, où disparaît le soleil à son déclin. Le ciel s'assombrit encore : de bleu, il est devenu d'un jaune d'ambre, sans transition, et les champs roses du ciel pâlissent avec la tombée du jour.

Or, ce n'est pas encore le vrai coucher du soleil. Quelques minutes de plus, et commence un spectacle qui est peut-être ce que le Tibet sait nous offrir de plus caractéristique et de plus exquis : la double gloire de l'orient et de l'occident également illuminés, et toutes les magnificences d'un arc-en-ciel s'étalant dans l'espace immense qui s'étend jusqu'à la ligne des monts.

Pendant dix minutes, le soleil se fraie un chemin au milieu des nuages; un rayon lumineux s'abaisse sur la vallée, éclairant tout à coup les sommets, et accusant les sombres ouvertures des cavernes de la montagne. C'est une lumière d'une nature extraordinaire : les Tibétains eux-mêmes ont donné un nom particulier, et elle le mérite, à cette flamme jaune qui projette des ombres d'un vert de myrte sous le bleu indigo du ciel : cette intensité de couleur et de lumière défie toute description. Mais le phénomène le plus étrange est encore à venir : une aurore paraît à l'est, et bondit à l'ouest en formant une bande immense; le ciel au zénith semble la clef de voûte d'une arche d'un rouge carmin, dont les deux extrémités, sur les lignes d'horizon, plongent dans une ombre toujours plus profonde; sur ce fond sombre, les hauteurs se détachent avec un relief singulier, se revêtent des nuances irisées d'une perle du plus bel orient. Puis tout s'effondre, et un petit souffle très vif, venu du sud-est, semble annoncer l'apparition des étoiles.

Ces couchers de soleil sont aussi différents des teintes de cinname et d'ambre qui caractérisent ceux de l'Afrique du sud, que du cramoisi très vif ou de l'or ardent des couchers de soleil égyptiens. Le crépuscule au Tibet est d'une nature si particulière qu'on doit le ranger parmi les choses les plus curieuses du pays, au même titre que les superstitions lamaïques ou que le *bos grunniens* lui-même; et ne pas mentionner ce phénomène, si imparfaite que soit la description qu'on en donne, serait enfouir sans la mettre au jour une des plus belles pages du livre de la nature, et une page qui, depuis de longs siècles, était restée fermée aux Européens. C'est ma seule excuse pour avoir tenté une chose dont tous les membres de l'expédition tibétaine savent l'impossibilité.

CHAPITRE XI

RELIGION, MŒURS, ARTS

RELIGION : UN FOSSÉ EST CREUSÉ ENTRE LAÏCS ET PRÊTRES. ‖ LES TRANSFORMATIONS DU BOUDDHISME AU TIBET : IL N'EST PLUS GUÈRE QU'UN CULTE DES DÉMONS. ‖ OBJETS DE PIÉTÉ. ‖ COUTUMES : UN REPAS CHEZ LE FILS DU MAHARAJAH DE SIKKIM. ‖ LA LANGUE TIBÉTAINE, MONOSYLLABIQUE ET AGGLUTINATIVE. ‖ LA LITTÉRATURE TIBÉTAINE, TOUTE RELIGIEUSE. ‖ L'ART DES RELIEURS. ‖ PEINTURES ET FRESQUES. ‖ JOAILLERIE VAGUEMENT BYZANTINE. ‖ UN PEU DE MUSIQUE. ‖ MENUES OCCUPATIONS.

SI la vie domestique au Tibet, si le Gouvernement, les procédés de culture, et même le commerce; si tout dans le pays est fortement coloré, à des degrés divers, par l'étrange religion qui a pour centre la divine personne du Grand Lama de Lhassa, la ligne de séparation entre le prêtre et le laïc est absolument rigoureuse. Pas de compromis, pas de nuances : si un homme est un laïc, quel que soit le rang qu'il occupe, il appartient à une caste inférieure; et plus ce rang est élevé, plus le contraste s'accuse entre ceux qui gouvernent et ceux qui sont gouvernés. La hiérarchie lamaïque a réussi à créer une caste religieuse sans analogue dans le monde.

Ce qu'est cette religion, un exposé rapide suffit à peine à l'expliquer. On croit, ou plutôt on a cru que le Bouddhisme du Tibet était l'héritier légitime du Bouddhisme prêché par le Maître aux peuplades du Bengale. On le considérait comme s'étant surchargé de rites et de traditions qui l'ont à la fois orné et fait déchoir.

Certes, chez le commun de ses fidèles, il est clair que la lettre a tué l'esprit; et les transformations que lui ont fait subir ses prêtres pour s'assurer un pouvoir tyrannique sur les laïcs, n'a échappé à aucun observateur. Or, après tout, ces mêmes phénomènes, sous une apparence ou sous une autre, se remarquent dans toute religion, même dans le Christianisme actuel. Et la flamme du Christianisme, si étranger à son principe, si surchargé d'ornements que soit son sanctuaire, brille aujourd'hui d'un éclat peut-être aussi vif que jamais.

Mais le parallèle qui s'impose entre les deux religions, indienne et tibétaine, parallèle dont on ne peut se débarrasser quand on étudie le Bouddhisme, a obscurci la vérité; et le Bouddhisme au Tibet n'a plus la moindre analogie avec la pure et austère doctrine que prêchait Gantama.

On peut douter que le grand fondateur du Bouddhisme reconnût dans ses formes et formules actuelles une seule trace de la pureté et de la sobriété de sa propre croyance. Il est difficile de dire s'il serait plus choqué par les marmites d'or du palais du Potala, que par l'horreur des mortifications volontaires que s'imposent les moines emmurés de Nyen-dé-Kyé-buk. A part la face du Bouddha rayonnant de paix et de sérénité sur les autels et les murailles des lamaseries, la religion actuelle n'a presque rien de commun avec celle qui en fut l'origine et la base. Elle a beau se parer du nom et de la personnalité extérieure du Maître, elle n'est qu'un culte des démons et des mauvais génies; les communautés de moines n'épargnent rien pour établir leur domination plus fortement d'année en année, et pour entretenir les terreurs serviles qui constituent la seule religion des masses ignorantes du pays. Le misérable laboureur est toujours le suprême soutien de la tyrannie religieuse; dans les sociétés ouvrières, des facultés plus éveillées, et un certain instinct de l'indépendance préservent d'un complet asservissement. Mais le pauvre Tibétain offre le type classique de l'âme ignorante écrasée par la servitude spirituelle dégénérée en superstition. Ni les plus sombres jours des États de l'Église, ni les Puritains bigots, ni les intolérants Calvinistes, ni l'Islam lui-même ne nous offrent d'exemples d'une domination fondée sur un tel abus de l'influence religieuse, ou plutôt de la terreur superstitieuse. Quelle est la distinction entre la religion et la superstition? La frontière est assez flottante! En tout cas, le Lamaïsme l'a franchie depuis longtemps.

Au point de vue politique, l'importance d'une religion se mesure à l'extension de son influence sur les administrés, et à l'ascendant qu'elle exerce sur le Gouvernement d'un pays. Or, le Bouddhisme jouit d'un empire absolu sur la vie publique et privée des Tibétains ; aucune autre influence ne peut rivaliser avec lui à cet égard. Mais cette influence est-elle purement religieuse? C'est là une autre question. La distinction entre le Bouddhisme septentrional et le Bouddhisme méridional est bien autre chose encore qu'un simple terme géographique. Si le commun peuple de la Birmanie et du Siam applique toujours les principes de Gaya à sa vie quotidienne, le Bouddhisme du Nord a depuis longtemps abandonné la doctrine indienne, dont il ne garde que le nom. Dans ses vaines redites, dans ses moyens de salut mécaniques, dans son rituel fastueux et souvent obscène, dans ses enfers pleins d'esprits démoniaques et d'épouvantables demi-dieux, la simple doctrine de Bouddha a depuis longtemps sombré. La doctrine de la réincarnation, devenue d'ailleurs, au Tibet, un simple ressort de la politique, est le seul anneau qui relie encore les deux Églises l'une à l'autre.

Si on laisse de côté le rituel, qui n'est plus qu'un simple formulaire, et les analogies trompeuses qui viennent de la tradition, on ne trouve presque rien dans le Lamaïsme, qui s'élève au-dessus d'un simple culte des démons.

Pour les Tibétains, tous les endroits de la terre

sont peuplés d'agents d'une malice surnaturelle. Partout dans le pays, le sommet d'un col, l'entrée d'un village, un pont, un gué, sont pourvus de drapeaux à prières lavés des pluies, ou de moulins ayant tous le même but : exorciser les malins esprits, à chaque souffle de vent, à chaque tour de roue. Lacs, étangs, cours d'eau sont également pleins de démons qui punissent par l'inondation ou la grêle la moindre infraction aux règles des Lamas. Le Tibet est aussi abondamment peuplé de croquemitaines, que l'enfant le plus superstitieux de l'Angleterre en peut imaginer dans l'ombre de sa chambre à coucher. Le lait répandu sur la pierre du foyer exige une expiation spéciale ! Depuis la naissance jusqu'à la mort des hommes, il faut songer à exorciser les puissances du mal. Mais une prière à elle toute seule n'est point un secours suffisant pour le pauvre Tibétain ; elle ne devient efficace que lorsqu'elle est sanctionnée par un prêtre ; et les drapeaux à prières, les moulins à prières, les oraisons murmurées des lèvres ne sont valables qu'après une autorisation du gompa de la localité. Pas une de ces machines n'est mise en place, ni une de ces prières prononcée, sans le paiement immédiat d'un tarif fixé d'avance. La taxe presbytérale ne se paie pas seulement en monnaie : le labeur du pauvre peuple est à la disposition de la caste dominante. La corvée est connue au Tibet comme elle le fut dans l'ancienne Égypte ; et le régime féodal, au Moyen Age, n'a jamais exercé ses droits d'une manière aussi impitoyable que cette coterie de prêtres âprement intéressés.

Invariablement, on trouve quatre choses aux abords des maisons : 1° la perche à prières ; 2° une théière cassée en terre, d'où sort le grossier encens des rameaux de genévriers, qui brûlent pour écarter les démons; 3° un nid en laine filée, qui a l'air d'une toile d'araignée mêlée de feuilles, de chatons, de brindilles de toute espèce, et qui couronne un crâne de chien ou de brebis. Les yeux sont remplacés par de hideuses imitations de verre. C'est pour attirer hors de la maison les génies des maladies, et pour en barrer l'entrée à la petite vérole, le fléau du Tibet. Enfin, en quatrième lieu, c'est la *swastika*, signe cabalistique, surmontée du symbole grossièrement dessiné de la lune et du soleil. Ce signe, on le verra sur toutes les portes d'entrée, au Tibet.

Les « chortens » ou *cairns* (pyramides de pierres) sont des charmes encore plus répandus peut-être, et destinés à écarter tout mauvais esprit le long des routes où la piété des Tibétains les a élevés de distance en distance. Mais, pour le voyageur impie, ils seront une source de maux. On ne peut les dépasser qu'en prenant par la gauche, et, quand ils surmontent un rocher abrupt, cette obligation est parfois périlleuse. Il n'y a, il est vrai, ni chariots, ni véhicules d'aucune sorte, au Tibet; sinon, cette superstition serait depuis longtemps tombée en désuétude, par simple nécessité matérielle. Quoi qu'il en soit, le chorten demeure où il est, jusqu'à la chute du rocher; mais il y a en général un sentier qui fait le tour du cairn. A titre de curiosité psychologique : les moins cultivés de nos soldats prirent cette habitude tibétaine de toujours passer par la gauche de ces tas de pierres.

Çà et là, on trouve de longs murs formés, pour la plus grande partie, de pierres couvertes d'inscriptions; ces *mendangs* ou *manis* sont l'ouvrage de nombreuses années; plusieurs sont longs de 800 mètres. Chaque passant y ajoute sa pierre, soigneusement choisie parmi les fragments de quartz qui couvrent les terrains du voisinage, ce qui lui attire la singulière faveur des esprits, surtout s'il place soigneusement en équilibre son caillou au sommet du tas.

Les moulins à prières offrent, à la main du passant, leurs manivelles en forme de flûte, qui font tourner une grande roue autour d'un essieu, à côté des maisons. Les plus pauvres diables peuvent ainsi accumuler les mérites que leur valent leurs œuvres pies. J'ai déjà parlé de l'usage des roues à prières, mais il faut ajouter qu'outre celles à main ou bien à eau, il y en a qui constituent d'excellents anémomètres, dont le principe est connu depuis longtemps de la dévotion tibétaine; ceux de ces moulins qui tournent au sommet d'un poêle dont le courant d'air chaud fait remuer les roues, sont de petites turbines trouvées d'instinct, dans un but de piété.

Les murs des plus pauvres cabanes sont couverts de charmes en papier jaune; et les gens du peuple portent autour de leur cou des boîtes d'amulettes, sans lesquelles ils ne s'aventurent nulle part. On y enferme une petite image d'argile, quelques grains de froment bénit, deux ou trois charmes formés d'un papier couvert d'écriture, ou des pilules rouges contenant un peu des cendres du Gouru Rinpoche. Du moins, le Lama l'a certifié. Pour conjurer les événements spéciaux de l'année de notre expédition, nous y trouvâmes souvent un petit caillou triangulaire à arêtes tranchantes : c'était un talisman contre les balles des étrangers. Les Lamas touchent une redevance sur tous ces objets, et nous nous sommes vite aperçus qu'ils n'usaient de leur autorité sur les membres de leurs troupeaux, que pour s'assurer une tyrannie illimitée et la possession de leurs bénéfices temporels. Les riches, au Tibet, sont presque sans exception affiliés aux classes sacerdotales.

La seule doctrine qui rattache le Lamaïsme à la pure religion de Gantama, la réincarnation, a donné lieu à un abus des plus cyniques : les Lamas l'emploient comme un levier politique. Le Dalaï Lama actuel — dont il n'est pas sûr que notre expédition ait affaibli le pouvoir sur les âmes de ses sujets — fit une soudaine découverte, fort opportune pour lui : c'est que Tsong-Kapa, le grand réformateur du Lamaïsme, était réincarné dans la personne du tzar de Russie. Cette déclaration avait pour but, sans aucun doute, de préparer les voies à un plus intime rapprochement des deux États. Il était difficile de nier, ni même de discuter une telle affirmation. Mais le Tsong-Du, indigné, répondit du tac au tac que l'empereur de la Chine était aussi une réincarnation, celle du dieu du savoir : Jampalang; aussi n'était-il pas facile de remettre en question sa suzeraineté sur le Tibet.

C'est un fait hors de toute contestation, que le « Petit Père », en sa qualité de chef de l'Église Russe, a envoyé au Dalaï Lama le costume complet d'un évêque de l'Église Grecque. C'est là peut-être le plus extraordinaire des extraordinaires incidents de l'aventure russo-tibétaine. Il ne semble pas probable que cet acte ait été causé par une considération analogue à celle par laquelle les premiers Chrétiens ont promu Bouddha parmi les saints de leur Église. Mais encore, il y a loin de la béatification par inadvertance, d'une très sainte personnalité du monde païen, à l'intronisation, en qualité d'évêque, du Dalaï Lama, personnage aussi typique du monde actuel des populations non-chrétiennes.

Parmi toutes ces bizarreries et ces intrigues politico-religieuses, la plus étonnante fut l'incarnation rendue visible de l'âme et de l'esprit de l'une des terribles divinités gardiennes du Tibet et de ses croyances. Palden-lhamo est une femme d'un bleu sombre, qui a trois yeux; elle est assise sur une mule au poil couleur châtaigne, qui boit du sang dans un crâne, et foule aux pieds des membres et des corps humains mutilés; elle a une couronne formée de crânes; ses canines ont 8 centimètres de long; et la bride, la sangle et la croupière de sa monture sont des serpents vivants tenus immobiles par la peau enduite de graisse d'un homme écorché. Une pareille atrocité est l'incarnation de la reine Victoria telle que les Tibétains l'imaginèrent, et cela sans avoir au monde d'autre intention que de faire à la souveraine le plus respectueux des compliments. L'horrible aspect de ces divinités ne peut, dans leur esprit, qu'augmenter l'efficacité de leurs vertus. Elles représentent les vieux tyrans divinisés qui, régnant au Tibet, furent subjugués par Bouddha, et qui ont été maintenus avec leurs attributs, pour écarter du pays tout esprit malin, et spécialement l'envahisseur. Le premier Lama venu vous dira que, s'il y avait besoin de justifier la réincarnation de la reine Victoria, on en trouverait la preuve dans le fait que, durant son long règne, le Tibet fut à l'abri d'une invasion et même de relations avec l'extérieur, ce que les lamas détestent également; tandis qu'après la mort de la souveraine et sa réincarnation dans le corps d'un petit Tibétain, les troupes anglaises ont immédiatement poussé jusqu'à la ville sainte de Lhassa.

Les Lamas tablent non seulement sur la terreur, mais encore sur l'ignorance, pour gouverner le pays dans un esprit de brigandage systématique. Il se peut que l'on trouve, cachées dans quelque tranquille lamaserie, loin des grandes routes, une ou deux figures sympathiques et presque vénérables, comme à Dong-tsé ou à Ta-ka-re; mais, les chefs, au sommet de la hiérarchie, sont des hommes tout différents, qui gouvernent le pays d'une main de fer. Le vaste ensemble de symboles et de cérémonies qui étranglent la vie des fidèles, et qui sont étrangers à la simple et belle doctrine de Bouddha, ont pour seul but de constituer une barrière qui sépare le plus efficacement possible la caste des prêtres, des serfs laïques. Dans ces conditions, faire l'éducation de ces derniers, à n'importe quel degré, serait couper par la racine la domination des Lamas; aussi le pays est-il plongé dans une ignorance qui n'a jamais eu d'analogue. Pour ces illettrés, les horribles figures de divinités qui grimacent sur les murs du gompa, qui sont altérées de sang, et qui ont des corps d'animaux, sont aussi vraies que les peintures de l'enfer du Moyen Age aux yeux du catéchumène épouvanté. Pour les écarter, le moyen le plus simple est de murmurer l'étrange charme : *Om mani padme hum.*

Ces hommes simples constituent un peuple sympathique. Vous êtes reçu dans la demeure du plus pauvre avec une telle courtoisie, qu'ils semblent s'accorder un plaisir, et non pas s'acquitter d'un devoir, en vous offrant tout de suite ce qu'ils ont de meilleur. C'est peut-être peu de chose : un petit bol d'orge, trois ou quatre œufs à la coque; mais on vous l'offrira partout. Les œufs peuvent n'avoir coûté que deux sous au village voisin; mais il faut se rappeler que la monnaie est rare dans ce pauvre pays. On y mène une dure et pénible existence, sans se plaindre d'ailleurs, parce qu'on n'a pas l'idée d'une vie meilleure. Les simples villageois dorment et mangent sur le sol de leur hutte. Pas un meuble : deux ou trois bols de cuivre ou de bronze, une grande théière en porcelaine rouge et vernissée, voilà tout ce que vous trouverez dans une maison tibétaine.

Ce que l'on peut citer de plus extraordinaire en fait d'institutions tibétaines, est peut-être la coutume pour une femme d'épouser, avec son mari, tous les frères de celui-ci. Je ne crois pas qu'on ait jamais donné une explication satisfaisante de cette curieuse habitude; naturellement, elle a pour résultat de remplir les couvents de femmes; et la population du pays, pour cette cause ou pour une autre, va sans cesse décroissant. Du moins, ces dames, dont chacune a plusieurs maris, semblent aptes à faire régner un confort suffisant dans la maison où leurs époux demeurent alternativement. Voici, je pense, pour quelle raison il y a si peu de points de friction entre ces rivaux légitimes : s'il y a trois fils dans une famille, le troisième deviendra un Lama, l'aîné demeurera comme chef de famille, et le second ira garder les troupeaux dans les pâturages, ou porter la laine au marché voisin; aussi les frères se rencontreront-ils rarement. On voit, à certains égards, la conséquence de ce système : les femmes, qui font l'unité du foyer, peuvent y déployer une énergie dont les hommes sont incapables; si, d'ailleurs, parmi les laïcs, ni homme ni femme n'a aucune influence dans la vie publique, la femme, dans les affaires commerciales, règne sans conteste. A Gyangtsé comme à Lhassa, c'est elle qui est chargée des transactions, et les hommes que nous aperçûmes dans les bazars n'avaient comme fonction que celle de porter les marchandises en ville. J'ai vu une femme consulter son mari avant de me vendre une boîte de charmes ornée de turquoises d'une beauté rare; mais, en général, l'homme n'intervient pas : c'est sa moitié qui décide et gouverne. Quelle différence avec l'Inde!

Quelques-unes de ces femmes ne semblent pas laides; mais je n'affirme rien, à cause de leur crasse. Leurs enfants sont de charmants petits êtres.

Notre complète ignorance du langage, et l'état de... neutralité armée, sinon de guerre ouverte, dans lequel nous étions réciproquement, ne nous ont guère permis d'observer les Tibétains dans leur vie domestique. Mais, aidé des connaissances en tibétain du capitaine O'Connor, j'ai pu me faire une idée des intérieurs dans ce curieux pays.

Nous fûmes invités un jour à prendre un repas dans une famille à certains égards intéressante. Le maître de la maison était le fils aîné du Maharajah de Sikkim. A une époque antérieure, le Gouvernement de l'Inde et la famille royale de Sikkim ayant des relations un peu tendues, ce jeune homme avait été invité à choisir entre son retour à Sikkim et la renonciation à ses droits de succession. Il préféra rester au Tibet, et depuis ce jour-là il n'avait plus revu sa parenté. C'est chez lui, dans sa résidence de Taring, que nous nous rendîmes, O'Connor et moi, à 11 ou 12 kilomètres de Gyangtsé du côté de Lhassa. Il demeure dans une maison sans beaucoup de prétention et cachée parmi les arbres : le coup d'œil est ravissant. Le jeune ménage nous reçut fort aimablement; le prince Tso-dra Namgyel était simplement mais richement vêtu; sa femme portait un beau *kincob* et une exquise coiffure dans laquelle la haute auréole en usage au Tibet était à peine reconnaissable sous les rangs de perles qui la surchargeaient. Des domestiques par demi-douzaines nous servirent un repas commençant par le thé.

Or, le thé du pays est une chose tout à fait particulière, n'ayant pas la moindre analogie avec le pâle breuvage parfumé de Chine ou du Japon, ni avec les verres de thé sans lait et rehaussé de citron qu'on boit en Russie; encore moins avee les mixtures sucrées de Londres. Le thé est importé au Tibet sous forme de briques de qualités très variables, qui sont confectionnées dans la province du Se-tchouan. Les feuilles de thé y sont agglutinées grâce à quelque chose qui ressemble beaucoup à de la sciure, de manière à former des blocs durs dont il serait difficile à un profane de distinguer les diverses variétés. Mais au Tibet, les enfants eux-mêmes ne confondent point le *du-nyi* et le *du-tang*. Après le *du-nyi* vient le *chuba*; la dernière et moins bonne qualité est le *gye-ba*.

On écorne une de ces briques, qui pèsent en général cinq livres, et ce coin cassé au marteau est mis en infusion dans une théière; le thé est ensuite versé dans une baratte cylindrique en bambou, où l'on jette aussi quantité de sel; puis on agite le tout avec une extraordinaire énergie, sans doute pour que la chaleur ne se perde pas avant que le thé ne soit buvable. Quand on a bien agité, on glisse une livre de beurre dans le cylindre, et une nouvelle phase d'agitation violente demande une minute pour mener à bien l'infusion telle qu'on l'aime au Tibet. Si vous vous attendez au breuvage douceâtre qu'on boit sous le nom de thé en Angleterre, vous serez dégoûté en y mettant vos lèvres. C'est une mixture d'une forte couleur chocolat, parfois épaissie par de la fleur de farine. Mais si vous la considérez comme une soupe, vous y trouverez de solides qualités nutritives : c'est tout un repas en raccourci. J'ai été heureux d'en prendre après une longue journée de fatigue.

Après le thé, l'exilé qui nous recevait nous offrit le déjeuner proprement dit. Un ennui qui vous poursuit, quand on est à l'étranger, c'est qu'on ne sait ni comment ni combien on doit manger. La première de ces questions se résout au Tibet par l'absence de cuillers et de fourchettes. Mais nous ne savions combien de services allaient se succéder, et je dois confesser que quelques bonnes gorgées de thé tibétain sont faites pour vous rassasier déjà. Nous essayâmes de deux œufs pris dans un plat qui en contenait une montagne, et attendîmes. Les domestiques varièrent moins les services qu'ils ne les accumulèrent, et peu à peu d'autres plats vinrent de la cuisine à la queue leu-leu. Le service suivant était composé de choses dont je ne sais pas le nom, et d'un goût douceâtre ou plutôt nul. Dans la bouche, cela nous fit l'effet d'un farineux quelconque. Puis vinrent de petites boules enfilées à des brochettes, et couchées sur de la paille. Ensuite, un plat contenant vingt assaisonnements de ris de veau fut le précurseur du *mo-mo*, qui est au Tibet la pièce de résistance. Ce sont des boules de farine formant un pudding épais, qu'enveloppait un mets étrange. C'en était trop pour nos estomacs ! Mais il fallut manger. Le prince était l'hospitalité même ; les vins et liqueurs furent trouvés excellents, entre autres un alcool indigène dont nous achetâmes une certaine quantité à notre hôte, pour renouveler notre provision presque épuisée.

Oui, les Tibétains sont une race courtoise. Différents des Indiens, ils n'usent pas seulement mais abusent des formules de politesse : *Ro nang* (Bonne aide) et *Tu che* (Merci) sont d'un emploi constant. On accueille un visiteur par une formule qui se traduit littéralement par : *Asseyez-vous et adhérez au tapis.* Quand il s'en va, son hôte lui dit : *Allez-vous-en lentement.*

Le langage tibétain est entièrement différent de l'hindoustani et du chinois. C'est une langue monosyllabique, agglutinative, dont la syntaxe non plus que le riche vocabulaire ne sont difficiles à apprendre. Mais ce qui déroute, c'est que la langue usuelle est un inextricable mélange d'idiomes. Une de ses particularités les plus apparentes est la manière confuse avec laquelle on la murmure. Si vous voulez dire à un homme : Réveillez-moi demain matin à six heures :

Nga-la sang-nyin shoge chutseu druck-la kétang, en parlant avec lenteur et distinctement, il sourira, mais sans faire le moindre effort pour comprendre; si, par contre, vous bafouillez quelque chose comme : *Nyal-sannin-shoshutsu-dullaketu*, vous serez compris à l'instant.

Certains mots tibétains sont très expressifs; ainsi, un canard se dit : *un volatile de boue*; se réveiller, se traduit par : *tuer le sommeil*; une fleur est un *bouton de feu*; un général est un *seigneur des flèches*; le soleil émergeant des nuages se traduit pittoresquement par un *frisson de fleurs*. Une curiosité de la langue est l'usage de deux mots de sens opposés, qu'on réunit pour exprimer la qualité par laquelle ils diffèrent. Ainsi, la distance est désignée par les adjectifs *loin-près* accouplés; le poids, par *lourd-léger*; la hauteur, par « *to-men* », littéralement : *haut-bas*....

La littérature du pays est presque entièrement religieuse; elle consiste dans les écrits sacrés ou *Kan-gyur*, qui comprennent plus de 100 volumes, et dans leurs commentaires ou *Ten-gyur*, en 300 volumes; sans parler d'un nombre infini de recueils de contes, paraboles, biographies et légendes des grands docteurs du Lamaïsme. Ces livres sont des merveilles de fabrication, et ce n'est pas un des moins curieux contrastes que ce pays peuplé d'illettrés produise de plus splendides volumes qu'aucune autre contrée de la terre. Déjà, la couverture a un caractère de beauté, de soin et de fini dans l'exécution, qu'on n'obtiendrait pas du meilleur de nos relieurs. Les plats sont de 22 centimètres sur 60; ils sont formés d'un bois dur à grain très serré, et divisés en trois panneaux, dont chacun a été giselé et fouillé avec un art exquis, minutieux. Au centre de chaque panneau est un Bouddha (parfois accompagné d'un autre Bouddha) assis sur le trône de lotus, en un relief d'un demi-centimètre d'épaisseur. Autour de cette figure, le feuillage conventionnel de l'arbre Bo remplit tout le champ du panneau, avec une aisance et une grâce dans les contours, qui sont admirables. Cependant, un espace libre est ménagé vers le haut, pour l'oiseau *Garouda*, qui veille avec des yeux et des becs sur tout le corps. En haut et en bas se trouvent de petits cartouches ronds renfermant des figures sculptées en relief, d'un détail exquis. Les trois panneaux représentent les trois conceptions de Bouddha; Maitreya le Bouddha à sa venue, y est représenté accroupi à la façon des tailleurs et des Orientaux. La couverture est entièrement et richement dorée; en soulevant le premier des panneaux, on découvre un feuillet de soie transparent comme un voile, d'un vert d'olive lavé d'incarnat et de rose garance, pour protéger la première page du manuscrit proprement dit. Cette page est faite d'un beau papier très fort, qui porte au milieu un dessin qu'on jurerait fait à l'eau-forte. Le reste est d'une riche couleur bleu de Prusse d'un très vif éclat. Les titres y sont écrits en grandes lettres onciales dorées. La page suivante contient du côté gauche une miniature; c'est là que commence le texte.

De la première lettre à la dernière, il est peint en grandes lettres d'or; mais quelques-uns de ces livres de choix ont des lignes alternées d'or et d'argent.

Bien qu'ils soient maintenant hors d'usage, les trous par lesquels des courroies passaient à l'origine à travers les feuilles sur deux points particuliers, sont encore visibles et marqués par un mince cercle d'or. Certes ils sont encombrants et peu portatifs, ces livres, mais confectionnés avec tant de soin, qu'ils auraient réjoui le cœur d'un William Morris.

L'art au Tibet est tout conventionnel. Mais la vérité est que la technique de la miniature, appliquée aux vastes tableaux, a eu des maîtres dans ce pays-là; seuls, les enlumineurs irlandais des VIIe et VIIIe siècles peuvent rivaliser avec les artistes qui ont couvert de fresques aux détails d'une finesse microscopique, les murailles du temple de Palkhor ou celui de Na-chung Choskyong, en dehors de Lhassa.

J'ai copié une figure de Bouddha, prise sur le mur de la salle à manger de Chang-lo. L'original est de grandeur naturelle et a été peint évidemment par un des plus habiles artistes du pays. Je ne me rappelle pas avoir vu une figure analogue aussi fermement dessinée, aussi minutieusement achevée et aussi délicatement coloriée. Seulement, il m'a été impossible d'en reproduire les dorures. D'autres figures sur la même muraille représentent des disciples du Maître, et sont presque aussi soigneusement dessinées. Ils sont assis autour de lui, en des attitudes variées, qui symbolisent leurs divers caractères, tandis que les grands apôtres et sages du Bouddhisme sourient doucement sur les murs latéraux séparant le Maître des terribles monstres qui montent la garde d'un air de défi du côté du monde extérieur, et qu'on retrouve dans chaque sanctuaire bouddhique.

L'effet général d'une fresque tibétaine est assez analogue à celui des tapisseries italiennes de la meilleure époque. En dépit de l'énorme somme de travail apporté dans l'exécution des moindres détails du costume et de la délicatesse avec laquelle les fleurs sont dessinées, je doute que l'intention de l'artiste ait été de peindre des figures destinées à être examinées en elles-mêmes. L'ensemble de la composition, le groupement des figures, décèlent en effet un art consommé. Le cadre est bien rempli, mais n'est pas encombré; les figures secondaires sont subordonnées aux principales, et le symbolisme des attributs et des gestes est indiqué d'une manière sûre, avec une précision lumineuse. Mais l'homme le plus étranger aux choses du Bouddhisme pourrait circuler dans les salles peintes du premier étage du temple de Palkhor, et, sans y rien comprendre, se déclarer encore charmé des couleurs et des lumières, comme s'il était devant une tapisserie à personnages.

Bien que cet art soit conventionnel, les Européens les moins prévenus ne tarderaient pas à comprendre que ces faces dorées, rouges, bleues, sont coloriées ainsi pour obtenir un ensemble plein d'harmonie, aussi bien

Un Sanctuaire Tibétain.

PHOTOGRAPHIE QUI DONNE ASSEZ EXACTEMENT L'ASPECT HABITUEL D'UN TEMPLE LAMAÏQUE. LA NEF DU TEMPLE, QUOIQUE PUISSAMMENT COLORÉE, EST RELATIVEMENT SOMBRE; LA PLUS FORTE LUMIÈRE TOMBE SUR L'AUTEL ET LE BOUDDHA. DEVANT LUI SE TROUVENT LES "TORMA", ET DEVANT EUX UNE RANGÉE DE LAMPES A BEURRE.

COLORATION : *Couleurs vives dans l'obscurité; or d'idole; katags et g'yangtsen (écharpes rituelles) aux nuances d'arc-en-ciel.*

Un Sanctuaire Tibétain.

PHOTOGRAPHIE QUI DONNE ASSEZ EXACTEMENT L'ASPECT HABITUEL D'UN TEMPLE LAMAÏQUE. LA NEF DU TEMPLE, QUOIQUE PUISSAMMENT COLORÉE, EST RELATIVEMENT SOMBRE ; LA PLUS FORTE LUMIÈRE TOMBE SUR L'AUTEL ET LE BOUDDHA. DEVANT LUI SE TROUVENT LES "TORMA", ET DEVANT EUX UNE RANGÉE DE LAMPES A BEURRE.

COLORATION : Couleurs vives dans l'obscurité; or d'idole; katags et gyangtsen (écharpes rituelles) aux nuances d'arc-en-ciel.

A TIBETAN SANCTUARY.

que pour illustrer la légende qui en est le sujet. Quant à la couleur, elle est éclatante.

La joaillerie au Tibet est d'un fini exquis, et rappelle, à quelques degrés, l'art byzantin. Voici, par exemple, une couronne, qui à l'origine était sur la tête de Bouddha, au monastère de Né-nyang. Rien ne surpasse la délicatesse avec laquelle la figure de Bouddha, en turquoise ouvragée, est enchâssée dans la feuille du milieu. La foliation elle-même est établie d'une main ferme, et nettement ciselée, avec décision; et tout le monde approuvera la manière dont l'artiste a posé le diadème. C'est un bon spécimen de l'art tibétain, et l'usage modéré qu'on a fait de la turquoise dans cette composition, satisfait d'autant mieux qu'on sait que ni le temps ni l'argent n'y ont été épargnés.

Voici encore deux boucles d'oreilles que j'ai achetées à Lhassa. C'est d'un dessin typique; et les pierres, ainsi que le procédé général de l'artiste, sont d'une qualité au-dessus de la moyenne. Ajoutons-y deux magnifiques boîtes de charmes en or et en turquoises, d'un travail de toute beauté. Enfin, j'ai sous les yeux un collier en turquoises brutes enchâssées d'argent et séparées l'une de l'autre par de gros grains de corail.

Le travail du cuivre et du bronze atteint un haut degré de perfection. Les petits dieux assis en rond autour des autels tibétains, sont des modèles d'un art conventionnel sans doute, mais dont la convention ne va pas jusqu'à l'extravagance. Il est d'un beau fini, et l'on ne peut nier l'habileté de l'artiste. Les Tibétains montrent le même talent dans leurs menus objets de piété. Ils seraient également capables de produire de la poterie de luxe ; mais ce n'est qu'à titre d'exception.

La peinture sur étoffes est extrêmement intéressante, et d'une note très originale comme motifs. J'ai déjà parlé de leurs tapis. La plupart de leurs étoffes de soie sont importées de la Chine. Malgré l'influence déprimante du hiératisme, qui a détruit l'indépendance politique du peuple, et rétréci à l'extrême les limites de l'art indigène, le spectacle habituel de ces œuvres de style n'a pas été sans développer en quelque mesure le goût naturel du peuple. L'éclat des couleurs dans un gompa tibétain pourrait paraître indiscret à l'Européen épris du charme des demi-tons ; mais on doit se rappeler que dans ce pays où l'air est très rare et la lumière éclatante, les harmonies et les discordances de couleurs doivent être jugées en vertu d'une tout autre norme que chez nous.

Impossible de dire grand'chose de la musique tibétaine. Les services religieux ont un chant dont la gamme n'a que trois ou quatre notes avec des intervalles qui sont des demi-tons approximatifs. Et les Tibétains n'ont pas encore franchi l'étape où le bruit cesse d'être le premier but du musicien. Or ce bruit n'est pas toujours et nécessairement désagréable. Entendu à un kilomètre de distance, le son du gong ou d'une conque dans laquelle le prêtre souffle à pleins poumons demeure parmi mes souvenirs les plus prenants. Mais entendue de tout près, cette musique est purement barbare. Les orchestres dans les temples se composent ordinairement de sept exécutants; ils se mettent à deux pour jouer de l'énorme trompette : l'un est chargé de tenir l'instrument, et l'autre de souffler dedans. Cette trompette rend un son rude, proportionné à la longueur du tube; quant à la hauteur ou à la gravité des notes, comme cette longueur dépasse 4 et même, pour la trompette du Potala, 6 mètres, la note produite est basse. Deux hommes enfin soufflent *ad libitum* dans des trompettes plus courtes, dont l'une a 1^{m}30 de long, et l'autre 35 centimètres. Cette dernière est faite en général d'un fémur de squelette humain, avec une pièce de cuivre aux deux bouts. Deux hommes enfin se consacrent aux *gyalings* : ce sont des clarinettes de médiocre longueur, et faites avec un roseau. Le dernier et le plus important de ces artistes est celui qui bat du tambour. Ce tambour ressemble à une casserole, et le parchemin qui forme la surface résonnante est frappé avec des baguettes en forme de faucille. Comme en Europe, il est d'usage ici que celui qui bat du tambour se charge aussi des cymbales. Ce sont de puissants instruments, qui dominent en effet tous les autres, dans le charivari digne de Babel qu'est un concert dans ce pays-là.

En outre, le Lama qui officie sonne d'une cloche au son argentin, à des intervalles rigoureusement déterminés; mais on doit confesser que l'effet général d'un service religieux rappelle le bruit d'une cour de ferme ou d'une chambre remplie d'enfants. Il faudrait bien des années de culture, pour introduire un peu d'harmonie dans cette confusion. Un ou deux de ces chants religieux ne sont pas sans analogie avec des airs connus. L'un d'entre eux est la mélodie orientale par excellence. Je ne puis la désigner de façon plus précise; mais Mrs. Flora Annie Steel en a suffisamment marqué le mouvement et le rythme en y mariant les vers : « Twinkle, twinkle, little star » (*Brille, brille, petite étoile*).

Le mariage au Tibet est, comme dans beaucoup de pays, un marché où l'on achète sa femme. Mais la mère de la jeune fille, contrairement à ce qui se passe chez nous, insiste sur la laideur et l'inutilité de sa fille, dans les pourparlers où l'engage le professionnel faiseur de mariages de l'endroit. Cette modestie, toutefois, ne résiste pas à une petite négociation. Amis et amies de noces sont, je crois, aussi nécessaires dans un mariage chic au Tibet, qu'en Amérique. S'il faut en croire Chandra Das, la difficulté qu'on a à découvrir si telle jeune fille attend un présent de noce ou non, est surmontée par un simple artifice : la mariée offre de petits *katags* ou écharpes à chacune des personnes dont elle voudrait obtenir un cadeau de noces. Le mariage est accompagné d'un petit service religieux. Le Lama qui officie déclare, après une prière, que la jeune mariée appartiendra désormais exclusivement à son époux... et aux frères de l'époux. Les ripailles en usage en Orient, après de pareilles cérémonies, couronnent dignement le service religieux. Le divorce est en vigueur dans le pays; il coûte cher au Tibet, mais cette question d'argent est là la seule difficulté où se heurtent des conjoints qui ne veulent plus de la vie commune.

Les Tibétaines sont de courte taille, mais robustes. J'ai encore sous les yeux, dans ma mémoire, une femme de Choumbi qui portait un énorme fardeau sur les épaules. C'était une charge d'herbe qu'elle rapportait au village. Dans ce cas particulier, son travail était absolument volontaire. Les habitants qui vont ainsi couper de l'herbe sont payés à forfait, et l'argent que cette femme a dû toucher de la part de l'acheteur lui a probablement permis, à elle et à ses maris, de vivre dans le luxe pendant toute une semaine.

Les aimables qualités du Tibétain sont tempérées par des habitudes d'ivrognerie assez fréquentes, et une immoralité sans scrupules. Mais c'est un rude travailleur, capable de supporter pendant des semaines des fatigues et des privations dont la perspective, même pour douze heures, ferait reculer un Indien. Ajoutons à son honneur, qu'il soigne et traite bien ses bêtes. On dirait, d'ailleurs, qu'il n'a pas de nerfs, car autrement les chiens qui remplissent tout le pays de leur vacarme, et en constituent un des traits les plus caractéristiques, passeraient un mauvais quart d'heure, même entre les mains d'un Bouddhiste.

Ces chiens sont d'une férocité que rien ne peut adoucir. Le jour ce sont des bêtes sauvages, et la nuit leurs aboiements furieux vous empêchent de dormir. Il est curieux de constater toutefois, qu'en dépit de leur vie en plein air et en liberté, le type duquel ils se rapprochent n'est pas celui du loup, mais plutôt du chien de trait des Esquimaux. Certains d'entre eux sont susceptibles d'être facilement domestiqués, et leurs petits sont mignons. Le terrier type, au Tibet, est de petite taille, a un long manteau, le nez fin, les oreilles pointues, et, en principe, doit être noir du museau à la queue. Mais on le trouve rarement à l'état pur.

J'ai pu mettre la main sur une photographie qui montre une opération que je n'ai jamais réussi à voir de mes propres yeux au Tibet : celle de quelqu'un qui lave quelque chose ! Phénomène inouï, dont personne non plus n'a jamais constaté la réalité. C'est une femme qui, d'une main, lave ses habits posés sur un banc, tandis que de l'autre elle verse sur eux de l'eau qu'elle vient de puiser dans la rivière voisine.

CHAPITRE XII

HISTOIRE INTÉRIEURE DE LHASSA DE 1902 A 1904

L'ÈRE DE L'INDÉPENDANCE TIBÉTAINE. || LE TRÉSORIER DU MONASTÈRE DE GADEN. || LA COMÉDIE DE LA RÉGENCE. || LES MOINES D'OURGA. || L'ÉLECTION D'UN DALAÏ LAMA. || POURQUOI LE DERNIER DALAÏ LAMA N'A PAS ÉTÉ ASSASSINÉ. || LE TRIUMVIRAT DU DALAÏ LAMA, DE DORJIEFF ET DU SHATA SHAPÉ. || LUTTE CONTRE L'ANGLETERRE. || OPPOSITION DU TSONG-DU. || CHAOS GOUVERNEMENTAL. || COUP D'ÉTAT DU TRIUMVIRAT. || L'AMBAN EMPÊCHÉ DE CONFÉRER AVEC LA MISSION. || PRÉPARATIFS DE DÉFENSE. || A L'OCCUPATION DE GYANGTSÉ LE DALAÏ LAMA RÉPOND PAR LA FUITE. || PLAIDOYER EN FAVEUR DE L'EXPÉDITION ANGLAISE.

AVANT de reprendre l'histoire de l'expédition, je me propose d'esquisser, en insistant sur les traits, celle de la politique intérieure de Lhassa pendant ces deux ou trois dernières années. La clef de la situation du Tibet, qui, à ce moment-là, devenait désespérée, peut être trouvée dans la détermination ferme et constante des Tibétains, de secouer la suzeraineté chinoise. Cette politique date de loin : il y a trente-cinq ans, l'esprit d'indépendance était déjà réveillé au Tibet, où un parti reconnu, dit : parti progressiste, avait pour chef un dignitaire : le trésorier du monastère de Gaden ; — rien que cela !

Sous l'ancien régime, comme on le peut constater, la politique constante des Régents était d'assassiner systématiquement chacun des Grands Lamas successivement proclamés, avant qu'il eût atteint sa dix-huitième année ; c'était un moyen d'assurer la continuité de la régence, et par suite de donner à la Chine l'occasion réitérée d'affirmer sa suzeraineté, car aucun Régent ne pouvait être nommé officiellement sans l'assentiment de l'Empereur de Chine. L'élection du Dalaï Lama lui-même devait théoriquement être approuvée à Pékin ; mais cette prérogative ne fut que rarement, sinon jamais, exercée.

A part ce dernier point, l'Empereur faisait usage rigoureusement de tous ses droits. A Ourga, un nouveau Taranath Grand Lama, le troisième en importance dans la religion bouddhique, fut, à une occasion donnée, péremptoirement disqualifié par l'Empereur, sous prétexte que son prédécesseur immédiat avait été un personnage turbulent et séditieux, et qu'il n'y avait aucune raison pour qu'il pût être réincarné dans quelque créature humaine. Mais le bon peuple de Mongolie protesta violemment contre cette assertion, en disant que cette déposition coupait sa religion à la racine même. Cette aventure fut cause de tant de troubles, qu'il y eut un compromis : l'empereur prononça que, puisque les moines d'Ourga avaient choisi un Mongol pour être leur chef, il considérerait l'élection comme valable ; mais que, dès lors, sous aucun prétexte, la réincarnation n'aurait lieu dans le corps d'un Tibétain. C'est ainsi qu'a été réglée jusques aujourd'hui la descente de l'Esprit. Il faut répéter ici au lecteur européen, porté à la malice, que ces apparences absurdes cachent souvent une politique très réaliste ; qu'elles sont la source de sentiments violents dans ces âmes asiatiques, et que raisonner dans cet ordre d'idées avec notre logique européenne nous conduirait à une totale inintelligence de la situation dans son ensemble. Les Tibétains ne virent là aucune absurdité ; d'autre part, leurs aspirations nationales s'exaltèrent : déjà, elles se faisaient jour dans une politique aussi astucieuse que nos diplomaties occidentales.

Le chef du parti progressiste mourut avant d'avoir atteint son but ; mais, il faut le remarquer, l'élection du Dalaï Lama actuel, qui eut lieu en 1874, a provoqué un changement de politique que soutint directement l'influence du réformateur. La dévolution de l'esprit d'Avalokiteswara s'est faite alors dans de toutes nouvelles conditions.

Anciennement, les noms de tous les enfants nés le jour même de l'assassinat d'un Dalaï Lama étaient inscrits sur des listes et placés dans une urne d'or, qui, dit-on, se soulevait d'elle-même et rejetait par trois fois le nom de l'enfant élu. On suppose que ce miracle a été quelque peu aidé par l'inscription du même nom sur chacune des listes.

Pour se défendre à l'avenir contre un pareil truquage dans un choix de cette importance, on adopta une nouvelle méthode : sur le conseil du chef des magiciens de Nachung choskyong, la découverte du nouveau Dalaï Lama fut confiée à la pieuse clairvoyance de Shartsé, abbé de Gaden. Cet homme, ayant reçu ses instructions, se rendit à Chos-kor, une plaine à l'est de Lhassa, et là, à la surface du lac Muli-ding-ki, put voir la nouvelle réincarnation, dans le sein de sa mère, une fleur de lotus. Après une courte enquête sur la mère et l'enfant, Tubdan Gyatso, le pontife actuel, fut trouvé à Paru-Chude, dans le district de Tag-po. Cette méthode d'élection pour l'héritier de l'autorité divine déjoua les intrigues ordinaires, grâce auxquelles les influences de famille non moins que la pression officielle assuraient au suzerain chinois une influence considérable sur les actes gouvernementaux d'un enfant plein de soumission. Le dernier Régent, comme je l'ai dit, fut choisi au couvent de Gaden, bien qu'il eût aussi quelques accointances avec le Kun-de-ling de Lhassa.

Dix-huit années plus tard, quand sous un autre régime sa vie aurait touché à sa fin, Tubdan Gyatso fut épargné par la mort. On attribua cet événement extraordinaire à l'état d'agitation qui régnait dans le pays lors de nos embarras dans l'Inde. On travaillait à la conclusion d'un traité à Calcutta, et il est très vraisemblable que la récente guerre avec les Anglais avait suggéré aux astucieux Tibétains l'idée que le temps était venu de prendre la direction de leurs propres affaires. La Chine ne leur avait servi de rien dans leur querelle avec l'Inde. Or, une réincarnation du Dalaï Lama, en ce moment de crise, aurait provoqué une nouvelle ingérence de l'influence chinoise, ingérence inopportune et même désastreuse. Le Dalaï Lama reçut donc la permission de vivre et de devenir majeur, mais seulement comme pontife, le pouvoir temporel demeurant entre les mains du Régent. Aussitôt que fut signé le traité en discussion, le dernier vestige de l'influence chinoise au Tibet fut effacé par le coup d'État de 1895, qui offre de grandes analogies avec celui dont Alexandre de Serbie a été victime dans de semblables circonstances. Tubdan Gyatso se proclama lui-même souverain temporel aussi bien qu'autocrate religieux, jeta le Régent en prison, et le fit empoisonner presque aussitôt après.

Tels sont les antécédents d'une situation qui n'avait pas changé en 1901. Il y avait à cette date trois hommes influents à Lhassa : le Dalaï Lama, Dorjieff, et le Premier Ministre ou Shata Shapé. Le troisième membre de ce triumvirat avait été amené au pouvoir quelques années auparavant, grâce à un malheureux incident survenu à Darjiling : un Tibétain avait été plongé dans une fontaine, pour l'insolence qu'il avait manifestée, lui ou un de ses compatriotes, envers une dame anglaise qui passait dans un rickshâw. La grossièreté de cet homme ne méritait peut-être pas un châtiment sans doute ignominieux, mais qui n'était pas inhumain ; et ce fut notre malheur plutôt encore que notre faute, de nous être attiré par là la haine de cet homme qui, au bout de quelques années, devait devenir premier ministre au Tibet : car le héros de l'aventure était le Shata Shapé en personne, qui était alors en exil et en disgrâce temporaires. Il ne nous pardonna jamais cet affront, et il n'est pas surprenant que, dès que l'occasion s'en présenta, il eût pesé de tout son pouvoir pour pousser la politique tibétaine dans le sens du changement qui s'ébauchait sous l'influence de Dorjieff. Celui-ci, nous le connaissons. Quant au Dalaï Lama, nous n'avons sur lui d'autres références que celles de source chinoise, qui, le dépeignent comme un entêté, un esprit assez vain, non sans force de caractère, et impatient de toute espèce de joug. Au physique, c'est un homme à puissante carrure et de haute taille, dont les yeux sont d'une obliquité peu commune.

En face de ces trois hommes, les représentants et délégués divers des castes sacerdotales dirigeantes ne se départaient pas de leur respect traditionnel, et ne marchandaient pas au Dalaï Lama les hommages que le plus indépendant des Tibétains s'empresse de lui prodiguer; mais ils refusaient avec obstination de renoncer à leurs principes archaïques, à cette politique de réclusion qui avait été pendant si longtemps le salut du Tibet. Sur tous les autres points, le Dalaï Lama pouvait agir selon sa fantaisie; mais le Tsong-Du ne tolérait sous aucune forme, et pas un instant, l'idée d'un protectorat moscovite, non plus que la présence d'un représentant russe à Lhassa.

Ajoutons que, ni d'un côté ni de l'autre, on n'accordait la moindre attention aux réclamations ni aux opinions de la Chine. Le retour de Dorjieff, en décembre, muni d'un accord officieux entre la Russie et le Tibet, fut donc le point de départ d'une période difficile pour le Dalaï Lama. Il ne pouvait ni entièrement démentir ni absolument affirmer l'existence d'un traité. La convention solennelle qui excluait tous les étrangers du Tibet, et qui portait la signature du Tsong-Du, était, par ce Conseil, mise avec obstination sous les yeux du Dalaï Lama, et rien ne put être officiellement conclu. Alors le Dalaï Lama changea de méthode.

Sans abandonner un moment une politique qui, dans son esprit, assurait à lui et à son pays l'indépendance, sous la protection en apparence gratuite de la Russie, il ne chercha pas à cacher plus longtemps que la prudence à courte vue du Tsong-Du le contrariait autant qu'une intervention venue de Pékin. Comme il lui était impossible, dans l'état actuel des choses, de peser directement sur les idées de ce Conseil National, il se décida à user dans l'avenir du pouvoir prépondérant dont il était investi, sans s'inquiéter de l'obstruction de ce dernier : il pensait que son but demandait assez de temps avant d'être atteint, pour qu'il pût laisser mûrir doucement son idée, et, à un moment donné, mettre le Tsong-Du en présence du fait accompli. Ce ne fut pas chose facile : on n'avait aucun motif de querelle avec l'Inde, et les Tibétains, confiants en eux-mêmes, n'attachaient guère d'importance aux suggestions qui leur venaient de Russie. Le pays avait recouvré son indépendance à l'égard de la Chine, et ne concevait aucune raison de la perdre à nouveau au profit d'un tiers. Avec une prévoyance pleine de finesse, le Dalaï Lama comprit qu'une telle protection était inévitable, qu'elle vînt du nord ou du sud. Il préféra la Russie. Outre les intrigues de Dorjieff, il était poussé dans ce sens par cet axiome politique : qu'il vaut mieux conclure un traité avec un pays éloigné, qu'avec un voisin.

L'effet moral d'une alliance avec l'une des deux puissances européennes était, on le sait, une garantie contre l'ingérence de l'autre dans les affaires tibétaines. Or, l'Inde est, aujourd'hui, distante de quinze jours, et la Russie de quatre mois, en choisissant les routes les plus directes. Dès qu'il pourrait faire reconnaître au Tsong-Du la nécessité d'un secours venu de l'étranger, il savait que l'aide de la Russie serait préférée sans aucun doute à la traditionnelle et imminente menace de l'influence venue de Calcutta. Il prit sur lui de forcer le Tsong-Du à faire cet aveu; et il était clair que si quelque accroc pouvait se produire dans les relations courantes entre l'Inde et le Tibet, il serait bien près d'en venir à ses fins. Pour atteindre son but, il ne s'embarrassa d'aucun scrupule, et ne connut point de difficulté. Les règlements de la frontière du Sikkim furent violés d'une manière flagrante; nos droits de pâturage près de Giao-gong furent méconnus si ouvertement, que l'auteur de ces agressions devait manifestement s'attendre à ce que nous ne pussions les souffrir longtemps. Un poste de douane fut créé; et, par une véritable barrière de droits protecteurs, sépara des sujets anglais de tout le reste de l'Empire britannique. Un hasard fit le reste : la lettre de Lord Curzon expédiée vers le milieu de 1902, offrit au Dalaï Lama une occasion, qu'il mit rapidement à profit, de manifester ses intentions. La lettre fut retournée sans avoir été ouverte, et sans être accompagnée d'explications ni d'excuses d'aucune sorte. Telle était la situation, immédiatement avant l'arrivée de la Mission à Kamba djong.

Dans cette phase de nos relations avec le Tibet, le Tsong-Du fut peu consulté. Le plan de Tubdan était d'user de son Conseil après coup, lorsque ce dernier n'aurait plus qu'à ratifier le fait accompli; mais non d'avoir recours à ses lumières. Des envois de fusils furent reçus de temps en temps et emmagasinés à Norbuling sous la surveillance personnelle du Dalaï Lama; et Dorjieft continua à distribuer des cadeaux de peu de valeur, mais fort appréciés, aux personnages influents de Lhassa. La décision du Gouvernement de l'Inde, d'envoyer M. Chaude White dans le but de défendre les droits de pâturage des habitants de Sikkim, fut interprétée par le Dalaï Lama comme un acte d'hostilité ouverte; et il s'en servit pour hâter la catastrophe, avec d'autant plus d'empressement peut-être que le vieil Amban Yu-kang disait et répétait que la politique tibétaine à l'égard des Anglais était à la fois insensée et présomptueuse; mais ses protestations furent constamment et insolemment écartées. A la fin, cependant, il semble que le Shata Shapé ait reculé devant les moyens extrêmes dont le Dalaï Lama, incité surtout par les intrigues de Dorjieff, était en passe d'user. Les détails exacts de cette querelle ne sont pas connus, mais il est hors de doute qu'en 1903 le Shata Shapé fut déposé d'office, et jeté en prison; il y est encore, je crois.

Les quelques informations que nous reçûmes sur les affaires intérieures qui préoccupaient Lhassa à ce moment-là, nous donnèrent une idée suffisante du chaos qui régnait dans la ville. Aux velléités d'hésitations de ses collègues au gouvernement, le Dalaï Lama opposait de mauvais prétextes en guise d'arguments, et bientôt il fit la découverte que la moindre menace de sa part de donner sa démission des affaires temporelles — qu'on aurait pu supposer être bien accueillie par ses collègues, las d'une politique de casse-cou — faisait au contraire adopter aux plus insubordonnés d'entre eux l'attitude la plus soumise.

L'impopularité que rencontraient au Tibet les tendances russophiles du Dalaï Lama, ne pouvait qu'augmenter, par de pareils procédés; la coopération de l'Angleterre et de la Chine, qui se manifestait par la marche de la Mission jusqu'à Kamba djong, était pour la politique russe un échec certain. On recourut alors au grand astrologue du Tibet, le Lama de Re-ting, qui fut prié d'interposer l'influence des astres pour arrêter l'invasion britannique. Il est remarquable que, dans sa réponse, il mit le doigt sur la plaie : les troubles dont souffrait le Tibet étaient dus, d'après lui, à la corruption que l'or européen avait exercée, en dépit de la loi, parmi les fonctionnaires tibétains.

Le 3 ou 4 octobre, on assure que cent cinquante fusils russes furent apportés au Potala, par l'entremise de Dorjieff. A ce moment, l'influence de ce dernier était à son apogée, et l'on avait le regret de constater qu'à Lhassa les Shapés eux-mêmes étaient obligés d'avoir recours à son intervention, non seulement pour faire quelque chose, mais même pour être seulement écoutés du Dalaï Lama. C'est alors que ce dernier, sur une démarche formelle de Dorjieff, prit une série de mesures arbitraires et extrêmement risquées : le 13 octobre, il débarqua ses quatre ministres d'État et les représentants des Trois Monastères, puis les emprisonna à Norbu-ling; il accusa le Shata Shapé de s'être laissé corrompre; il accusa les autres membres du ministère de lui avoir caché des faits importants concernant des incidents de frontière, de s'être laissé gagner par l'or étranger, et, d'une manière générale, d'avoir désobéi à Sa Sainteté, en imprimant à la politique du pays une direction contraire à celle que voulait lui donner son maître. Afin de pouvoir mener à bien le coup d'État qu'il méditait, le Dalaï Lama, une fois de plus, menaça de résigner ses fonctions et d'embrasser la vie contemplative, si le Tsong-Du n'approuvait pas ses faits et gestes. Ce *bluff* réussit complètement.

Des quatre Shapés renversés, le moine officiel Te-kang, le Shata Shapé et Sho-kang étaient les fonctionnaires les plus influents et les plus respectables ; le dernier, du nom de Hor-kang, était un homme de caractère assez faible, qui n'était aux affaires que depuis quatre mois, et qui presque immédiatement se suicida pour échapper aux responsabilités. Leur place fut prise par le Ta Lama, un ecclésiastique, par le chef de la maison de Yutok, par le Tsarong-dépen et le Tse-chung Shapé; aucun d'eux, sauf le Yutok Shapé, n'avait d'influence, ni par sa position sociale, ni par son intelligence.

Le Ta Lama, que nous avions rencontré à plusieurs reprises, était un vieux prêtre aux allures de gentilhomme, mais tombé en enfance, et incapable de fixer son attention sur n'importe quel objet pendant plus d'une minute. Le Yutok Shapé était d'un flegme tout fataliste et semblait pleinement convaincu de l'impossibilité de rien faire avec le peu d'autorité qu'il possédait. Les deux autres étaient une quantité encore plus négligeable et n'avaient été nommés, manifestement, que pour laisser carte blanche au Dalaï Lama dans l'exécution de ses excentricités. C'est avec ces ruines que se gouvernaient les affaires du Tibet! L'Amban, à plus d'une reprise, avait reçu notification de son renvoi; il eut la faiblesse d'essayer de rétablir ses affaires en faisant personnellement appel au Grand Lama et au Tsong-Du; mais la manière dont la Mission s'était vue traitée à Kamba djong lui indiquait suffisamment le peu d'importance qu'on attachait alors aux représentations de la Chine.

En décembre 1903, les Shapés, sur les instructions du Dalaï Lama, refusèrent définitivement à l'Amban de le laisser se rendre auprès des Anglais. Ce fut la goutte d'eau qui fit déborder le vase : il demanda avec colère que ce refus d'obéir aux ordres de l'empereur de Chine fût consigné par écrit. Il fut probablement assez surpris de voir que le Dalaï Lama y acquiesçait sur-le-champ, et assumait la pleine et entière responsabilité de ses actes. Mais le Tibet avait, sous l'impulsion de son maître, décidé d'agir en royaume indépendant; et, aussitôt ce défi jeté au suzerain, des troupes furent envoyées de Lhassa à Phari. Alors Yu-kang pour s'entremettre auprès des Anglais, offrit, montrant ainsi fort peu de caractère, de payer la dépense de son voyage; mais cette satisfaction même lui fut refusée. Pendant un certain temps, l'Amban ne put davantage obtenir de réponse du Dalaï Lama sur des questions qui ne regardaient en rien la Mission britannique : d'ores et déjà, il était considéré comme une quantité négligeable; bien plus, il finit par être désavoué.

Les premières rumeurs de la guerre russo-japonaise

paralysèrent cependant la main de la Russie. Le Dalaï Lama se trouva dans la position d'un homme qui, ayant frayé les voies à une grande puissance, n'en peut attendre aucun soutien; du côté de l'Angleterre il n'avait rien de bon à recevoir : une demande de satisfaction et des représailles qu'il avait lui-même provoquées.

Pendant ce temps-là, les pieux citoyens de Lhassa murmuraient contre leur divin chef spirituel. Ils se disaient à l'oreille que le Lama du Potala, comme on l'appelle souvent, après avoir mis en prison les Shapés, était en train de consommer sa folle entreprise en poussant son pays et lui-même à sa perte. La plus extrême confusion régnait dans les cercles officiels; personne ne se confiait à son meilleur ami; l'Amban, essayant de recouvrer son crédit au moment suprême, reparaissait avec un programme incohérent de mauvaises propositions, demandant que son maître fût écouté et qu'on se mît en mesure de lui procurer à lui-même des moyens de transport. Personne ne lui accorda la moindre attention, et il semble n'avoir cessé son tapage qu'en recevant une désagréable communication de la cour chinoise, lui intimant l'ordre de retourner à Pékin pour y recevoir son châtiment. Telle fut la fin de Yu-kang.

Cependant, l'Amban qui devait le remplacer faisait doucement route vers Lhassa. Il était parti en novembre 1902, et quinze mois semblent une durée peu ordinaire, même au Céleste Empire, pour couvrir la distance qui sépare Lhassa de Pékin. Il avait demandé une escorte de 2 000 hommes, mais en réalité il trouva difficilement des vivres pour la pauvre petite centaine d'acolytes qui lui fut accordée. Il avait été élu à ce poste parce que c'était son frère qui avait conclu le malheureux traité de 1890, et qu'on regarde en Orient comme une mesure juste et efficace de faire corriger par un membre de la même famille le dommage causé par l'un des siens. En chemin, à Ta-chien-lu, la ville frontière, il paraît avoir rançonné à la fois le préfet chinois et le « gyalpo » tibétain, avec une parfaite impartialité. Il semble avoir affirmé l'intention de restaurer l'autorité chinoise; et, ne montrant aucune sympathie pour les Tibétains, il dit que le Setchouan une fois ouvert aux étrangers, il n'y avait aucune raison pour que le Tibet prétendît leur rester fermé.

Le 12 février il atteignit Lhassa, et prit possession de son poste. A la fin de ce même mois, les intrigues de Dorjieff commencèrent à être la fable de la ville, et son influence à s'évanouir. Il était de notoriété publique que le Dalaï Lama avait envoyé à Saint-Pétersbourg un Bouriate qui était revenu trouver Dorjieff avec une grosse somme d'argent. En outre, le nouvel Amban, malgré ses défaillances morales, manifestait quelque preuve d'énergie. Il essaya de parler haut, et l'un de ses premiers gestes fut de censurer sévèrement l'inaction de son malheureux prédécesseur qui avait reçu l'ordre de conférer dans le sud avec

Younghusband; une semaine après son arrivée, il fit une visite au Dalaï Lama, et, pendant trois heures, essaya de lui faire entendre raison; c'était, il est vrai, perdre son temps, et, rentré chez lui, à la Résidence, il s'employa à réorganiser et à réformer la chose militaire, en tant du moins qu'elle concernait les soldats chinois. Sur un point capital, il échoua aussi complètement que le pauvre Yu-kang : lui aussi demanda, et finalement exigea d'être transporté à Thuna pour s'y rencontrer avec Younghusband, ou Yun-hai-phun comme il traduisait ce nom. Cela, le Dalaï Lama, courtoisement, mais fermement, le refusa, assumant d'un cœur léger la responsabilité de cette attitude; il refusa également la permission d'établir des garnisons chinoises à la frontière et à Lhassa.

Entre temps, le recrutement se poursuivait en province; celle de Kham refusa d'abord de fournir des hommes, alléguant la mauvaise nourriture qu'on donnait aux soldats; on promit d'y remédier, ce qui n'eut jamais lieu; sur quoi, elle accorda un millier d'hommes pour la défense de Lhassa. Mais, dans d'autres provinces, le Dalaï Lama se heurta à un froid refus. Juste à ce moment-là arriva la nouvelle du désastre de Gouru et de l'occupation de Gyangtsé par les Anglais. Le mécontentement redoubla. Dorjieff sentit que le moment d'agir était arrivé pour lui, s'il voulait sauver sa vie. Il semble avoir calculé lui-même les chances d'une attaque contre la petite garnison anglaise à Chang-lo : si l'attaque réussissait, il gagnait du temps et justifiait sa politique; il dressa donc son plan, et donna l'ordre d'attaquer le 5 mai, puis il s'éclipsa prudemment du côté d'Ourga, afin qu'il pût se mettre à l'abri en cas d'échec de son entreprise.

C'est à ce même moment que le Paro Penlop, qui est le second personnage du Bhoutan, et passait pour anglophobe, proposa de détruire les lignes de communications britanniques, en l'absence du Tongsa Penlop ou premier prince de ce pays, qui était favorable aux Anglais.

De hauts fonctionnaires commençaient à se dire entre eux, en se cachant à peine, que le Dalaï Lama était insensé; personne malheureusement n'osait le lui dire en face. La nouvelle que la Russie était battue en Corée avait atteint Lhassa. Celle du combat du Karo la y causa la consternation. Mais le Dalaï Lama fit observer que l'Armée Dorée, ainsi qu'on appelle l'escorte de moines du grand pontife, n'avait pas encore donné. Au besoin, il armerait tous les habitants mâles de Lhassa.

Telle était la situation lorsque le Dalaï Lama reçut la nouvelle que le djong de Gyangtsé avait été réoccupé par les Anglais, et qu'ils allaient se mettre en marche dans la direction de la capitale. Il ne perdit pas de temps. Déguisée sous la sale robe cramoisie d'un simple moine, l'enveloppe mortelle de Tubdan Gyatso prit la fuite, quittant son antique résidence et sa cathédrale sainte de Lhassa, et entraînant avec elle l'âme incarnée d'Avalokiteswara. Il mit son pied doré sur la route de Nakchu-ka, qu'il suivit sans regarder en arrière, sans relâche, jusqu'à ce qu'il fût à huit jours de marche de son gouvernement. Avec lui s'en allait le chef des Magiciens qui, bien des années auparavant, avait aidé à placer Tubdan sur le trône, et, dans ces dernières années, avait prédit, avec trop de vérité, que « *l'année du dragon des bois serait désastreuse pour le Tibet* ». Or, c'était justement l'année 1904. Ces deux hommes, au moment où j'écris, se trouvent encore à Ourga; il est évident que jamais nos relations avec le Tibet ne seront solidement établies tant qu'ils seront aveuglés par la folie qui osa empiéter sur les droits de l'Inde, où jusqu'à ce qu'ils aient été tranquillement évincés par la hiérarchie de l'ancien régime, dont ils ont si rudement violé les prérogatives.

C'est le moment de rappeler que les négociations que nous avions vainement essayé d'entamer et que le major Younghusband était autorisé à poursuivre, n'avaient rien d'excessif dans leur programme de réclamations; nous aurions pu exiger davantage. En deux mots, elles renfermaient la demande d'une rectification de frontière, d'une indemnité à fixer ultérieurement dans son chiffre et son mode de paiement; en outre, les influences politiques étrangères devaient être exclues totalement du Tibet, et les concessions pour mines, railways ou télégraphes n'être accordées qu'avec le consentement du Gouvernement de l'Inde.

On devait choisir comme places de commerce Gyangtsé et Gangtok, une localité sur la route de Shiga-tsé à

Leh ; une autre clause permettait au commerce indien de pénétrer librement par tel ou tel col de montagnes ; les Anglais auraient un Résident à Gyangtsé, mais aucun à Lhassa, non plus commercial que politique; la vallée de Choumbi serait occupée par les forces britanniques jusqu'à paiement de l'indemnité.

La suzeraineté de la Chine était franchement reconnue dans ce document, et il est à peine besoin de dire que la Russie n'était pas mentionnée. Le colonel Younghusband avait exposé avec franchise, qu'à son avis il serait plus avantageux et plus efficace à la longue d'avoir un Résident à Lhassa; et si le Gouvernement ne s'était pas engagé, à l'égard de la Russie, à prendre une résolution contraire, il est possible que l'opinion du colonel eût fini par prévaloir.

Il est à remarquer que l'absence de Lord Curzon qui, de la fin d'avril au commencement de décembre, voyageait hors de l'Inde, aurait pu être désavantageuse à certains égards pour notre cause; mais il avait confié la direction de cette affaire à Lord Ampthill, gouverneur de Madras, et provisoirement vice-roi de l'Inde en l'absence du titulaire; ce dernier se montra à la hauteur de sa tâche, et mérita la reconnaissance du Gouvernement anglais pour la fermeté qu'il déploya, et la peine qu'il se donna pour mener à bien ces difficiles négociations.

Un des avantages de l'envoi de l'expédition a été d'attirer définitivement l'attention du public sur une considération qu'on avait tenue trop longtemps cachée.

Il ne peut plus être sérieusement prétendu maintenant que notre position au nord de l'Inde présentât à cette époque une pleine et entière sécurité. J'ai parlé des avertissements reçus par Lord Curzon sur la manière dont l'influence russe s'insinuait graduellement à Lhassa; l'expédition prouva d'une manière concluante que ces rumeurs étaient de beaucoup au-dessous de la réalité. Il n'y a pas de raison au monde pour que la Russie n'obtienne pas une influence prédominante à Lhassa sauf celle-ci : que cette influence est incompatible avec nos intérêts pleinement reconnus. Une telle considération justifie complètement l'envoi de la Mission, comme quelques considérations complémentaires à l'égard de la frontière du nord de l'Inde vont le confirmer surabondamment.

Et d'abord, nous avons découvert, pour ainsi dire, le Tibet méridional. Il est loin de ressembler à ces déserts arides et sans eau qui constituent le Tibet septentrional, et que Sven Hedin a si bien décrits. Les rives plates, formées d'alluvions, du Tibet méridional nourrissent une vigoureuse végétation, et sont susceptibles d'une culture intense.

Je ne connais rien, dans les histoires d'aventures, de plus digne d'admiration que l'esprit d'endurance et le courage déployés par les indigènes de l'Inde requis par l'Angleterre pour nous faire connaître par leurs explorations secrètes la topographie du Tibet. Ces hommes n'ont ni compagnons ni ressources; ils se sont engagés à mener à bien une des entreprises les plus hasardeuses, celle d'un espionnage dans une contrée barbare; s'ils se trahissent une minute pendant ces longs mois et ces années d'exil, ils savent qu'on ne montrera pour eux aucune pitié. Il faut ajouter à leur louange que, dans ces conjonctures, aucun d'entre eux n'a compromis les intérêts du gouvernement qui l'emploie. On connaît l'aventure de ce héros qui a consenti à être dénoncé aux Tibétains comme espion par un de ses collègues, afin que celui-ci pût du moins s'échapper et rapporter en Inde les notes et calculs inappréciables qu'il avait recueillis pendant son voyage d'une année. Pendant trois ans, cet indigène, du nom de Kintup, fut vendu comme esclave, et subit sa captivité sans se plaindre.

Mais, outre les difficultés et les dangers, un pareil service d'exploration est des plus pénibles. Il faut déjà avoir la tête solide, pour endurer la simple fatigue physique de ces voyages où l'on doit compter chacun de ses pas, sans oser presque lever les yeux du sentier que l'on suit, sous peine de provoquer les soupçons ou de tomber faux dans ses calculs. Un Indien, par exemple, a mesuré la longueur du Ling-Kor, la route qui fait tout le tour de Lhassa, rien qu'en comptant le nombre de prosternations nécessaires pendant un kilomètre, bien et dûment mesuré de cette manière. Un autre de ces indigènes a fait un trajet de 400 kilomètres en comptant tous ses pas par-dessus une chaîne de montagnes. Quand on écrira dignement l'histoire des explorations de l'Asie, on accordera une place de première importance à ces hommes qui ont consenti à tourner sans trêve les roues de faux moulins à prières, sur le papier desquels, au lieu de formules pieuses, ils inscrivaient laborieusement et minutieusement, nuit par nuit, leurs observations de la journée.

Retournons maintenant à la question de la défense de nos frontières de l'Inde.

Il n'est pas un ami impartial de l'Angleterre qui n'ait remarqué que ses limites naturelles sont constituées moins par l'Himalaya que par les impénétrables déserts qui s'étendent à une bonne centaine de kilomètres au nord de Lhassa; or, c'est pour nous une question des plus graves, que de ne pas voir l'influence russe l'emporter dans cette ville. Les fertiles campagnes du Tibet méridional ne doivent pas constituer un atout dans le jeu d'une puissance qui se proposerait d'envahir l'Inde; si cette puissance n'a comme base d'opérations que le Transsibérien, le Tibet, dans ce cas, ne risque pas sérieusement d'être envahi.

S'assurer l'accès immédiat de ce fertile pays est donc d'un intérêt évident pour la politique de l'Angleterre; mais, on ne peut assez insister là-dessus : cette nécessité n'implique de notre part aucun désir de nous mêler des affaires intérieures du Tibet. L'idée seule d'un protectorat, de l'annexion de plus de 2 000 kilomètres carrés de territoire au delà de la frontière de l'Inde est tout simplement ridicule.

Pour pouvoir occuper au besoin, sous la menace de la prépondérance russe à Lhassa, les marches du Tibet méridional, il suffirait de quelques travaux d'art.

Une route permettant de surmonter les difficultés naturelles du Nathou la, est en ce moment à l'état d'étude le long des vallées du Di-tchou et de l'Ammo-tchou. On propose de pousser le point terminus de la voie ferrée aussi loin que possible sur les rampes les plus accessibles de l'Himalaya. De là, on construirait une route carrossable le long de la vallée jusqu'aux sources du Di-tchou, en empruntant le territoire du Bhoutan près de Jong-sa, à une hauteur de 5 000 mètres, et franchissant à son point le plus bas la grande chaîne de montagnes qui borde la rive droite de l'Ammo-tchou. De cette hauteur-là, le terrain s'étend jusqu'à Richen-gong, presque sans changement de niveau. D'ailleurs, les difficultés d'une seconde expédition dans la vallée de Choumbi seraient considérablement aplanies, car la route de Rinchen-gong à Kamparab est sur le point d'être achevée par nos ingénieurs. De Kamparab, une route naturelle a constamment été utilisée par toute la partie roulante de notre corps d'expédition jusqu'à Kang-ma. La construction de la route qui franchirait Jong-sa permettrait en outre aux marchandises débarquées au point terminus de la voie ferrée, de rouler sans rompre charge jusqu'à 50 kilomètres de Gyangtsé lui-même. Sans commentaires !

Donc, afin de nous résumer, il est d'une importance capitale pour la sécurité de l'Inde, que nous écartions de Lhassa toute influence politique d'une puissance européenne quelconque; et pour cela, que nous nous assurions les voies d'accès au Tibet méridional, ce qui nous permettra de tenir toujours en échec toute tentative de ce genre, sans que cela implique de notre part aucun désir d'intervenir dans les affaires intérieures du Tibet.

La question d'une voie carrossable est inséparable de celle du commerce. Il est loin de conteste que c'est le thé qui formera un jour le principal objet de notre exportation au Tibet. Les habitants de ce pays en useront avec profusion et empressement, le jour où les planteurs de Darjiling voudront bien faire cesser leur mauvaise volonté en se refusant à voir les choses comme elles sont : ils sont prêts à exporter leur thé ordinaire, mais sous la forme qu'ils ont l'habitude de lui donner, et non pas sous celle qui plaît aux Tibétains; c'est absurde. Après une certaine pression, la Chambre des planteurs de Darjiling a envoyé deux hommes dans les plantations de thé des Chinois, pour apprendre la méthode de confectionner le thé en briques, tel que les Tibétains le demandent; mais il semble étrange qu'il ait fallu une expédition pour enseigner aux intéressés ce qu'aurait dû leur apprendre la plus élémentaire expérience commerciale.

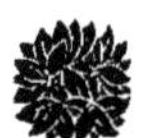

CHAPITRE XIII

LE LAMAÏSME

ORIGINES DU LAMAÏSME. || LÉGENDE ET HISTOIRE. || LE MONASTÈRE DE ÇAKYA. || L'ÉCOLE DES LAMAS. || LA SECTE DE LA CAPE ROUGE. || QUELQUES PERSONNAGES MIRACULEUX. || LA CLASSE DES BODISATS. || LES DIVINITÉS TUTÉLAIRES DE TIBET. || LES ESPRITS MALFAISANTS. || LA VIE FUTURE. || MORALITÉ DU LAMAÏSME. || RITES DE LA RELIGION. || LAMAÏSME ET CHRISTIANISME.

L'HISTOIRE d'une expédition à Lhassa ne saurait être complète sans quelques renseignements consacrés au côté ecclésiastique de la religion du pays. Après avoir parlé de la manière dont cette religion se traduit dans les esprits et dont elle s'applique à la vie ordinaire des Tibétains, nous donnerons sur l'organisation intérieure du Lamaïsme, un complément d'informations qui feront mieux comprendre la position occupée par le Bouddhisme au centre de l'Asie.

L'origine du Bouddhisme au Tibet est racontée par les Tibétains eux-mêmes, avec une naïveté assez amusante. On dit que, dans les temps très anciens, le Tibet n'était qu'un pays de ravines, de rochers et de torrents, coupé par de vastes lacs. Bouddha en personne vint le visiter, et, n'y trouvant d'autres habitants que des singes, il les questionna et leur demanda pourquoi ils n'étaient pas de bons Bouddhistes. Ils lui répondirent, non sans raison, que la contrée, dans l'état sauvage où elle se trouvait, ne leur permettait pas de développer leur corps, non plus que leur culture religieuse. A cela, Bouddha répondit : « Si vous me promettez de devenir des hommes et de bons Bouddhistes, je vous donnerai à habiter un bon et fertile pays ». La convention ayant été conclue, Bouddha draina sur plusieurs points les eaux du pays qui est aujourd'hui la plaine de Gyangtsé, en creusant un canal souterrain qui aboutissait, en passant sous l'Himalaya, au Gange, dans les environs de Gaya. De leur côté, les naturels tinrent leur promesse et, sans rien savoir de Darwin, ils devinrent à la fois des hommes et de bons Bouddhistes.

En réalité, l'époque où cette religion s'est établie dans la contrée, peut être déterminée avec une assez grande précision. Le roi tibétain Srong-tsan-gambo doit avoir été un homme d'une extrême sagesse. Il n'en est pas moins vrai que ce fut l'influence de ses deux femmes, une Chinoise et une Népalaise, qui le décida à introduire le Bouddhisme dans ses États. Il reconnut d'ailleurs l'énorme valeur qu'aurait pour lui l'avantage de faire de sa nouvelle capitale le centre du Bouddhisme. Dans l'Inde, cette religion avait été bannie par un retour offensif de l'Hindouisme. Si le Bouddhisme était demeuré la grande religion de la péninsule, aucune ville en Asie n'aurait pu rivaliser avec Gaya au point de vue de l'importance religieuse. Exilée de son berceau, la doctrine de Çakya Mouni fut recueillie par Srong-tsan-gambo avec un grand sens de l'opportunité; il sut apprécier l'intérêt qu'aurait même pour son autorité politique le transfert du siège du Bouddhisme dans sa capitale, qui en est restée, jusqu'à ce jour, le sanctuaire mystérieux et vénéré.

Donc, le roi du Tibet envoya chercher dans l'Inde des moines bouddhistes éclairés, et, avec le pouvoir absolu d'un autocrate oriental, imposa la foi nouvelle à tout son peuple. Il reste peu de reliques, sauf peut-être dans la cathédrale même de Lhassa, qui relèvent de cette phase primitive du Lamaïsme; mais il est hors de doute que ce fut là la base du Bouddhisme actuel au Tibet. Dans sa pureté primitive, cette doctrine était le « *plus grand véhicule* », sans aucune autre addition que celles de l'école indienne d'Asanga, qui se vit contrainte d'ajouter à la parole du Maître certains éléments du rituel et de la mythologie indiennes. Mais, dans l'état présent du Lamaïsme, le Bouddha lui-même aurait quelque peine à reconnaître pour siens un seul principe, une seule phrase de la doctrine, qui s'est développée à l'aide d'influences étrangères. Protégée par la position géographique de sa nouvelle ville sainte, entourée de la vénération qui s'attachait à ses docteurs, elle s'enrichit au Tibet d'éléments purement nationaux et conformes à l'esprit des lieux. Mais cette transformation n'implique point qu'elle fût sévèrement éprouvée et épurée. Le manque de communications entre le Tibet et le monde extérieur, l'anarchie qui résulta de l'affaiblissement progressif du pouvoir autocratique, favorisèrent l'apparition d'un grand nombre de modifications spéciales et locales de la doctrine bouddhique. C'est Kublai khan, vers le milieu du XIIIe siècle, qui, en reconnaissant l'autocratie spirituelle du Grand Lama du monastère de Çakya, lui assura la suprématie universelle sur toutes les autres sectes bouddhiques.

Une légende curieuse se rattache à cet événement. Plein de la plus libérale sympathie pour toutes les formes de l'expérience religieuse, Kublai khan se décida à mettre pratiquement à l'épreuve les prétentions des diverses confessions. Aucune ne fut exclue. Un certain miracle, le phénomène du soulèvement automatique d'une coupe de vin jusqu'aux lèvres de l'Empereur, devait être accompli par les représentants des religions rivales. Le Christianisme fut peut-être mal inspiré, en acceptant ce défi à la manifestation publique de son pouvoir surnaturel. Les Lamas, de leur côté, cela est hors de doute, mirent en jeu des moyens secrets, matériels, pour assurer le succès de leurs incantations; et l'impuissance du Christianisme à opérer le miracle acheva de faire pencher le plateau de la balance en faveur du Bouddhisme dans le centre de l'Asie.

Il n'est pas invraisemblable que les pouvoirs surnaturels dont se prétendent investies, de nos jours, certaines sortes de Lamas, aient leur origine dans cette ancienne légende. Mme Blavatsky a attiré notre attention sur ces attributions mystérieuses. Personnellement, je suis entré en rapports avec un Lama qui avait, lui aussi, la prétention de jouir d'une puissance surhumaine. Nyen-dé-Kyé-buk passe pour former de temps en temps des Lamas d'une sainteté absolument miraculeuse. Ces hommes ont prouvé leurs capacités spirituelles en traversant victorieusement certaines épreuves, que le moine de ma connaissance m'a décrites. La première faculté dont ils aient à faire la preuve, est le pouvoir d'incarner leur personnalité sous une forme visible à Lhassa, Gyangtsé et Tashi-lhunpo, dans l'espace de quelques secondes. Une autre expérience, probablement plus difficile, consiste dans leur aptitude à s'évader par le trou de la serrure, de leur cellule bien et dûment close. Ces pouvoirs surnaturels, non seulement le moine que je connaissais, mais tous les sorciers et magiciens du pays, sans compter le Dalaï Lama lui-même, prétendent les posséder.

Les membres les plus austères de la secte de la Cape Rouge se vantent en particulier de posséder tous pouvoirs magiques. Les anciens docteurs du Lamaïsme étaient déjà indubitablement renommés comme thaumaturges, ayant le pouvoir de traverser tous les obstacles que leur opposaient leurs ennemis aussi bien que la nature elle-même. Et leur doctrine est certainement la base de la théosophie. On pourrait dresser toute une liste de ces personnages qui font autorité en matière de surnaturel. Nous nous contenterons de citer deux ou trois de ces noms de Lamas.

Nub-chen-nam-kar-ning-po. Ce moine, de la secte de la Cape Rouge, pouvait se transporter à travers les airs à volonté.

Nub-chen-sang-gyi-ye-she a osé contempler Shin-je lui-même, le dieu de l'Enfer! D'un coup de son *purbu*, il fendait les rochers les plus durs.

Vingt-cinq noms pareils s'alignent dans les fastes lamaïques; l'un était porté par un Lama auquel les divinités elles-mêmes obéissaient, parce qu'il avait médité, dans un champ de neige, sur les misères et les joies humaines, tant et si bien qu'elles étaient devenues visibles à ses yeux; un autre de ces noms désigne un Lama qui fit jaillir une source d'un rocher aride, rien qu'en y posant le doigt; tel autre de ces moines pouvait se rendre invisible à volonté; un autre, *Ba-mi-ye-she*, comme l'Énoch biblique, fut transporté dans le Nirvâna sans avoir à passer par la mort; un autre se promenait impunément au-dessus des précipices; le 22me soulevait dans ses mains les plus énormes blocs de rochers; le 25me, *Dub-chen-gyal-wo-chang-chub*, médita si longtemps que son corps devint plus léger que la fumée, et qu'il demeure encore aujourd'hui perché très haut dans les airs....

Pour en revenir à l'histoire du Bouddhisme, cette religion, sous sa forme primitive, était agnostique plutôt qu'athée. Le principe de rétribution prêché par Bouddha implique la croyance en une cause première;

mais quand, dans une certaine occasion, on lui demanda de formuler une opinion sur l'existence ou la non-existence des divinités traditionnelles de l'Asie, il refusa d'admettre la nécessité d'une réponse catégorique. Il a sans doute pensé que le vulgaire, les gens de peu d'intelligence, dont l'esprit ne peut saisir une vérité qu'objectivement, avaient besoin d'une cristallisation externe et concrète de leur croyance, bien que cet article de foi fût loin d'être la vérité qu'il croyait lui-même. On ne peut pas trouver autre chose, je crois, dans la forme la plus ancienne du Bouddhisme. Il y en avait peu, cependant, même parmi les premiers bouddhistes, qui fussent assez forts pour se nourrir de la pure essence de la doctrine; et nous trouvons que, même avant qu'Asanga eût fondu les deux religions, le Bouddhisme était déjà peuplé de demi-dieux.

Après les Bouddhas et les Bodisats — une classe nombreuse renfermant tous ceux qui étaient qualifiés eux-mêmes pour être Bouddhas, mais ont refusé de l'être et ne pourront plus le devenir, — on compte une série de divinités qui frappent tous les yeux au Tibet. Ce sont les divinités tutélaires ou gardiennes, qui, pour la plupart, ont un aspect terrible, et sont les plus anciens dieux du pays; et, après que Bouddha, qui est toujours considéré comme ayant rempli une mission personnelle à travers la région, eût converti ces monstres hideux à sa propre doctrine, si austère, il leur permit de garder leur figure et même leur pouvoir de nuire, afin, dit-il, qu'ils pussent défendre la foi et le peuple élu, de toute agression du dehors. Ce compromis avec les anciennes croyances eut des résultats logiques : sans aucun doute, l'annexion de ces terribles gardiens des hommes au Panthéon lamaïque, a été la principale cause de l'attachement persistant du peuple au culte de ses démons. Nous pouvons nous imaginer que les apôtres du Bouddhisme trouvèrent d'emblée leur œuvre considérablement facilitée, en acceptant cette mythologie des aborigènes. En cela, après tout, ils importèrent au Tibet la politique d'Asanga; mais le résultat qu'ils peuvent n'avoir pas prévu a été que, en dehors du respect tout extérieur témoigné à Bouddha, le culte des démons a absorbé la religion conquérante.

Ce sont, il est vrai, les dieux du commun peuple au Tibet. Le Bouddha au regard plein de douceur n'est pour lui qu'un moyen d'échapper à la tyrannie de ces monstres odieux et troublants qu'auréole le feu de l'Enfer et qui, avec leurs doigts crochus et leur difformité bestiale, sont beaucoup plus agissants et d'esprit plus pratique que leur maître. Ils sont assez naturellement placés aux portes et sur le parvis des temples, soit sous forme de statues, soit, ce qui est le cas le plus ordinaire, sous celle de figures peintes sur les murs. L'œil du passant se pose sur eux, et il est probable qu'on lui demande rarement une sanction plus haute à ses devoirs religieux, que celle qu'ils lui offrent. Ils le poussent à l'obéissance aux Lamas, par le moyen de la terreur, et c'est tout ce que demandent les Lamas. Pour avoir l'intelligence vraie de l'effort du Lamaïsme sur le peuple, il est rarement besoin de s'élever dans l'échelle du divin, au-dessus de ces génies tutélaires.

Vaguement connus du commun des Tibétains, s'aligne toute une série de demi-dieux au visage coloré, et souvent dessinés sur les parois des rochers qui bordent les chemins. Parmi eux, se remarque Dolma, la déesse aux trois couleurs, verte, rouge et blanche, et les huit dames (*ladies*) dans lesquelles le colonel Waddell reconnaît des divinités autochthones adoptées en bloc par le Bouddhisme triomphant. Elles sont d'une gracieuse complexion, ce qui, certes, n'est qu'une apparence, si du moins l'histoire est vraie que m'a racontée l'interprète des Lamas : elles sont simplement les épouses des divinités tutélaires mâles, et tirent quelque importance du seul reflet des terreurs qu'inspirent leurs époux. Une figure qu'on rencontre souvent dans les peintures murales, est celle du dieu de la Santé. Il est représenté avec un visage rouge; de sa main gauche pend le « mongoose », grâce auquel il atteint les bijoux que cache le centre de la terre. Tous les membres de cette famille de surhumains forment une hiérarchie conventionnelle; mais même les Tibétains cultivés laissent l'étude de toute cette mythologie à leurs prêtres; il leur suffit, dans la pratique, de connaître de vue les trois terribles divinités gardiennes des trois quartiers du Ciel : Tamdin, ainsi nommé à cause de sa tête et de son cou de cheval, qui sont toujours environnés et couronnés de flammes; Shin-je, le dieu de l'Enfer, et Palden-lhamo.

A côté de ces dieux, on compte les esprits malfaisants dont usent les Lamas pour subjuguer le commun peuple, — dieux de moindre influence, et toute locale. Quelques-uns sont des gnomes ou des lutins qui grouillent et crient au milieu des rochers. D'autres sont de gigantesques brutes d'un kilomètre de haut, avec une bouche si étroite qu'ils sont incapables d'avaler la plus petite miette de nourriture; naturellement, ils souffrent de la faim, et, dans leurs convulsions d'agonie, ils sont la cause immédiate des tremblements de terre. D'autres se sont confinés sur les pics ou les cols : les noi-djins sont de cette classe-là. Ils ne font pas beaucoup de mal, sauf cependant que les avalanches sont leur ouvrage; ils sont également accusés d'entretenir le *« la-druk »*, le *poison du col.* C'est ainsi que les Tibétains appellent le mal de montagne dû à la rareté de l'air, qui cause la nausée et terrasse les forces du grimpeur. Il y a encore des diablotins qui se cachent pendant le jour et qui se montrent toute la nuit, où ils font ripaille, chevauchant par-dessus les collines et à travers les plaines sur le dos des renards; quand vous entendez glapir au loin ces animaux, vous pouvez être sûr qu'ils sont pourchassés et battus par un de ces « lan-de ».

Chaque village et chaque district a sa divinité particulière; c'est une des fonctions — et une source de revenus — des Lamas, d'instruire les voyageurs, contre une modique rétribution, des génies qui doivent être invoqués à l'entrée de chaque commune. Fièvres et autres malaises de toutes sortes sont causés à la minute par ces esprits malins. Ainsi, lorsque vous voyez un arc-en-ciel, vous savez qu'un essaim infiniment nombreux de petits dieux se glisse le long de cette bande irisée jusque dans les eaux où elle plonge; alors, gardez-vous d'aller de ce côté, car la fièvre intermittente y règne. Si l'on voulait donner une théorie fantastique de la malaria, il faudrait y faire figurer ces mauvais petits esprits, qui s'amusent — à l'instar de nos *Anopheles* — à jouer de la guitare. Certains de ces elfes vivent seulement sur des parfums. Ils habitent l'air, et voltigent çà et là comme des fées. Ils se nourrissent de toute espèce de parfums et de puanteurs, indifféremment, et les bouchers brûlent leurs viandes de rebut autour de leurs boutiques afin d'y attirer les esprits par une odeur plus forte que celle de leurs viandes de bonne qualité. Enfin, nommons les *shri*, les plus communs et peut-être les plus redoutés de tous ces lutins. Ils sont surtout dangereux en ce qu'ils s'attaquent aux enfants.

Ces esprits absorbent aux yeux des Tibétains toutes les influences religieuses qu'ils connaissent, et pour eux la complèxe organisation du Lamaïsme n'est qu'un bouclier contre la terreur très réelle qui les guette cent fois par jour le long de leur sentier et auprès de leur lit. Pour les Lamas, d'autre part, s'ils croient encore formellement à l'existence de ces démons, ils se sentent en parfaite sécurité derrière la protection que leur offrent leurs rites et leurs cérémonies. Pour eux, toutefois, ce sont des émotions et des motifs d'un ordre tout différent qui entrent en jeu. Leur attitude n'est pas moins crédule ni moins dépourvue de raison que celle des pauvres gens du plus bas peuple ; mais la peur qui les aiguillonne est tout autre : ils tremblent devant les conséquences de leur réincarnation.

Il est difficile à un chrétien d'avoir une idée de l'arme terrible que constitue cet article de foi. Pour lui, ce monde-ci, bon ou mauvais, est le théâtre de la seule existence dans laquelle les choses terrestres l'affecteront. De la vie future, il ne sait rien, sauf ce que lui montre l'œil de la foi; et la terreur que lui inspire la conception la plus matérialiste de l'enfer est sans aucun doute mitigée par ce fait qu'un Chrétien vraiment sérieux ne sait pas au juste ce qui attend le méchant après la mort. Et, s'il n'en était pas ainsi, la vie de l'homme dévot serait une longue agonie. Autre différence avec les croyances tibétaines : l'esprit humain est notoirement incapable de concevoir l'éternité; mais l'Oriental peut pénétrer dans cette notion beaucoup plus avant que l'Européen. Notre conception du temps est dominée par notre méthode habituelle de le mesurer. Pour nous, une année n'est pas seulement une expression commode, c'est une unité de mesure dont nous ne pouvons nous passer. Pour un Tibétain, la vie tout entière est cette unité de mesure, et il faut se rappeler que la vie en soi est un espace de temps infiniment plus long que ne sont soixante-dix années. La conception qu'un Lama se fait de l'éternité est donc d'une redoutable profondeur en comparaison de la nôtre, et, de plus, il croit, depuis l'enfance, qu'une faute de sa part entraînera non seulement un jugement dont les conséquences se feront sentir une fois pour toutes, mais encore une répétition sans fin d'existences à passer dans ce monde-ci, où il sera en butte à toutes les épreuves qu'il subit déjà dans la vie présente. La naïveté avec laquelle les Lamas ont conçu les formes les plus basses, les plus hideuses et les plus obscènes où puisse tomber après la mort l'esprit humain le plus richement doué de sentiment et d'intelligence, justifie leur conception du devoir et toutes les précautions dont ils s'entourent pour conjurer les conséquences de leurs fautes. Ils ont toujours sous les yeux les diverses formes de châtiment. Exemple : un homme ordinaire, au Tibet, retirera son paletot, et passera une heure au soleil occupé à découvrir et à écraser la vermine presque invisible qui se niche dans les plis de l'étoffe. Mais le Lama n'ose pas : cela lui est interdit. Il n'a pas une heure à lui, dans cette vie qu'empoisonne la vermine, où il ne doive se souvenir que ces odieux parasites ont peut-être mérité leur destinée présente pour avoir négligé tel article du rituel pendant leur premier passage sur la terre. Bien plus, il peut s'attendre lui-même, d'un moment à l'autre, à rejoindre leur grouillante compagnie.

Si le lecteur peut comprendre que tout cela n'est pas théorie pure, mais un objet d'horreur effective et quotidienne qui hante les Tibétains cultivés, il aura une idée des milliers et des milliers de terreurs que suscite un dogme tel que celui de la réincarnation. Il reste à voir quel est l'effet général de l'observation de ces prescriptions religieuses sur la vie morale de ce pays-là.

Dans toute religion d'une certaine importance, une remarque générale s'impose : cette religion s'est presque toujours attachée à inculquer à ses adeptes, non seulement les vertus qui tendent à assurer le triomphe matériel et moral de la communauté civile ou religieuse, mais encore la perpétuité de cette communauté et la santé physique de ses membres. Ainsi, par exemple, Mahomet, malgré les lacunes de sa morale, a eu la pleine et entière conscience des nécessités d'une nation vivant sous les tropiques, et entourée de tribus ennemies. Le but de ses règlements et prescriptions est assez clair : chaque ligne du Coran parle de la santé sur la terre, et, après la mort sur le champ de bataille, de l'espérance d'une éternité de jouissances. Il est facile de comprendre pourquoi les adeptes d'une doctrine aussi particulière ont fait l'effet d'une marée constante qui ne connaît pas de reflux. Au contraire, au Tibet, des prescriptions d'une minutie et d'une sévérité qui n'a jamais été surpassée, ne sont pas seulement dédaigneuses du développement et même de la continuité de l'existence des hommes qui s'y soumettent, mais encore elles tendent à lui être funestes.

Les Bouddhistes se sont heurtés sans doute à la même difficulté que les Chrétiens. Rien ne caractérise mieux les deux croyances que l'injonction répétée de souffrir patiemment les injures, et de ne pas tuer. Je ne discuterai pas les compromis grâce auxquels les nations chrétiennes ont résolu pratiquement le problème; mais les Bouddhistes, à plus d'une reprise, ont été embarrassés d'appliquer cette règle à leur vie, entourés qu'ils étaient de races aux yeux desquelles une morale pareille est de la folie pure. Quant au Tibet en particulier, le caractère sacré du pays a préservé ses habitants des hostilités du dehors; et cette considération jointe à la nécessité de maintenir désarmé un peuple de serfs, a fait des Tibétains une nation pacifique, absolument impropre à la guerre.

Je ne veux pas dire, loin de là, qu'ils manquent de courage individuel; mais il y a loin de ce courage-là, qui végète au milieu d'une barbarie mal dirigée, à la confiance en soi que donnerait à ces mêmes individus une bonne discipline religieuse ou militaire, appliquée par des chefs capables et éclairés. Ce caractère du Bouddhisme en est aussi le principal vice : tant que le monde demeurera divisé en peuples rivaux dont le premier devoir est de défendre leur propre existence, il aura peu de chances de faire sentir au loin une grande influence. Le Lamaïsme est impropre à faire de ses fidèles de bons combattants, ni même d'intelligents citoyens et de bons pères de famille. Que son influence soit mauvaise dans la vie civile, c'est une observation qui frappe tous les yeux; la servitude absolue, physique et intellectuelle, est la conséquence directe des doctrines et de l'organisation du Lamaïsme. En ce qui concerne les relations domestiques, il semble évident que la polyandrie pratiquée au Tibet n'est guère propre à donner une grande force morale. La grande quantité de femmes qui n'ont aucune chance de devenir épouses, et la complication des relations de parenté causées par ces étranges coutumes, auraient moins d'inconvénients si, comme à Sumatra ou dans le Malabar, la femme était également à la tête du Gouvernement d'un district; mais, loin de là, les Tibétaines ne sont en politique, qu'une quantité négligeable.

On ne doit pas supposer toutefois que les Tibétains sont dépourvus de qualités qui, après tout, peuvent être placées aussi haut que les vertus de moralistes plus sévères. Ils sont courtois et hospitaliers; on peut compter sur leur parole, et leur amabilité est incontestable. Ils sont industrieux, et capables d'une extraordinaire activité physique. Il est vrai qu'ils sont sales, mais il faut s'entendre sur ce mot : la crasse est une chose infiniment moins choquante dans les hautes et froides altitudes qu'à Londres, et, au bout d'un temps très court, il n'était pas un de nous qui ne se bornât à marquer son dégoût par un simple haussement d'épaules.

Outre les ablutions qu'elle néglige d'imposer, la religion tibétaine n'a fait aucune tentative pour améliorer la santé de ses adeptes. Il est hors de doute que les ophthalmies du pays, ainsi que les nombreux cas de petite vérole et autres maladies, sont dus à la malpropreté. La cataracte pyramidale (*pyramidal cata-*

ract) est une autre affection extrêmement commune. Les nombreux becs-de-lièvre ont pour origine indirecte le manque de vigueur physique des naturels.

Une religion qui n'encourage la propreté ni directement ni indirectement, ne peut se maintenir qu'en faisant appel à des moyens artificiels. Ces moyens, le Lamaïsme les a toujours eus à sa disposition. En partie à cause de la nature peu accessible du Tibet, en partie à cause de la superstitieuse vénération avec laquelle la contrée et le dieu qui y règne ont toujours été regardés, en partie à cause de l'exclusion obstinée des influences étrangères, le Lamaïsme a résisté à toutes les raisons internes de décadence et de mort.

On peut encore remarquer cette singularité qui avait déjà frappé un ancien explorateur du Tibet, que, dans cette religion, on trouve tous les signes extérieurs du Christianisme, à l'exception de son essence. Dans la première moitié du XVIIIe siècle, le Père Andrada écrivait que les images des lamaseries sont en or; qu'une d'entre elles, aperçue à Chaparangue, représentait la mère de Dieu, les mains levées au Ciel; que les Tibétains croient au mystère de l'incarnation, en disant que le fils de Dieu a été fait homme, et à celui de la Trinité....

Il y a, en effet, sans aucun doute, de curieuses ressemblances dans le rituel des deux grandes Églises autocratiques. L'organisation intérieure des gompas peut bien être regardée comme tirant son origine des usages chrétiens. Les sanctuaires, surtout de nuit, offrent une curieuse analogie avec les autels du Catholicisme romain. Les plains-chants entonnés par des hommes et des enfants rangés en ligne, les génuflexions à l'autel, ont une certaine communauté avec les rites catholiques, et donnent quelque vraisemblance aux imaginations du Père Andrada, de la Société de Jésus. Ces analogies vont plus avant : les ordres monastiques, les rapports hiérarchiques du pape et des cardinaux, de l'abbé et des prêtres paroissiaux, ont leur équivalent au Tibet ; et l'usage de la croix en forme de « gamma », comme signe extérieur de la foi, ne peut échapper au plus inattentif des observateurs. L'habitude de bénir les menus objets distribués aux pèlerins est, il est vrai, commune à toutes les religions du monde. Le Lamaïsme use également des indulgences. Le Dalaï Lama a même, un jour, outrepassé les bornes de la prudence en ces matières : pour engager les hommes de Kham à descendre de chez eux pour nous combattre, il leur offrit des indulgences plénières qui les absoudraient non seulement des fautes passées, mais de celles qu'ils commettraient dans les six mois suivants. Les hommes de Kham, couverts de cette armure spirituelle, ne manquèrent pas d'en faire usage, et, à leur retour du Karo la, pillèrent les propres temples du Grand Lama !

Mais il serait injuste de ne pas rappeler formellement la grande et radicale différence qui existe entre le Lamaïsme le meilleur, et le pire des Christianismes : dans les plus basses manifestations de la foi chrétienne on n'a jamais méconnu le caractère semi-divin du sacrifice de soi-même en faveur des autres. De cela, les Tibétains ne savent rien. L'exact accomplissement de leurs devoirs, la pratique journalière de leurs offices conventionnels et l'obéissance continue aux supérieurs lamaïques, tels sont pour eux les moyens d'échapper à la damnation personnelle, qu'ils se figurent sous une forme plus terrible peut-être que les tourments de l'Enfer chrétien. Pour le salut de leur prochain, ils n'ont pas une pensée, même fugitive.

Dans les rares cas où de pieux Bouddhistes se flattent de sauver un de leurs semblables, l'organisation du Lamaïsme est telle, qu'il décide pour eux, et qu'il décide avant qu'ils aient une pensée consciente, dès qu'ils viennent au monde, s'ils seront les sauveurs de leurs frères. La doctrine de la réincarnation des Bodisats n'est pourtant pas indigne de prendre place immédiatement après celle du sacrifice de soi-même, sur laquelle le Christianisme est fondé. Le Bodisat a mérité le droit à l'éternel repos; pour lui, il n'y a plus ni temps ni bruit, ni rien de ce qui agite notre vie. Une quiétude éternelle, si infinie que l'âme qu'elle remplit n'a même pas conscience de cette grande paix; le Paradis auquel il aspire, il a mérité tout cela. Mais au moment où il touche au but de son désir, il se retourne, et, de propos délibéré, redescend dans l'arène du monde et de la chair, afin d'aider, dans le sentier qui monte et qui est semé d'épines, quelques-uns des pécheurs qu'il regarde comme ses frères. Et ce n'est pas là un choix temporaire : il décide de continuer à vivre en un cycle éternel, chargé des liens des soucis et des douleurs de la chair, pendant d'innombrables générations, afin que tels de ses compagnons puissent marcher plus droit dans la route qui mène à l'abîme des félicités.

Mais c'est là un cas très rare. En général, le salut personnel est le seul qui préoccupe le Bouddhiste. Et c'est le vice de cette religion, comme de toutes les autres, à l'exception du Christianisme. Cet égoïsme coupe à la racine même la sympathie humaine, isole l'individu dans la vie et dans la mort; et c'est tout à l'éloge de la bonté innée dont nous avons trouvé la marque chez les simples paysans du Tibet, que de les voir demeurer aimables, hospitaliers et courtois, en dépit de l'influence déprimante de la seule religion qu'ils connaissent.

CHAPITRE XIV

LA DÉLIVRANCE DE LA MISSION

NOUVELLE INVITATION A NÉGOCIER. ‖ RÉPONSE INSOLENTE DES TIBÉTAINS. ‖ LES EFFECTIFS TIBÉTAINS. ‖ ARRIVÉE DE L'ARMÉE DE SECOURS. ‖ PRISE DU MONASTÈRE DE TSE-CHEN. ‖ ATTAQUE DU DJONG DE GYANG-TSÉ. ‖ LES TIBÉTAINS DEMANDENT UN ARMISTICE. ‖ ENCORE UNE ENTREVUE INUTILE. ‖ PRISE DU DJONG. ‖ IMPORTANCE DE CETTE VICTOIRE. ‖ EN ROUTE POUR LHASSA.

LA délivrance de la Mission assiégée dans le poste de Chang-lo, fut le prélude des opérations plus importantes que nous eûmes à effectuer dans le Tibet. Pendant sept semaines, jour pour jour, le bombardement de notre petite garnison s'était poursuivi sans relâche. La situation était peu flatteuse pour le Commissaire du Roi, et il est bien évident que notre prestige dut, pendant cette malheureuse période, souffrir considérablement. Toutefois, notre confiance dans l'issue de l'expédition eut, dès cette heure, une utile répercussion dans Lhassa. Dès que la nouvelle y parvint, que les troupes de Macdonald débouchaient de la vallée de Choumbi et venaient au secours des assiégés, le Tsong-Du nomma des délégués aux fins d'entamer les négociations à Gyangtsé. On avait donné au colonel Younghusband l'ordre d'envoyer au Gouvernement tibétain un ultimatum discret, pour lui signifier que si les négociations n'étaient pas ouvertes à Gyangtsé avant le 25 juin, par des représentants accrédités et de haute situation, nous irions dans Lhassa même imposer la conférence nécessaire.

On sentait généralement dans le poste, que l'*India Office* faisait fausse route, en acceptant cette politique de temporisation : c'était, au point de vue oriental, montrer de la faiblesse, que de prononcer ce mot de négociation avant que le djong d'où, tous les jours, on tirait sur nous, eût été évacué ; il nous aurait fallu exiger auparavant des excuses, et même une réparation éclatante pour les insultes qu'on nous prodiguait depuis trop longtemps. Mais les ordres donnés au colonel Younghusband étaient formels.

C'est sous la pluie des morceaux de plomb traversant les arbres de son poste, que le Commissaire de la Grande-Bretagne dut envoyer une invitation à négocier. Elle fut, bien à contre-cœur, portée à Gyangtsé le soir du 1er juin par un prisonnier tibétain. Les Tibétains nous firent poser jusqu'à l'aube, et renvoyèrent la missive sans l'avoir ouverte. Cette grossièreté simplifia beaucoup la situation. Le colonel Younghusband prit ses précautions pour que l'Amban fût informé du contenu de sa lettre et des procédés discourtois de la garnison du djong, et dégagea ainsi sa responsabilité quant au renouvellement probable des hostilités. Si les Tibétains n'avaient pas montré pareille impertinence, il est à croire que la situation eût exigé un maniement beaucoup plus délicat : le colonel Younghusband, devant les instructions précises de Lord Lansdowne, n'aurait pu s'écarter de la politique pacifique adoptée en novembre, politique que le Gouvernement s'efforça, d'ailleurs, de maintenir jusqu'à l'issue des opérations, et qui en retarda si longtemps l'effet.

C'est par un bombardement redoublé, que les Tibétains répondirent aux avances du Commissaire. Il n'y avait plus qu'à attendre, pour mettre fin à cette situation, l'arrivée prochaine du général Macdonald. Nous pouvions le faire sans difficulté : des chemins couverts, qui s'étendaient à travers la plaine depuis le poste jusqu'à Pala, et zigzaguaient vers le fortin des Gourkhas ou vers le pont qui, au bout de la plantation, traversait la rivière, rendaient, entre toutes les parties de nos lignes, les communications faciles et sans danger. Les Tibétains, malgré leurs feux de salve, devaient être à bout de munitions, car ils nous envoyaient, avec leurs jingals, des boulets faits de cuivre pur : extravagance qui s'expliquait uniquement par le manque de plomb. C'étaient d'assez jolis bibelots, de la grosseur d'une mandarine, approximativement.

Le 6 juin, le colonel Younghusband quitta Chang-lo avec une forte escorte d'infanterie, pour aller à Choumbi.

Il voulait se mettre en rapport plus direct avec le Gouvernement de l'Inde. Arrivé à Kang-ma dans l'après-midi, il y passa la nuit. Le lendemain, dès l'aube, son camp fut à moitié entouré par une troupe d'environ 1 000 Tibétains descendus rapidement de Nyeru par un chemin de traverse. Ils tentèrent une attaque hardie dans la brume du matin, et réussirent à tuer un Gourkha qui n'avait pas voulu se mettre à couvert. Ils se jetèrent sur nos yaks, qu'ils dispersèrent, et eurent un corps à corps avec leurs gardiens. Mais, passé le court délai nécessaire pour que nos hommes réveillés fussent sur pied, ils furent facilement mis déroute, et perdirent une bonne centaine d'hommes; ils s'enfuirent en désordre, poursuivis par l'infanterie montée. La plupart d'entre eux s'échappèrent dans tous les sens, par les sentiers de la montagne; mais quoiqu'ils restassent dans le voisinage de la petite troupe anglaise, ils ne firent plus une tentative pour s'opposer à la marche du Commissaire.

A cette date (7 juin) les Tibétains, autant que nous pouvions le présumer, avaient des effectifs qui se montaient à 10 000 hommes, cantonnés dans ou autour de Gyangtsé : 6 000 hommes qui occupaient des positions avantageuses dans le voisinage de Chang-lo; 1 500 dans le djong même; autant au monastère de Tse-Chen; 500 à Dong-tsé; le reste dans le Palkhor-Choide ou dans les villes et les villages circonvoisins. Nous avions entendu parler d'un détachement assez considérable campé derrière un éperon de l'amphithéâtre au cœur duquel est construit le monastère; mais ces hommes devaient avoir abandonné leur position aussitôt après et peut-être même avant l'arrivée de nos troupes. 3000 hommes pouvaient encore avoir été disséminés le long de la route entre la plaine de Gyangtsé et le Tsan-po. On nous parlait également de deux autres milliers d'hommes occupant le djong de Kamba, et qui auraient attendu notre passage à Kala-tso; malgré de fréquentes alertes, ces derniers ne nous firent pas d'opposition dangereuse jusqu'à la fin des opérations. Les troupes tibétaines étaient commandées par un certain Chag-pa; près de lui l'assistait comme délégué politique une vieille connaissance : le Teling Kusho.

L'armée de secours arriva de Choumbi le 26 juin, après une marche sans incidents. Les Tibétains s'étaient bien, disait-on, concentrés près de Nyéru, et nos troupes avaient dû s'arrêter à Kang-ma, pendant qu'un petit détachement était parti en reconnaissance; mais l'ennemi, probablement averti, avait quitté ses positions pendant la nuit; le détachement ne trouva que la braise encore chaude de feux nombreux, et des ustensiles abandonnés à la hâte. La colonne anglaise continua sans incident sa route par le défilé de l'Idole-Rouge. Peu de temps après qu'elle eut dépassé Saugang, le matin du 26, le colonel O'Connor apporta à Chang-lo la nouvelle que Nényang, placé sur la route que suivait l'armée de Macdonald pour se rendre à Gyangtsé, était occupé fortement par l'ennemi. La petite place, dont le colonel Brander avait un mois auparavant, lors du passage de la Mission, endommagé les remparts, avait réparé ses brèches, et s'était solidement fortifiée. Nous n'avions pas pu y laisser une garnison même infime : la localité était à la fois trop grande et trop éloignée du centre de nos opérations. D'autre part, le mal que nous avions pu faire aux murailles en utilisant notre petit stock de dynamite, était facile à réparer pour un peuple de constructeurs comme les Tibétains. C'est pourquoi ceux-ci avaient pu s'installer dans la place pour y attendre, en bonne posture, l'arrivée du général Macdonald.

Avec les murailles de son monastère, qui ont 10 mètres de haut et avaient été renforcées de redoutes, Né-nyang aurait pu nous opposer une résistance dangereuse si la place n'était dominée par les collines qui entourent à moitié la petite prairie dans laquelle elle est située.

Donc, le colonel Brander, pour appuyer les opérations du général Macdonald qui arrivait par la plaine, conduisit un détachement de Chang-lo sur les collines qui s'élèvent derrière la ville. Emmenant avec lui un canon et deux maxims, il parvint à destination sans être vu, et attendit l'action du général. Celui-ci, après avoir fait une reconnaissance de la position, lança contre le monastère un contingent de Pathams, sous les ordres du colonel Burne; sous un feu actif mais mal pointé, ces hommes, soutenus par une compagnie de Pionniers, escaladèrent un arc-boutant fait de poutres et de boue séchée, et pénétrèrent dans la place. A l'intérieur, le monastère présentait l'éternel enchevêtrement de chambres et de corridors dont il était impossible de balayer tous les habitants. Beaucoup cependant furent tués; le reste se tint satisfait d'une leçon qui ne fut pas oubliée par la population de Né-nyang jusqu'à la fin des hostilités.

Après la prise du monastère, des coups de feu s'échappèrent encore d'une maison sise près de nous et qui pouvait contenir environ six hommes, six enragés. Sous la grêle des balles qui devaient bien souvent traverser leurs murailles de boue, ils soutinrent courageusement la lutte, et il fallut employer le canon pour en finir avec eux. On tira de 60 à 70 obus sur cette seule maison; ses défenseurs parvinrent cependant à s'échapper, et on les vit s'enfuir à travers les massifs montagneux qui s'élèvent au nord de la petite ville.

Après l'affaire de Né-nyang, la colonne reprit sa marche en avant, et le soir du même jour, vers 10 heures, les derniers traînards arrivaient dans le camp de Chang-lo.

Après un jour de repos, commencèrent les opérations autour de Gyangtsé. Le 28, Macdonald envoya un fort détachement pour nettoyer la vallée du Nyang-tchou. Le XXXIIe pionniers suivait la rive droite du fleuve, le VIIe Royal fusiliers et le XXIIIe pionniers la rive gauche; ils s'avançaient sur un espace largement ouvert, faisant le vide devant eux. D'ailleurs, la résistance ne fut pas grande; ils arrivèrent finalement à Gobchi, où est installée la fabrique de tapis dont nous avons parlé, et ils s'en emparèrent.

La colonne dut s'arrêter là; les compagnies qui formaient l'aile gauche, étaient dans l'impossibilité de s'emparer d'une position la plus importante de toutes : le monastère de Tse-chen. Bâti au sommet d'un éperon qui pointe vers l'ouest, séparé de la masse des collines par l'étroite vallée où se trouve Gobchi, le monastère fermait la seule route aboutissant à Gyangtsé, que possédassent les Tibétains : la route de Shigatsé.

C'est aux Gourkhas et aux Pathams qu'échut la mission de s'emparer, par une des actions les plus captivantes qu'on puisse imaginer, de cette barrière qui nous avait si longtemps dissimulé les mouvements de nos ennemis. La mise en scène de la bataille était d'un pittoresque achevé. La clef de la position était un fort en pierre, construction basse perchée sur le sommet de la colline entre deux pics fortifiés. Au-dessous, les lignes montantes des bâtiments blancs du monastère, tous fortement occupés, empêchaient de s'en approcher directement. De l'autre côté du sommet, vers Dong-tsé, la roche était à pic.

A l'heure où le mouvement commença, le soleil était bas; des nuages lourds s'avançaient sur nous, venus de Shigatsé. La dentelure irrégulière de l'éperon se découpait nettement sur le fond du ciel, d'un jaune citron.

Après une longue attente, apparurent distinctement les petites silhouettes des Gourkhas, qui cheminaient, accomplissant avec ardeur leur tâche pénible, sur le flanc de la colline; ils ne pouvaient s'avancer qu'en file indienne, le long de cette masse rocheuse; continuellement ils faisaient des haltes forcées; à un certain moment ils exécutèrent des signaux, pour demander l'assistance des canons contre une redoute qui leur barrait le chemin : on répondit avec succès à leur appel. Les petits points reprirent leur marche, rampant avec obstination sur la muraille abrupte.... Soudain, au moment où les premiers arrivaient près de l'un des pics qui dominaient le fortin, ils furent assaillis par une avalanche de rocs qu'on voyait d'en bas lancés par une bande diabolique de Tibétains, se démenant dans les ors du soleil couchant.

Cependant les Gourkhas passèrent et eurent la surprise, en tombant sur la principale position, de la trouver vide de défenseurs. Concurremment aux Gourkhas, par le versant nord de la colline, les Pathams avaient été dirigés sur le fortin; ils s'engagèrent dans le dédale de maisons situé au-dessous du monastère, et n'auraient eu qu'à se féliciter de leur tactique, s'ils n'avaient perdu au passage le capitaine Cr'aster, tué d'une balle tirée à bout portant : ils arrivèrent au sommet de l'éperon rocheux, au moment où les Gourkhas pénétraient dans le petit djong, et, de notre poste d'observation, nous vîmes leurs maigres silhouettes se mêler à la petite stature de leurs camarades. Ce fut une jolie opération de guerre, dont on put voir dès le commencement toutes les péripéties, spectacle rare à une époque où il est bien difficile, sur un champ de bataille, de démêler à 2 kilomètres de distance la bravoure et la capacité.

Le 29, un drapeau blanc s'approcha de Chang-lo. Les Tibétains demandaient un armistice pour engager les négociations. Le colonel Younghusband consentit à cesser les hostilités jusqu'au lendemain soir, pour donner à des délégués de Lhassa le temps d'arriver. Il était entendu que tout resterait dans le *statu quo* pendant la durée des négociations; cependant au préalable le colonel Younghusband déclara que les Anglais n'entreraient pas en pourparlers avant que les Tibétains eussent évacué le djong, et que leurs forces se fussent éloignées de Gyangtsé.

Les opérations du général Macdonald dans la vallée, avaient évidemment fait réfléchir l'ennemi et semblaient l'amener à composition. En réalité, des événements ultérieurs nous prouvèrent que la demande d'armistice n'était qu'un procédé pour gagner du temps. Jamais les Tibétains n'ont songé spontanément à évacuer le djong, et ils n'ont profité du répit qui leur était accordé, que pour fortifier leurs positions. Un peu avant l'expiration de l'armistice, un messager vint en demander la prolongation : le Ta Lama, l'un des membres du Cabinet tibétain, délégué à Gyangtsé, était arrêté à Dong-tsé, et ne pouvait arriver à Gyangtsé qu'avec un jour de retard. Le colonel accéda à ce désir, et prolongea l'armistice jusqu'au lendemain 1er juillet, à midi.

Ce jour-là des visites officielles furent faites au

colonel par le Ta Lama et par le Tongsa Penlop qui s'était joint à la délégation avec une forte escorte d'hommes du Bhoutan.

Le Tsongsa Penlop est le véritable maître de son pays; c'est un homme d'une très réelle valeur. A l'heure actuelle le trône du Bhoutan est vide; rien ne serait plus facile pour le Tongsa Penlop que de se faire élire roi : mais il appartient à cette race de politiques qui préfèrent le pouvoir effectif d'un ministre à la chimère du Pouvoir. Il ne voit pas ce qu'ajouterait à sa puissance le titre de roi, et il en redoute tous les inconvénients. Un roi de Bhoutan vit en effet dans une quasi réclusion, séparé de sa femme et de sa famille, qu'il visite rarement, non plus que ses amis. Le Tsongsa Penlop, qui est un bon vivant, n'entend pas de cette oreille. Il n'en est d'ailleurs pas plus disposé à favoriser l'élection d'un autre roi. C'est un homme petit, de puissante figure, mais de qui l'habitude de porter constamment sur la tête un chapeau gris de Hombourg, enfoncé jusqu'aux yeux, n'augmente pas la prestance. Il le préfère de beaucoup à sa couronne d'or officielle, pourtant plus décorative avec la tête de paon qui la surmonte.

Il s'était offert comme intermédiaire entre les Tibétains et nous; mais sa préférence marquée pour les Anglais n'arrivait pas à nous satisfaire. Outre que ses sentiments inquiétaient les Tibétains, en jetant sur ses avis une présomption de partialité, il s'en autorisait pour laisser ses hommes ravager le pays sous le nez de nos troupes, et piller tout ce qu'ils trouvaient à leur convenance. Au demeurant, un gai compagnon; mais une triste recrue pour la Mission.

Il arriva sur le coup de deux heures, et, au cours d'une conversation, expliqua au Colonel que le Dalaï Lama était d'avis d'arrêter les hostilités; qu'il avait reçu de lui une lettre où étaient désignés tous les délégués qui devaient négocier avec les envahisseurs; que ces délégués étaient le Ta Lama et le Yutok Shapé, membres du Cabinet, le Tungyig Chempo, un des secrétaires particuliers du Dalaï Lama, et, avec eux, des représentants des trois grands monastères situés hors de Lhassa. Ces derniers, nous ne les vîmes que longtemps après, lors de la marche sur la capitale; mais au milieu même de l'entrevue on annonça que le Ta Lama s'avançait sous les auspices du drapeau blanc. Il lui fut accordé une réception parfaitement correcte, et la journée du lendemain fut, sur-le-champ, désignée pour tenir la première audience où devaient s'engager les négociations.

Cette séance du 2 juillet ne manqua pas de pittoresque. Mais l'élément anglais, représenté par le colonel Younghusband, M. White et M. W. Walton, revêtus de leur tenue officielle, bleu foncé, or et argent, faisait terne figure à côté des broderies éblouissantes qui rehaussaient le costume des représentants tibétains. La salle dans laquelle se tint ce petit *durbar* était richement décorée d'un bout à l'autre bout, et les tableaux magnifiques qui en couvraient les murailles formaient un fond merveilleusement adapté aux soieries chatoyantes, de couleur jaune ou écarlate, qui couvraient la respectable personne de nos interlocuteurs. Le Ta Lama était, des pieds à la tête, vêtu de soie brodée de motifs d'or, et il avait le chef couvert d'une coiffure d'origine chinoise, en soie également, et ornée de velours noir; le Tungyig Chempo était aussi richement habillé; le Tongsa Penlop portait un costume rayé, de nuances assez gaies, mais sobre en comparaison de celui de ses compagnons; et il était jambes nues, et n'avait pas quitté son fameux chapeau de Hombourg. Il était traité par les Tibétains avec le plus grand respect; et bien que le Tungyig Chempo, qui vraisemblablement déteste l'Angleterre plus qu'aucun homme, fît les frais de la conversation, on consultait toujours notre Bhoutanais quand il fallait donner réponse à une question directement posée par le colonel Younghusband. Le Ta Lama lui-même approuvait toujours l'éloquence de son jeune confrère.

Malgré de longs pourparlers, la réunion n'aboutit pas à grand'chose; les Tibétains s'entêtaient à exposer pour la centième fois leurs revendications, tandis que le colonel tâchait de leur faire comprendre à quelles conditions les négociations avaient chance de donner des résultats. La seule considération digne de remarque fut que les Tibétains avaient l'intention arrêtée de traiter directement avec les Anglais, sans se préoccuper des Chinois dont ils ne parlèrent même pas.

Les visiteurs se retirèrent, laissant dans toute son ambiguïté la question de savoir s'ils se rendraient à une sommation capitale aux yeux du colonel : l'évacuation du djong.

Le lendemain 3 juillet, devait se tenir un nouveau *durbar*; il ne put fournir de solution en l'absence du Ta Lama, qui n'arriva que fort tard dans la journée et s'excusa, tant bien que mal, au grand scandale du Tungyig Chempo. On ne décida rien encore au sujet de l'évacuation; les Tibétains cherchaient manifestement à gagner du temps, et retardaient jusqu'au moment même de prendre un parti. Finalement, le colonel Younghusband, impatienté, leur accorda jusqu'au 5 juillet, à midi, pour se décider; il leur déclara formellement que s'ils n'avaient pas rendu la citadelle avant l'heure fixée, le bombardement commencerait sur-le-champ, et l'état de guerre serait immédiatement déclaré.

Les délégués, mis ainsi dans l'impossibilité de continuer le sempiternel et inutile débat, prirent le parti de ne rien faire du tout. Le temps s'écoula, et le 5 juillet à midi ils n'avaient pas donné signe de vie. Malgré l'avertissement que leur avait donné le colonel, il était 2 heures de l'après-midi quand fut tiré le premier coup de canon. L'affaire, d'ailleurs, fut menée lentement pour commencer : on voulait donner aux Tibétains le loisir d'évacuer du djong les femmes et les non-combattants. Un petit détachement de pionniers fit une reconnaissance à l'ouest de Gyangtsé, et vint même en contact avec l'ennemi; mais quelques coups de fusil furent à peine échangés. La journée se passa presque sans incident. Tout se préparait, au contraire, pour une opération de nuit.

Les jours précédents avaient été pluvieux; mais la nuit du 5 juillet fut claire et sans nuages. La lune se leva à deux heures du matin, et sa lumière encore basse, dépassant à peine le contour dentelé des collines de l'horizon, éclaira le départ de nos troupes qui s'avançaient en trois colonnes à travers les plaines de Pala. Parties de Chang-lo à 1 heure du matin, elles s'étaient d'abord dirigés à 3 kilomètres environ vers l'ouest; après un long détour elles se concentrèrent près de Gyangtsé, à 3 heures du matin.

La lune brillait en plein, dessinant de sa lumière la masse des rochers et les maçonneries du djong. Nos hommes avaient reçu l'ordre d'occuper d'abord les jardins et les bouquets d'arbres qui faisaient des taches sombres au pied de la citadelle. Sans perdre de temps, ils s'avancèrent, et, après 20 minutes d'une marche silencieuse, leur avant-garde occupait ses positions : il était près de 4 heures. L'alerte fut soudain donnée; quelques coups de feu furent tirés, mais c'était une salve mal dirigée, qui ne nous causa aucun dégât.

Néanmoins, une certaine confusion dans notre manœuvre amena le général à grouper ses troupes en deux colonnes au lieu de trois; elles occupèrent les jardins qui bordaient la route de Lhassa, l'une sous les ordres du colonel Campbell, l'autre sous ceux du capitaine Sheppard; celle-ci dans les jardins de droite où elle fut longtemps tenue en respect par une fusillade nourrie qui s'échappait du toit des maisons voisines. A l'aurore, elle fit donner le « Bubble » qui avait été amené de Chang-lo et qui, à bout portant, causa de terribles ravages. A la tête de la colonne de gauche, les lieutenants Gurdon et Burney exécutèrent une attaque couronnée de succès, et avec cinq ou six charges de dynamite, frayèrent le chemin à un assaut général. En quelques instants, nous occupâmes toutes les maisons qui s'élevaient au pied du rocher, côté sud.

Malheureusement, l'exécution de cette attaque si réussie coûta la vie au lieutenant Gurdon; il fut frappé à la tête par un éclat de rocher qui sauta sous un coup de dynamite, et tué net. Ce fut une grosse perte pour sa colonne.

A ce moment, le djong tout entier était en émoi; ses défenseurs se portèrent en masse au combat qui faisait rage au pied de la colline; mais les escarpements de la roche rendaient difficile tout mouvement d'ensemble. Leur feu, bien que continu, manquait de précision, et répondait fort mal au tir de nos canons et de nos maxims qui les abattaient le long de la colline.

Quand le soleil s'éleva dans le ciel, la moitié de notre tâche était accomplie : la résistance était anéantie au pied de la citadelle, sur les côtés sud et est; les Gourkhas avaient réussi à prendre position en un point situé à quelque 20 mètres au-dessus des maisons, juste en face du chemin qui mène à la porte du djong. Il est vrai que cette porte était solidement barricadée et qu'elle formait avec le chemin un cul-de-sac impossible à rompre, même s'il n'avait pas été défendu. Le général en personne s'était installé dans les maisons qui dominaient les côtés sud et est du rocher; le XXXIIe pionniers s'était avancé à l'ouest de la route de Gyangtsé, et tenait là deux ou trois maisons.

Le djong même était encore intact, et sa vitalité s'accusait nettement par un feu nourri qui, parti des batteries supérieures, visait principalement nos deux canons de 10 livres, et nos nouveaux canons de 7, placés à 50 mètres en face de la position des Gourkhas, sous les ordres de Easton et de Marindin. Il tirait encore et continuait seul la lutte contre nos hommes qui, se battant depuis une heure du matin, étaient tous exténués. Voyant enfin l'inutilité de ses efforts, et qu'il gâchait ses munitions, il se tut, et le silence se fit sur toute la ligne.

Vers 2 heures, le colonel Campbell, à qui avait été confiée la direction de la colonne d'assaut, envoya un exprès au général pour lui demander l'ordre d'attaquer immédiatement l'extrémité orientale des travaux supérieurs du djong. Le rocher de Gyangtsé est tellement abrupt, qu'on croit ne pouvoir accéder à la citadelle que par une de ses portes; et la porte principale était fortement défendue, et une attaque directe nous aurait mis non seulement sous le feu immédiat des

Tibétains, mais encore sous une avalanche de rocs que l'ennemi aurait fait tomber du haut de ses bastions; quant à la porte qui donne au nord de la ville, il nous était impossible d'y songer, car nous n'avions pas assez d'hommes pour occuper les maisons qui en commandent l'accès.

A l'endroit visé par le colonel Campbell, l'escalade n'était pas absolument impraticable; c'était toutefois une ascension terrible, à exécuter le long d'une roche dont le sommet se couronnait d'un mur, et les flancs se renforçaient de deux bastions. Le général, peu disposé à pousser plus loin les opérations pendant la fin de cette rude journée, se laissa néanmoins convaincre par le colonel.

Un peu après 3 heures, commença contre le mur qui surmontait la roche, le feu concentré de nos canons. Nos artilleurs y employaient l'obus ordinaire, avec des résultats terribles : à chaque seconde un trou plus profond s'élargissait dans la muraille. Des nuages de poussière s'en allaient à la dérive, poussés par une brise légère; et, quand une accalmie dans la canonnade nous permettait d'examiner les dégâts, nous constations que le trou était plus grand d'un mètre ou deux. Une cascade de pierres et de briques tombait continuellement le long de la paroi rocheuse, qui s'élève à pic à une hauteur de 15 mètres environ. Et les canons n'étaient pas seuls à la produire : les fusils à répétition concentraient leur feu sur le même point, et contribuaient à agrandir la brèche.

Soudain, au-dessous des balles et des obus, on vit s'avancer les Gourkhas, quittant les maisons qui les abritaient, pour grimper le long du rocher. Ce fut un moment plein d'angoisse. Le détachement était sous les ordres du lieutenant Grant; les premiers hommes dépassèrent bientôt la hauteur des arbres et des maisons qui entouraient le rocher du côté de l'escalade; cette vue excita nos tireurs : canons et fusils firent rage; un feu terrible martela, mordit la muraille au-dessus de leurs têtes.

Eux cependant, avec une confiance absolue dans l'adresse de nos canonniers, continuaient de grimper. Il n'y avait pas sur la muraille un seul Tibétain; mais les meurtrières des bastions faisaient pleuvoir contre les assaillants une fusillade qui heureusement ne causa que deux morts parmi ces hardis soldats. Parfois un des Gourkhas, projeté en arrière par les masses de pierres et de briques que déplaçaient nos obus, dégringolait sur son camarade de dessous, et l'entraînait dans l'abîme, si raide était l'escarpement!

Cependant la petite troupe s'avançait; à sa tête marchait Grant, aux côtés de qui se trouvait un homme évidemment désireux de lutter avec son chef de courage et d'adresse. Quand elle fut arrivée à 3 ou 4 mètres au-dessous du niveau de la brèche, la prudence exigea qu'on cessât de tirer le canon.

Notre artillerie s'était comportée d'admirable façon. Le danger etait grand, de frapper trop bas ou de faire exploser les obus en deçà de la muraille visée. Pas un coup ne frappa malencontreusement le rocher; la justesse du tir fut étonnante. La résistance des pièces fut également supérieure; ces nouveaux canons de 10 livres paraissent avoir atteint la perfection.

Mais leur rôle était terminé, sous peine de devenir une cause de péril. Au moment même où le général commandait de cesser le feu, la trompette perçante d'un Gourkha fit entendre à plusieurs reprises, des rochers lointains, les quatre notes consécutives qui réclament le silence; et le silence se fit.

Alors, sans le secours de nos canons, s'accomplit le dernier effort de cette ascension désespérée : sur les plus hautes roches d'un pic tellement escarpé que toute défense y était impossible, grimpèrent ces petites masses noires.... Finalement, elles arrivèrent aux débris du mur défoncé; le lieutenant Grant et son fidèle compagnon passèrent les premiers par-dessus; l'armée anglaise, rangée en demi-cercle, retenait son haleine, étranglée par l'angoisse de les voir fusillés ou précipités. C'étaient deux hommes qui luttaient contre toute la garnison tibétaine — car le troisième Gourkha venait de tomber, entraînant le quatrième dans sa chute, — et il était évident que si les Tibétains avaient réservé leur feu et attendu les assaillants à leur arrivée, ils les auraient tous fusillés à mesure que leurs têtes seraient apparues au-dessus de la brèche....

A peine un coup de fusil fut-il tiré! Apparemment les Tibétains n'avaient-ils vu dans la cessation de la canonnade qu'une magnifique occasion de se sauver :

on en voyait une cinquantaine ramper et grimper à travers les rochers jusqu'aux redoutes qui flanquent la citadelle. De temps en temps ils se retournaient pour envoyer quelques coups de fusil; ce furent les derniers. Dans leur débandade ils formèrent deux troupes : l'une gagna la porte de derrière pour s'enfuir; l'autre se dirigea vers la falaise qui borde la partie occidentale du djong; un couloir y avait été ménagé dans la montagne, et deux cordes dont les extrémités atteignaient à quelque 30 mètres au-dessous pendaient sur le précipice; c'est par cette issue qu'ils dégringolaient pour gagner le large.

Pendant ce temps, une trentaine de Gourkhas s'étaient réunis sur la brèche de l'est, et pénétrant dans les bâtiments du djong s'avançaient lentement, ouvrant l'œil sur chaque redoute, chaque porte, chaque fenêtre.

Le djong, comme la plupart des constructions tibétaines, formait sous terre et dans le roc un dédale de pièces noires, de passages tortueux et de salles basses. Dans tous ces réduits s'étaient précipités les Tibétains, cachés dans l'épaisseur de l'obscurité, ou dissimulés sous des tas d'herbe sèche; il était dangereux de les en faire sortir, puisque la plupart d'entre eux avaient encore leurs armes. La petite troupe poussa tout droit jusqu'au cœur de la citadelle, rencontrant çà et là les derniers spasmes de la résistance; grimpa d'étage en étage, par les échelles glissantes, jusqu'au toit le plus élevé de tous, et, au haut d'une perche qu'avaient érigée les Tibétains eux-mêmes, fit flotter le drapeau de l'Union Jack dans la brise vivifiante. Conclusion vaillante et triomphante, spectacle dramatique et inoubliable, bien fait pour terminer un si bel exploit!

La prise complète et définitive du djong avait encore plus d'importance pratique au point de vue politique, qu'au point de vue militaire. La confiance des Tibétains dans l'inexpugnabilité de leur citadelle récemment fortifiée était vraisemblablement la cause de l'entêtement qu'ils apportaient à ne pas vouloir négocier avec nous sur le pied d'égalité. Nul doute que si nous leur avions permis de conserver leur forteresse pendant les négociations de Chang-lo, ils eussent pris notre condescendance pour de la faiblesse. S'ils avaient pu défendre leur djong avec succès pendant quelques jours; s'ils avaient pu infliger des pertes sérieuses à la colonne d'attaque, ils auraient peut-être eu l'idée de recommencer l'aventure en quelqu'une des places fortes qui jalonnent la route de Lhassa : mais nous leur infligeâmes une leçon d'importance, sans qu'ils aient pu tirer de nous le moindre avantage. Et si dans la suite ils s'abstinrent de nous faire plus grande opposition, nous le devons à nos canonniers et à nos Gourkhas de Gyangtsé.

La prise du djong marque la fin d'une des périodes de l'expédition. La marche sur Lhassa s'imposait dorénavant. M. Brodrick télégraphia ses ordres à ce sujet, et après douze jours de préparatifs le général fut en mesure de donner le signal d'aller de l'avant.

En attendant le départ, des reconnaissances furent

faites dans tous les sens. Dong-tsé fut occupé. Une colonne poussa jusqu'à Penam djong. Cette citadelle est imposante, mais au point de vue de la tactique moderne ne présente pas plus de valeur que celle de Gyangtsé. Des stocks énormes de grain furent trouvés dans cette dernière, comme à Penam des quantités considérables de beurre : 6000 kilogrammes environ ! Aussi doutâmes-nous de la bonne foi des moines du Palkhor-Choide qui demandaient que pour cause de disette on leur fît remise de l'amende qu'ils devaient payer en beurre.

Entre temps, des bruits contradictoires circulaient sur le Karo la ; sur l'intention des moines de continuer la résistance, sur l'attitude du Dalaï Lama, et en général sur la politique tout entière des Tibétains.

Je mis à profit les douze journées de préparatifs, pour faire une inspection minutieuse du djong. L'affaire de la brèche m'apparut comme un exemple remarquable du résultat qu'on peut obtenir d'un feu rapide et soutenu ; il ne restait pas dans cette partie de la citadelle un mètre carré qui ne fût déchiré par les balles ou par les obus. L'aménagement du djong n'avait pas été beaucoup amélioré pendant les quelques jours où les Tibétains avaient traîtreusement profité de l'armistice.

La plupart des grands jingals n'étaient plus à leur place ; une explosion qui eut lieu pendant notre attaque avait mis le feu à leurs affûts ; deux ou trois d'entre eux furent trouvés dans un endroit où l'ennemi les avait enterrés. Un des traits les plus extraordinaires de la bataille, fut le nombre considérable de victimes qui trouvèrent la mort sur la partie postérieure du djong. Nous la croyions complètement abritée par les murs qui avaient été construits pendant l'investissement de Chang-lo. Or j'ai compté près de 40 morts sur ce versant; 15 d'entre eux gisant dans le même tas devaient, semble-t-il, avoir été tués tous à la fois par l'explosion d'un shrapnell.

Nos pertes pendant cette semaine ne furent pas très importantes. Les lieutenants Cr'aster et Gurdon furent tués, 6 autres officiers plus ou moins grièvement blessés. Chez les hommes, nous n'avions perdu que 3 tués et 26 blessés, dont deux seulement moururent dans les 24 heures, des suites de leurs blessures.

Un échange rapide de communications intervint entre le colonel Younghusband et les autorités de Simla et de Londres; finalement, dans la matinée du 14 juillet, la marche sur Lhassa commença.

CHAPITRE XV

LA MARCHE SUR LHASSA

En avant! || La question de la pluie. || Les Tibétains abandonnent leurs fortifications. || L'aspect de la vallée. || Le Yama-dok-tso, lac sacré du Tibet. || Arrivée a Nagar-tsé. || Encore une entrevue inutile. || Opinions contraires du général Macdonald et du colonel Younghusband sur l'opportunité d'entrer a Lhassa. || Arrivée a Pedi djong. || Dans la vallée du Tsan-po. || Le joli village de Kamba-Partsi. || Le passage du fleuve a Chaksam. || Difficultés et accidents. || Mort du major Bretherton.

Nos troupes quittèrent Gyangtsé dans la matinée du 14 juillet, pour marcher sur Lhassa. La pluie n'avait pas cessé de tomber depuis trois jours environ, et la route qui traverse la fertile vallée du Nyang-tchou était dans un fort triste état; il nous fallut arriver jusqu'à la hauteur du Nyéru-tchou pour trouver dans le défilé un passage aisément praticable.

En dépit d'une pluie pénétrante qui retarda quelque peu notre départ et dura jusqu'à une heure avancée de la matinée, la plaine de Gyangtsé se présentait sous un agréable aspect. Quel changement depuis l'époque où nous l'avions vue pour la dernière fois ! Pendant les deux mois que nous avions été enfermés dans le camp de Chang-lo, la nature avait tout transformé : la culture et la végétation de la plaine et de toute la vallée s'étaient merveilleusement embellies.

La fleur jaune de la plante à moutarde donne aux vallées du Tibet une coloration pleine de vie ; semée à profusion dans des carrés de culture parfaitement réguliers, elle éclaire pendant la belle saison les sombres gorges de la montagne et les berges plates de la rivière avec une intensité dont il est difficile de rendre l'expression. Avec cette fleur si pittoresque, les clématites et les pieds-d'alouette sont les variétés de plantes que nous rencontrâmes le plus fréquemment.

La pluie, qui nous avait laissé quelque répit pendant la journée, se remit à tomber à l'entrée de la nuit, et c'est sous les flots d'une averse déprimante et maussade que les tentes furent déployées à Ma-lang. Le campement était installé au pied de la falaise qui surplombe le côté septentrional de la vallée ; cette falaise est là curieusement zébrée de failles horizontales d'une chaux tachée de rose ; elle s'écarte un peu pour permettre à la vallée de s'ouvrir sur une lande sablonneuse semée de cailloux. Quelques murailles ruinées marquent l'existence ancienne d'un village abandonné ; de l'autre côté du cours d'eau un petit groupe de maisons, quatre peut-être, abritent de rares habitants. Rien de bien caractéristique ne signala cette étape, si ce n'est que la pluie qui s'était dispensée de tomber pendant la nuit recommença de plus belle le lendemain matin.

Cette question de la pluie peut paraître un peu fastidieuse au lecteur ; elle avait pour nous une telle importance! Certes, une colonne en marche sur un sol rocailleux et à des altitudes assez considérables ne peut courir grand risque de maladie ou de retard par suite de l'état hygrométrique de l'atmosphère. Je dirai même que dormir plusieurs nuits successives dans des vêtements mouillés n'est pas aussi terrible qu'on peut se le figurer du coin de son feu. Mais quand la rapidité est un élément nécessaire de succès pour une colonne volante; quand le transport des approvisionnements doit être réduit au strict nécessaire, la pluie est un ennemi avec lequel il faut compter. On ne se doute pas de l'augmentation considérable de poids que l'absorption de l'eau fait subir aux tentes, quand le campement est dressé sous la pluie. Les bêtes de somme recevant, ou peu s'en faut, leur maximum de charge, un orage quotidien devient une calamité dangereuse qui peut même entraver le succès d'une expédition.

Heureusement Bretherton et Macdonald avaient, avec prudence, tenu compte dans leurs calculs de tous les *impedimenta* d'une longue marche forcée; non seulement ils avaient eu soin de ne faire distribuer aux bêtes que des charges relativement légères, mais encore ils avaient résolument écarté tout animal n'offrant pas les garanties suffisantes. Notre service des transports était supérieurement organisé pour ce raid de 240 kilomètres. Aussi la pluie fut-elle un ennui plus qu'un danger; mais quel ennui intolérable de s'asseoir sur la terre mouillée en attendant parfois pendant des heures l'arrivée et le dressage des tentes! Mes propres domestiques furent peut-être, dans ce travail spécial, les plus habiles de toute la colonne, et bien que, selon toutes probabilités, aucun d'eux ne lira ce livre, je tiens à rendre hommage à leur inlassable entrain, à la promptitude avec laquelle ils réussirent presque toujours à dresser ma tente parmi les premières.

Quand les piquets des tentes étaient fichés en terre, les toiles tendues, les lits montés, les valises ouvertes, les domestiques indigènes vaquaient au repas du soir. C'est un service pour lequel les Indiens ne trouveraient pas leurs pareils dans tout l'univers. En un moment où, à un kilomètre à la ronde, on n'aurait rien trouvé de sec que l'intérieur des valises et de la couchette (et encore!) ces diables d'hommes arrivaient à faire du feu avec du bois mouillé. Et quand un domestique hindou a du feu et une paire de casseroles, il n'y a pas de cuisine dont il ne se tire, dans les limites, bien entendu, fixées par les nécessités d'un campement.

Nous fîmes sans incidents un chemin déjà parcouru: deux jours après avoir quitté Gyangtsé nous dépassâmes Gobchi; puis, le troisième jour, Ralong, et allâmes camper un peu au delà du village au bord du plateau qui avait vu le détachement du colonel Brander pendant la première semaine de mai. La végétation était très riante dans ces parages, assez brillante même, mais se bornait à des touffes de plantes; car nous n'apercevions plus un arbre depuis que nous avions quitté les saules de Kamo et de Long-Ma.

L'infanterie montée, naturellement, nous précédait dans nos étapes, et c'était sur ses indications que nous organisions notre marche pour le lendemain. Le 16 juillet, au soir, elle apporta la nouvelle que le mur du Karo la avait été allongé, et qu'un mur parallèle avait été construit pour le renforcer à 200 mètres en arrière; on signalait une grande activité dans les rangs ennemis; notre colonne devait s'attendre à un vif engagement pour le 18. Mais nous étions en mesure de parer à toute éventualité : nos forces comptaient 6 canons de la VIIe batterie de montagnes, 2 canons de la XXXe, un maxim du régiment de Norfolk, une demi-compagnie du IIIe régiment de sapeurs, 2 compagnies d'infanterie montée. En outre nous avions l'infanterie du quartier général et 4 compagnies du XXXIIe pionniers, le quartier général et 6 compagnies du XIe Pathams, le quartier général et 6 compagnies du VIIIe Gourkhas, 1 section d'ambulance anglaise, 2 sections et demie d'ambulance indigène. 3000 mules assuraient les transports, sans compter 250 yaks. Enfin 2 corps de coolies. C'était là une petite armée bien équipée et bien organisée; nul doute qu'elle pût faire aisément ce que le colonel Brander avait fait en mai avec 350 hommes.

On se rappelle la difficulté que présentait cependant la position : les Tibétains avaient construit leur muraille dans un resserrement de la gorge, à l'endroit même où deux glaciers, à 600 mètres d'altitude, flanquent de gauche et de droite la vallée, et rendent presque impossible un mouvement tournant. Le mur lui-même, nous le savions, était de fortes dimensions et de construction solide, et comme, pour les raisons ci-dessus, il nous fallait l'attaquer de front, nous nous attendions, si les Tibétains profitaient de leur avantageuse situation, à subir de sérieuses pertes. Mais il fallait passer à tout prix, et dans la journée du 17 nous poussâmes de l'avant dans la direction de la Plaine du Lait.

Renards et gazelles fuyaient à notre approche; une herbe fine garnissait les fondrières dont le terrain est continuellement éventré; des fleurs pourpre, des orties d'un vert tendre tapissaient la gorge au-dessous des glaciers de Nichi-Kang-sang.... Nous campâmes à peu près au même endroit qu'antérieurement le colonel Brander, et nous y passâmes la nuit tranquillement. Le général Macdonald partit lui-même en reconnaissance et constata, du haut d'une éminence, que les renseignements de l'infanterie montée étaient exacts. On avait construit un second mur en travers de la vallée. Mais ce n'était pas tout : les Tibétains, instruits de l'utilité des redoutes avancées, en avaient élevé de chaque côté de la gorge et jusqu'en haut de la corniche par où, deux mois auparavant, les Pionniers, après une ascension terrible, avaient passé pour mettre en fuite les défenseurs de la muraille.

Heureusement, le courage manqua cette fois aux

Tibétains; nous apprîmes ultérieurement que les dégâts causés par nos canons leur avait donné à réfléchir. La disposition des redoutes qu'ils avaient étagées sur les flancs de la gorge leur permit de se rendre compte du sort qui les attendait : la marche de la colonne qui s'avançait contre eux; cette lente poussée d'hommes, d'animaux, de munitions; cette masse qui cheminait dans la Plaine du Lait...., ils ne purent en soutenir la vue, et préférèrent abandonner une position qu'ils avaient choisie et fortifiée avec tant de soin.

Il est difficile de préciser le moment où le gros de l'ennemi quitta son poste; mais le lendemain matin, 19 juillet, quand un détachement qui comprenait quatre compagnies de fusiliers flanqués de Gourkhas, s'avança pour attaquer les positions tibétaines, il trouva la muraille sans défenseurs. L'ennemi, en petit nombre d'ailleurs, s'était replié sur la haute falaise qui domine la gorge, et s'apprêtait, semble-t-il, à recevoir les nôtres à coups de fusil; comme il était impossible de laisser dans cette position des adversaires qui auraient pu rendre le passage dangereux pour le gros de la colonne, les courageux Gourkhas furent dépêchés pour nettoyer la place. L'engagement fut remarquable surtout en ce sens qu'il eut lieu à plus de 6000 mètres au-dessus du niveau de la mer. Un des officiers qui prirent part à l'affaire, m'a déclaré que l'effort physique soutenu, à ces hauteurs, était presque intolérable. Accompagné de cinq hommes, il avait réussi à se hisser sur un petit plateau défendu à son extrémité par une redoute tibétaine; pas un pli de terrain, pas un abri dont on pût profiter pour l'attaque: il donna à son escouade l'ordre de se lancer au pas de course sur les 30 mètres qui les séparaient de la redoute. Mais la courageuse petite troupe, insouciante du feu tibétain, n'en avait pas parcouru quinze, qu'ils tombèrent tous les six à terre, évanouis à moitié, et pris de vomissements....

Malgré ces difficultés d'ordre physique, nos soldats accomplirent leur besogne, et l'accomplirent bien. Les derniers Tibétains, qui comptaient principalement des hommes du Kham, furent chassés des aires rocheuses d'où ils avaient dirigé sur nos troupes un feu parfaitement inefficace, et ils dégringolèrent, sans demander leur reste, le long des champs de neige, ou dans les crevasses qui s'ouvraient derrière eux.

En définitive, après avoir été arrêtés deux jours, le général et la colonne reprirent leur marche dans la vallée, dépassant les positions tibétaines; quelques traînards ennemis furent encore aperçus, qui s'établissaient sur les flancs escarpés du versant oriental; les Pathams gravirent la hauteur qui abrite le petit lac gelé dont nous avons déjà parlé, pour leur donner la chasse; mais les Tibétains dévalèrent rapidement à travers les glaciers du sud où nos hommes renoncèrent à les suivre. L'essentiel, d'ailleurs, était fait: la position qu'ils pouvaient rendre dangereuse était balayée, et la colonne, désormais en sûreté, s'avança de 3 kilomètres au delà de Dzara, dans l'intention d'y passer la nuit.

En aval du Karo la, l'aspect de la vallée subit quelques changements; la flore, par exemple, y est différente. Toujours pas d'arbres, mais l'apparition du coquelicot tibétain colore le paysage d'une nouvelle teinte. C'est bien la fleur la plus curieuse que nous ayons aperçue durant toute l'expédition; elle est d'un bleu ciel éclatant, qui dépasse de beaucoup en force et en pureté la couleur du myosotis; elle ouvre ses pétales en crêpe de Chine dans le sable des roches; sa hauteur varie de 10 à 30 centimètres; les feuilles et les tiges sont couvertes de poils pointus et raides; nous devions la trouver en abondance depuis le Karo la jusqu'à la hauteur de la vallée du Tsan-po. Malheureusement, à côté de cette merveilleuse fleur, l'aconit pousse à foison; il fallait apporter le plus grand soin à ce que nos bêtes de somme ne pussent brouter les hautes pyramides de la fleur gris-rouge ou gris-vert qui s'offrait à elles le long du chemin et aussi dans la plaine.

Les falaises qui enferment la vallée du Karo-tchou dominent le paysage : sur plusieurs kilomètres de longueur nous aurions à suivre ces murailles rocheuses, hautes de 1 000 mètres, et qui, de chaque côté de la rivière, dressent verticalement dans le ciel leur masse rougeâtre. La rivière elle-même est, en cet endroit, curieuse à observer; pendant la matinée, quand la forte gelée de la nuit a emprisonné sur les hauteurs l'eau qui s'échappe des glaciers, elle coule claire et limpide ; mais le soir, quand les champs de glace du Nichi-kang-sang ont, toute la journée, vomi leurs eaux, elle devient presque noire, et semble rouler des flots d'antimoine.

C'est dans ce décor que nous nous reposâmes, le soir de l'échauffourée du 18; après réflexion, l'importance que nous lui avions donnée est probablement excessive : il est vraisemblable qu'il n'y avait pas plus de 200 Tibétains pour défendre la corniche qui grimpe à l'ouest de la muraille qu'ils avaient construite; 200 autres peut-être parvinrent à s'enfuir par la corniche de l'est.

Pendant toute la journée du 19 juillet, je suivis la rive droite de la rivière en compagnie de M. Claude White qui se livrait aux charmes de la photographie; la colonne s'avançait doucement vers le nord, en longeant les hautes falaises de la vallée. Nos chevaux faisaient à chaque pas lever des perdrix, des lièvres, des renards. La végétation est maigre, en cet endroit : la ceinture de murailles qui enserre la vallée lui est peu favorable; de hautes herbes s'agitaient, seules, le long du chemin que suivait la colonne; de l'autre côté de la rivière, des edelweiss rabougris, de petits roseaux apparaissaient, poussant comme à regret : c'était toute la triste flore d'un sol rocailleux.

Après quelques heures de marche, nous aperçûmes dans le lointain une ligne bleuâtre et tremblotante, qu'on eût dit un effet de mirage : c'étaient les eaux du

Yam-dok-tso; et un peu plus loin encore, au détour d'un éperon rocheux nous apparut, distant de 2 kilomètres environ, Nagar-tsé djong, qui s'élevait dans la plaine formée par un écartement de la vallée.

Nous nous avançons avec prudence vers le village, et nous apprenons là que les délégués tibétains qui s'étaient sauvés de Gyangtsé étaient disposés à nous recevoir, et nous demandaient une audience. Nous campâmes à 400 mètres du djong, sur un petit rempart de terre sèche, en vue du Yam-dok-tso et de son frère plus petit, le Doumou-tso, miroitant au soleil dans l'amphithéâtre de collines qui s'écartaient pour contenir leurs eaux.

Vingt ans se sont écoulés depuis que Ugyen Gyatso, un des meilleurs de nos explorateurs indigènes, a corrigé de son mieux, sinon suffisamment, l'erreur traditionnelle qui avait cours au sujet de la forme du lac sacré des Tibétains. Il voyageait déguisé, et ne pouvait prendre ses observations qu'à la dérobée; cependant, sa carte du Yam-dok-tso marque une réelle amélioration sur le dessin d'Anville, qui remonte à 1735. Jusqu'en 1884, les cartes ne firent d'ailleurs que répéter, sans grande variation, les croquis fournis vers 1717 par les Lamas élèves des jésuites. Nous savons maintenant que le Yam-dok-tso n'affecte pas du tout la forme d'un anneau entourant une île circulaire, et l'expression heureuse du lieutenant-colonel Waddell, qui qualifie le lac de « scorpionnesque », rend très bien compte de son véritable aspect.

Il ne faut pas s'étonner que notre ignorance soit si profonde à l'égard de cette mer intérieure, la plus curieuse de toute l'Asie. Son isolement sacré a été respecté plus encore que celui de Lhassa. Pour cinq ou six voyageurs qui ont pénétré dans la capitale, on en compte un ou deux qui aient vu le Yam-dok-tso. En vérité, nous ne croyons pas qu'avant notre expédition aucun Européen, sauf Maning et Della Penna, ait longé les rives de ces eaux qui font une impression si profonde sur l'esprit superstitieux du paysan tibétain; et encore Manning n'en dit pas grand'chose, sauf que l'eau y est mauvaise, ce qui est inexact, car si son goût est un peu alcalin, à égale distance peut-être de l'eau douce et de l'eau salée, elle est en somme très saine et très propre.

Outre le nom de Yam-dok-tso, les Tibétains donnent à leur lac celui de Yu-tso, lac de la Turquoise; et il est impossible de trouver un mot qui désigne mieux, et plus exactement, la nuance exquise de bleu-vert que prennent ses eaux, même sous l'azur du ciel le plus éclatant. Près de la rive, il est vrai que l'eau est incolore; mais, à vingt mètres de la berge, le fond baisse brusquement, et le lac brille merveilleusement de la couleur de la pierre qui lui prête son nom.

Ses flots baignent une plage de sable fin, de gravier et de galets, dans laquelle le pied s'enfonce jusqu'à la cheville; cette plage est longée par le chemin sinueux réservé aux bêtes de somme, et qu'encombrent des orties géantes, poussant avec une rare intensité.

Au-dessus verdoient les pieds d'absinthe nouvelle, qui étalent leur feuillage de plumes au milieu de la frondaison brune des tiges de l'an passé; de vigoureux buissons d'épine-vinette ou d'églantiers couvrent la base des collines avoisinantes, et percent la masse touffue de la clématite sauvage. Plus haut encore, dans les crevasses des rocs où paissent les chèvres et les yaks, fleurissent les coquelicots rouges ou bleus, les pointes jaune citron de la digitale, les primules et les primevères aux couleurs cinq ou six fois variées.

Çà et là sur le flanc des collines, apparaissent des cultures d'une orge rabougrie qui étouffe sous la poussée des myosotis hauts de 30 centimètres et colorés d'un bleu intense inconnu à son pâle rival des fossés de l'Angleterre; ailleurs, en des plaines herbeuses d'un gazon court, qui unissent le rivage aux collines, on rencontre comme un semis de lis verts, se bornant encore à étoiler le sol de leurs feuilles aplaties, mais agitant au bout de leurs tiges la promesse de fleurs superbes à venir.

De l'autre côté du lac, à travers une étendue d'eau d'un bon kilomètre, semblent sortir de la réflexion de leur propre image les collines escarpées, couvertes d'un velours vert, tachées du vert plus sombre des cultures, et de l'ombre mouvante des nuages.

Il y a peut-être une explication à l'ancienne tradition qui donne au Yam-dok-tso la forme d'un anneau; dans les deux endroits, très larges, où le cercle est interrompu, des étendues d'une boue mouvante et noirâtre ont plutôt encore l'aspect d'un marécage que de la terre ferme; marécage qui d'ailleurs ne manque pas de charme pour l'œil, avec ses abondants roseaux et ses fleurs multicolores, mais qui est dangereux aux piétons, et inabordable aux chevaux. En remontant à 100 ans en arrière, on aurait vraisemblablement trouvé là de simples hauts fonds du lac; et à 1000 ans, un espace peut-être entièrement couvert par les eaux. Quatre mètres ajoutés à la hauteur actuelle des eaux du lac, en changeraient singulièrement la forme!

Quelle que soit l'origine de ces marais, ils ont pris une si grande importance qu'ils occupaient un espace de 4 kilomètres de long entre notre campement de Nagar-tsé et les bâtiments trois fois sacrés du couvent de Samding où la déesse Phagmo-dorje règne sur une des fondations les plus vénérées du Tibet. Pendant tout le temps que nous passâmes dans son voisinage, le couvent resta inhabité; mais à leur retour les propriétaires en trouveront, à leur grand étonnement sans doute, toutes les richesses intactes. Pas une turquoise n'a été détachée de ses reliquaires; pas une des jolies petites statuettes de cuivre ne manquera à l'inventaire; c'est tout juste si le pied d'un Anglais en a franchi le seuil, le jour où l'abbesse, qui était restée à son poste, abrita momentanément un citoyen malade de la Grande-Bretagne. Jamais, malheureusement, les Tibétains ne comprendront nos scrupules, et l'immunité du couvent sera considérée comme un miracle d'ordre spécial.

Si, par aventure, un voyageur passe par Nagar-tsé,

(mais mon conseil est probablement inutile, car à l'heure où j'écris ces lignes le Tibet doit avoir refermé soigneusement sa barrière de méfiance contre l'étranger), qu'il se rende à 16 kilomètres au sud-est, sur les hauteurs du Ta-la. Il y a peu de spectacle au monde qui vaille celui dont il jouira au déclin du jour, au sommet du pic qui termine à l'est la croupe de ces montagnes. A ses pieds s'étendent les deux lacs, l'un à l'intérieur, l'autre à l'extérieur du massif qui lui sert d'observatoire. L'horizon lointain rappelle dans sa lueur de pourpre les plus beaux horizons de l'Écosse; l'Écosse aussi se retrouve dans le lent mouvement d'un nuage chargé de pluie qui se glisse de colline en colline; et de même, c'est au lac de Genève que fait penser la nuance bleu turquoise des eaux. Mais le contour tourmenté du rivage, les lignes saillantes des rochers en aiguille, les petites îles dentelées, les éperons à pic sur les flots, le chapelet des lacs plus petits qui s'insinuent jusqu'au cœur des montagnes, c'est bien là le Yam-dok, spectacle sans équivalent. Si la chance d'un temps clair vous favorise, vous apercevrez les côtes neigeuses du To-Nang entourées par les eaux; et toujours à l'horizon s'étendent les champs de glace éternelle de l'Himalaya, qui reflètent leurs lueurs argentées sur le fond du ciel. Vous n'aurez pas besoin d'ajouter à ces splendeurs la splendeur d'un coucher de soleil tibétain, pour avoir joui d'un des plus beaux panoramas de cet étrange pays.

Çà et là le long du rivage, au nord comme au sud,

s'élèvent des châteaux en ruine, qui semblent compléter l'harmonie pittoresque de cette vallée enchantée. Ils sont là présentant pour la plupart une masse carrée d'un rouge brun, tombant en poussière, laissant apercevoir à travers une muraille délabrée les poutres rongées d'un plancher supérieur, trahissant au-dessous le vide d'une cour fortifiée. Une végétation folle s'est depuis longtemps installée entre les crevasses des pierres; sur leurs parois antiques les mousses sombres et les lichens noirs et orange s'étalent à l'air pur et au vivifiant soleil. Sur le haut du donjon, les corbeaux sautillent lourdement et croassent, tandis qu'à leur pied les mouettes plongent dans les eaux en poussant leur cri plaintif.

Dissimulées derrière le djong de Pe-di ou de Nagartsé, et postées contre le versant d'une colline, quelques masures s'élèvent, blanches, mystérieusement marquées de rouge, couronnées de corniches brunes et de parapets cassés. Sur la porte de chacune se trouve une *swastika* blanche; au-dessus, un grossier dessin est barbouillé, représentant une boule et un croissant. Au coin des chemins qui sont les rues, se tiennent les femmes de ce hameau, regardant à la dérobée, curieuses. Il y a des hommes aussi qui regardent fixement, avec des yeux qui n'y comprennent rien. Nulle part au Tibet notre expédition n'a eu moins de signification que sur ces rives du Yam-dok-tso; on sent que ces allées et venues le long des eaux sacrées, le convoi de nos mules chargées, le défilé de nos hommes poussiéreux avec leurs canons de fusil étincelants, prendront place parmi les nombreuses et mystérieuses légendes qui ont cours sur les bords du plus beau de tous les lacs.

Dans la plaine entrecoupée de fondrières, qui, sur 8 kilomètres de long, s'étend dans la direction de Samding, un profond canal amène au Yam-dok-tso la plus grande partie des eaux du Karo-tchou; l'autre partie s'en va dans le second lac, le Doumou-tso, qui, contrairement aux évaluations antérieurement faites, n'a pas avec le Yam-dok-tso une différence de niveau de 2 mètres. On doit même faire grande attention et se rendre jusque sur l'étroite bande de terre qui les sépare, pour se convaincre que les deux lacs ne mêlent pas leurs eaux. Cette bande de terre n'a pas 100 mètres de largeur, et se voit très mal d'un peu loin.

Nagar-tsé est la ville la plus connue entre Gyangtsé et Lhassa; elle est construite sur un isthme qui réunit le djong aux collines qui s'élèvent derrière lui. Le rocher sur lequel se dresse le djong a dû être antérieurement baigné par les eaux du lac. Mais à l'heure actuelle le Yam-dok-tso s'est tellement reculé, qu'une fondrière pleine de verdure s'ouvre entre le rivage et la route qui passe devant le djong. Le djong lui-même n'offre pas grand intérêt : c'est l'assemblage ordinaire de murailles inégales, de planchers différents de niveau; les pièces occupées momentanément par le Ta Lama et ultérieurement par le lieutenant Modley qui commandait un poste, étaient peut-être les seules, avec deux petites chapelles, qui fussent vraiment à l'abri des intempéries.

Car, je l'ai dit : le Ta Lama nous attendait à Nagartsé, et avec lui le Tungyig Chempo et le Chi-Kyap Kempo. Leur situation était désespérée. Leur seule et unique instruction était d'empêcher notre marche sur Lhassa. Ils n'étaient munis d'aucun pouvoir pour conclure des négociations définitives. On leur répétait continuellement les ordres du Dalaï Lama : « Faites sortir ces Anglais de mon pays! » Quant à leur en donner les moyens, on n'en avait aucun souci dans les conseils de la capitale; on ne leur laissait même pas la latitude de faire des concessions, et, tout en étant à peu près assurés de n'être pas soutenus, ils en étaient réduits à leur propre initiative. Il était cependant permis de penser qu'un homme comme le Dalaï Lama se rendrait compte qu'il n'avait pas affaire à un adversaire apeuré par ses prétentions à la toute-puissance. Les échecs passés auraient dû lui ouvrir les yeux et l'amener à nous envoyer des délégués munis de pouvoirs suffisants pour traiter, capables d'apprécier s'il était préjudiciable ou non à la hiérarchie lamaïque de renoncer à tout ou partie de ses prétentions. Mais le malheureux trio qu'il laissait dans un cruel embarras ne pouvait que répéter son même refrain. Pendant des pourparlers qui eurent lieu le 19 juillet, le Ta Lama exaspéré éclata en menaces : « Eh bien oui, dit-il, si vous voulez nous imposer des conditions ailleurs qu'ici, nous les accepterons; si vous voulez traiter dans

Lhassa, nous y traiterons.... Mais nous ne tiendrons pas nos engagements! ».

Pendant que se réunissait un de ces inutiles conseils, une escarmouche se produisit entre l'infanterie montée du capitaine Souter et l'escorte armée des délégués, qui, en dépit des conventions, essayait de s'esquiver pour porter à Lhassa des renseignements sur notre nombre, la composition et la marche de la colonne. Les officiers tibétains furent, il est vrai, très penauds, quand ils virent leur fourberie percée à jour.

Il devenait de plus en plus évident que les Tibétains avaient, pour défendre leur pays contre l'envahisseur, une mentalité qui leur était au moins aussi utile que les obstacles de la Nature. Comment pouvait-on négocier avec des hommes d'un tel caractère? Comment espérer, devant de pareils préliminaires, conserver des rapports amicaux avec le Gouvernement de ce pays, même pendant l'année qui suivrait les négociations et la signature d'un traité? Le général Macdonald était personnellement convaincu que les fins politiques de l'expédition seraient plus sûrement atteintes par des négociations immédiates, que par l'occupation de Lhassa. Mais tel n'était pas l'avis du colonel Younghusband, qui, d'ailleurs, se retranchait derrière les ordres reçus, et entendait bien poursuivre sa mission jusque dans la capitale.

Et ce désaccord, tout superficiel d'ailleurs, entre les deux chefs de l'expédition, amusait quelque peu les autorités de Simla : il n'est pas, en effet, ordinaire que dans une pareille circonstance ce soit le commissaire politique qui prenne l'avance sur les ardeurs militaires de l'officier ; il a plus souvent à les calmer qu'à les encourager. Ici, c'est le contraire qui se produisait.

Après avoir séjourné vingt-quatre heures à Nagar-tsé, nous nous avançâmes, le 21 juillet, le long du lac, en passant devant des villages de pêcheurs, jusqu'à la levée de Bonne-Chance. Chandra Das, qui a parlé de cette levée, en fait une digue longue de 100 mètres; c'est une erreur. Il y a ici, en réalité, un petit étang de niveau supérieur à celui du lac, dont il est séparé par une étroite bande de terre que traverse une écluse et que longe une chaussée en pierres plates, longue de 18 mètres. On croit généralement que le Rong-tchou traverse le lac pour se jeter dans le Tsan-po; il n'en est rien. Un plateau situé à 5 kilomètres environ en amont de cet étang, les sépare tous les deux.

Laissant à un bon kilomètre vers l'ouest-nord-ouest de Kalsang-sampa le village de Yarsig, agglomération de huttes sordides et de masures, qu'alla visiter un détachement de l'infanterie montée, nous campâmes près de la levée de Bonne-Chance, après avoir parcouru 20 kilomètres depuis Nagar-tsé. Le lendemain, une courte étape de 8 kilomètres nous amena à Pedi-djong, au bord même du lac, précisément à l'endroit où l'île montagneuse du centre se rapproche davantage du rivage septentrional.

Pedi-djong est une citadelle qui n'appartient pas au Gouvernement tibétain; nous n'en avons toutefois pas pu connaître le propriétaire. Comme beaucoup d'autres constructions tibétaines, celle-ci tombe en ruine; quelques coups de pioche que nous dûmes donner pour aménager notre installation provisoire, contribueront sans doute à l'écroulement de l'ensemble. On y pénètre par un corridor aux pierres glissantes entre lesquelles poussent des orties; on longe, en s'aplatissant contre le mur, une petite mare de pourriture; on s'avance à tâtons jusqu'à ce qu'un carré de lumière grise laisse voir au bout du couloir l'escalier qui mène aux étages supérieurs.

Les escaliers tibétains ne sont pas ordinaires : faisant avec le sol un angle presque droit, ils sont constitués soit par des traverses en bois de peuplier, longues, étroites, penchées et généralement usées, soit par des plaques de fer sur lesquelles patinaient les clous de nos souliers.

La rampe est représentée par une perche en bois de saule qui longe les marches à un angle encore plus raide que celui de l'escalier. Il est encore plus difficile d'en descendre que d'y monter; et ce n'est pas peu dire. Il faut gravir les trois étages du Pedi djong pour trouver les seules chambres habitables de toute la construction; le reste a forte affaire pour résister seulement à la pluie.

C'est dans ce palais que s'installa le lieutenant Dalmahoy, avec une compagnie de Pathams, pendant que le gros de la colonne allait camper près du petit village de Trama-long.

A partir de ce point, la route monte brusquement vers le nord; elle longe toujours le lac, et n'offre rien de bien particulier. Deux choses, toutefois, attirèrent notre attention : sur la surface artificiellement polie des rochers, à hauteur d'homme, nous remarquâmes des dessins qui figuraient une coupe (nous avons appris ultérieurement que ces symboles étaient fréquents dans les environs de Lhassa); puis, 1 kilomètre plus loin, nous rencontrâmes un mur que les Tibétains avaient construit en travers de la route, dans une position admirablement choisie; de toute évidence, ce mur avait été récemment élevé, puis abandonné.

Nous étions avant midi à notre campement. Immédiatement, je grimpai au sommet des collines qui séparent le Yam-dok-tso du bassin du Tsan-po, avec l'espérance d'apercevoir enfin les bâtiments du Potala.

Kawa Guchi, l'explorateur japonais, déclare que des hauteurs du Kamba-la il avait aperçu le palais; les paysans de la contrée réclament fièrement le privilège de posséder les sommets d'où l'on peut, venant du sud, contempler pour la première fois la Ville Défendue. Il n'y a pas d'hésitation sur la direction dans laquelle on doit découvrir Lhassa; armé de ma longue-vue, je distinguai une minuscule tache grise qui pointait au-dessus d'un éperon rocheux. Était-ce Lhassa? Certes, la tache se montrait bien à l'endroit où devait être située la capitale; mais il eût été téméraire d'affirmer que c'était elle que je voyais. On a avancé tant d'erreurs sur l'identité du Potala, que je me borne à signaler mes efforts, aux voyageurs futurs; peut-être jouiront-ils d'un jour plus clair pour contrôler les prétentions des habitants de Trama-long.

Bon nombre d'officiers passèrent leur journée à la pêche; les fonds de la rive du lac étaient remplis de poissons qu'il était possible de prendre à la main. Nous les baptisions truites, mais je crois que c'était un pseudonyme commode.

Le trait essentiel des salmonides est l'existence d'une nageoire dorsale, qui faisait complètement défaut à nos captures. Leur couleur était variable : quelques-uns de ces poissons étaient d'un blanc argenté avec de grosses et belles taches d'un bleu sombre; d'autres étaient d'un gris verdâtre ou jaunâtre; leurs arêtes étaient bifurquées, très nombreuses, et les rendaient difficiles à manger. Le major Iggulden et M. Vernon Magniac furent les héros de cette pêche; et les amateurs apprendront avec intérêt que ces messieurs, lors de l'occupation de Lhassa, ne prenaient pas moins de 60 à 70 poissons dans un après-midi.

Le 24 juillet, nous traversâmes le Kamba-la, et descendîmes d'une hauteur de 1 000 mètres dans la vallée du Tsan-po. Il y a deux passages pour pénétrer dans cette vallée en quittant celle du Yam-dok-tso. Les difficultés du Kamba-la firent préférer au retour le passage du Nabso-la; mais ils se valent à peu près. L'ascension du Kamba-la est en effet très dure; mais elle procure des spectacles merveilleux. A 60 mètres environ, pendant la montée, nous fîmes halte; de là, nous pouvions contempler de l'est à l'ouest le lac dans toute son étendue, et c'est un admirable coup d'œil; non loin, le village de Trama-long entasse ses maisonnettes aux toits plats, dans le fond de la vallée. Nous montâmes, nous retournant souvent pour apercevoir encore les eaux du lac dont la teinte fonçait à mesure que nous nous en éloignions.

De l'autre côté du passage, le panorama change assez brusquement : le Tsan-po apparaît, et sur chaque rive du fleuve les champs cultivés de la veille, coupés par d'innombrables canaux. Le bac qui devait nous traverser à Chaksam n'était pas visible; nous n'apercevions sur les eaux jaunes du Tsan-po qu'un bateau manœuvré lentement. La route de Shigatsé commence au niveau même du fleuve, et continue en faisant une courbe légère vers l'ouest; elle se cache 400 mètres plus loin, derrière un éperon montagneux.

Le sentier qui nous conduisait au Tsan-po aboutit au petit village de Kamba-Partsi. Comparativement aux villages que nous avions laissés derrière nous, c'était un endroit de confort et de prospérité : les habitations construites au bord du fleuve; les peupliers, les saules, les aubépines qui parsèment gaîment les derniers contreforts de la montagne; les cultures qui entourent la bourgade, lui donnent un cachet que nous n'avions pas encore vu. Kamba-Partsi même est enfoui sous de vieux arbres; un saule séculaire, tordu en forme de 8, semble y faire fonction de sentinelle.

Séparée du bord de l'eau par un banc de sable plat,

une plantation quadrangulaire de saules s'entoure d'un mur bas; c'est dans cet enclos que s'installèrent la Mission et le quartier général. A quelque distance, au pied du ravin qui descend du Kamba-la, se trouvait un campement réservé à *Leurs Saintetés* en voyage : autel, retable, sanctuaire tapissé de jolis galets en quartz blanc bordé de morceaux de basalte. Ce qui me parut le plus extraordinaire dans l'enclos de la Mission, c'est la quantité de hannetons qui s'y trouvaient. Jamais je n'en ai tant vu de ma vie! Ils étaient là par milliers, jonchant le sol de leurs cadavres, ou se cramponnant aux branches des saules. Au coucher du soleil, ils tourbillonnaient autour des arbres, tombant dans les feux allumés pour faire la cuisine, et hélas! dans les casseroles aussi.

Mais ce coucher de soleil sur le Tsan-po, quel inoubliable spectacle! La vallée était fermée à l'ouest par deux montagnes aux sommets neigeux, les derniers contreforts septentrionaux du Nichi-kang-sang; leur base estompait ses contours dans une brume obscure et pourpre; à leur pied coulaient les eaux du fleuve, miroir naturel des colorations qui s'accentuaient progressivement. L'eau boueuse réfléchit toujours les objets avec plus de netteté que l'eau claire, pour la même raison apparemment qui transforme en miroir une glace munie d'un fond noir. Et cette éclatante réverbération des eaux se vivifiait encore du contraste qui, à un kilomètre plus loin, faisait du Tsan-po un fleuve tourbillonnant et sombre, difficile à distinguer de la terre dans l'obscurité croissante, et ne conservant d'un cours d'eau que le bruit et le mouvement. La neige des sommets, tranchant sur le ciel écarlate, se colora de mille tons; et des nuages de feu s'accumulèrent pour former le lit brûlant où l'astre se coucha.

En Angleterre, les couchers de soleil sont infiniment moins compliqués : leur phase suprême consiste en l'apparition d'un rideau flamboyant de couleurs rapidement disparu. Mais dans ces altitudes où l'atmosphère est si claire, on se rend mieux compte du phénomène, causé en réalité par la coloration du bord inférieur des nuages qui, de différentes densités, restent immuablement suspendus à des hauteurs déterminées par les lois de la pesanteur. Le grand artiste Turner doit à ses voyages d'avoir découvert cette incontestable vérité du domaine atmosphérique. Peu à peu, la lumière de l'ouest pâlit, s'éteignit; et déjà une cinquantaine d'étoiles scintillaient dans les profondeurs gris-bleu du ciel.

Le lendemain, le général Macdonald, malgré un assez violent malaise dont il souffrait depuis quelque temps, et qu'à force de courage il put dompter jusqu'à Lhassa, donna le signal de lever le camp. Il s'agissait en ce jour de franchir le Tsan-po. Lorsque nous descendions des hauteurs du Kamba la, nous avions aperçu déjà, et d'ensemble, l'étendue de la grande rivière qui nous barrait le passage : c'était le cours violent d'une eau jaunâtre tourbillonnant avec irritation autour des promontoires rocheux du rivage, émiettant les falaises de sable entre lesquelles elle était enfermée. Même à l'époque où nous arrivions, son volume était considérable, étant donné que son lit principal, s'il est étroit, est très profond. Mais, songeant au retour, l'état actuel de la rivière nous inquiétait moins que son expansion future; les îlots de sable qui parsèment le cours du Tsan-po sont absolument dépourvus de végétation, et il était facile de voir que quelques semaines plus tard ils seraient balayés par les crues qui, déjà, se préparaient au loin, près du lac Mansarowar.

Le bac de Chaksam se trouvait à 10 kilomètres du campement. Nous observions, pour nous y rendre, l'aspect de la vallée, bien différente de ce qu'on en raconte, bien différente aussi des vallées où s'écoulent les fleuves qui naissent sur le versant méridional de l'Himalaya. Au lieu d'un cours d'eau plein et rapide descendant au travers d'une gorge boisée, c'était une masse jaune s'écartant à chaque instant pour laisser émerger des bancs de sable nombreux. Sur les deux rives s'étendaient des champs semés d'orge, de blé, de pois. Dans l'anfractuosité des collines avoisinantes, envahies par des vagues de sable qu'y amoncellent les crues ou les vents, des taches bleues ou blanches signalent des maisons. Le long de la route, qui coupe les cultures, poussent des orties, des bardanes, d'autres fleurs, blanches ou jaunes, et qui se balancent au-dessous des églantiers. Dans des endroits où cesse la végétation, se trouve néanmoins une espèce de mimosa, haute d'un mètre environ, précieuse pour contenir les sables de la berge dans l'espace qui s'étend depuis le fleuve jusqu'aux premiers renflements des montagnes qui bordent la vallée.

Chaksam tire son nom d'un pont de fer jeté, il y a bien des années, en travers d'une des parties les plus profondes et les plus étroites de la rivière; c'est l'œuvre du prince Tang-Tong, qui le fit construire au xve siècle. Il consistait en quatre lourdes chaînes formées d'anneaux ayant à peu près 16 centimètres de diamètre, et couvertes d'un tablier. Aujourd'hui le tablier a disparu, et il ne reste plus que les chaînes, encore imposantes, et à peine rongées par la rouille.

A moitié de la rivière, le pont se repose sur une île couverte de saules abondants; celle-ci est reliée à la rive septentrionale par une chaussée de pierres qui émerge de l'eau pendant une bonne partie de l'année, mais qui, à l'époque où nous passâmes, affleurant à peine, était inondée d'une eau fangeuse dont on entendait le mugissement depuis le bac, situé à un kilomètre en amont.

Les Tibétains eux-mêmes ont depuis longtemps renoncé à se servir du pont, et ne comptent que sur les bacs. Il est providentiel qu'ils n'aient pas songé à les détruire pour nous empêcher de passer; je me demande ce que nous aurions fait sans eux. Il y en avait deux : c'étaient des châssis oblongs de 13 mètres sur 4; une tête de cheval sculptée à l'avant en constituait tout l'ornement.

Le transport des troupes au delà la rivière, fut

considérablement facilité par le procédé qu'employa le colonel Sheppard. Il fit jeter en travers des eaux un câble en fil d'acier sur lequel se halèrent les deux bacs munis à l'arrière et à l'avant de fortes cordes manœuvrant sur des poulies. Ainsi fut évitée la grosse perte de temps résultant de la dérive obligatoire des bacs pendant la traversée (dérive qui nécessitait un remorquage en amont pénible et lent), et le trajet qui aurait pris au moins une heure aller et retour, était exécuté en vingt minutes. Les mules traversèrent à la nage, sous la direction du capitaine Moore.

Le deuxième jour du passage, notre petite armée eut à déplorer une des pertes les plus cruelles de toute l'expédition. Le général Macdonald, se rappelant ses propres expériences faites en Afrique centrale, avait ordonné qu'on organisât un transport par radeaux, maintenus à chaque extrémité au moyen des bateaux de Berthon. Ces radeaux contenaient dix hommes et leur équipement. Après avoir effectué heureusement 6 ou 7 voyages, un de ces radeaux, saisi par le courant, fut entraîné à la dérive avec son chargement; tous les hommes sauf deux se cramponnèrent à l'embarcation, et purent être sauvés. Un de ces deux malheureux était le major Bretherton : c'était un excellent nageur, et il fit des efforts désespérés pour lutter contre les tourbillons qui l'engloutissaient; à deux ou trois reprises il reparut au-dessus des flots, puis il disparut sans que nous dussions jamais le revoir.

Il est difficile d'apprécier exactement la perte que

nous causa sa mort. Plein d'intelligence et de sang-froid, possédant des vues larges et le souci des détails, sa bonne volonté, son désir d'aider tout le monde lui avaient attiré toutes les sympathies. Quelques minutes avant la catastrophe, je l'avais rencontré près de l'embarcadère, et lui avais demandé où il allait. Il me répondit qu'il allait chercher des provisions dans une petite maison qu'on apercevait à un kilomètre de l'autre côté de la rivière. Ses hommes y étaient déjà. Comme j'insinuais qu'il n'était peut-être pas besoin qu'il y allât aussi, il me répliqua, en bégayant un peu, suivant son habitude : « Il y a toujours quelque chose qui manque, quand on n'est pas là soi-même : il vaut mieux que j'y aille ». C'est la dernière fois que je le vis. Je ne saurais trop vivement exprimer mes regrets personnels pour la mort d'un officier que j'aimais et admirais très sincèrement. Nous avons certainement perdu en lui un des jeunes chefs les plus brillants de l'armée des Indes.

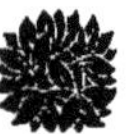

CHAPITRE XVI

LA DERNIÈRE ÉTAPE

VISITE AU MONASTÈRE DE TA-KA-RE. || UN CURIEUX SANCTUAIRE. || VISITE AU MONASTÈRE DE YANG-KOR-YANG-TSÉ. || LES AVENTURES D'UN LAMA RÉINCARNÉ. || UNE JOURNÉE DE FARNIENTE. || PREMIERS SIGNES DE L'APPROCHE DE LHASSA. || ARRIVÉE A CHUSUL. || L'ORGANISATION DE NOTRE COLONNE EN MARCHE. || LA QUESTION DES TRANSPORTS. || PREMIÈRES LUEURS DORÉES : EST-CE LHASSA? || LE GRAND BOUDDHA SCULPTÉ DANS LE ROC. || NOUS APERCEVONS L'ENDROIT D'OU L'ON VOIT LHASSA, PUIS LHASSA MÊME. || LA PLAINE DE LHASSA. || DERNIÈRE ÉTAPE A TOLOUNG. || VISITEURS TIBÉTAINS.

C'EST trois jours après notre arrivée à Chaksam, que le colonel Younghusband et la Mission traversèrent le Tsan-po et s'installèrent dans le jardin d'une petite maison qui portait le nom de Pomé-tsé. Le transport complet de nos troupes au delà de la rivière ne prit pas moins de huit jours, que nous mîmes à profit, O'Connor et moi, pour faire quelques excursions dans les endroits intéressants du voisinage.

Le 28 juillet, nous décidâmes de pousser jusqu'à Ta-ka-re, à 3 kilomètres environ vers l'ouest, sur la rive septentrionale du Tsan-po; la route passe à travers des champs d'orge parsemés de myosotis, longe des plantations de saules et de peupliers. Elle nous conduisit d'abord en vue du grand chorten en forme de pyramide qui se trouve à quelque distance du village de Tsé-gang-tsé. C'est une construction curieuse, une superposition de plates-formes qui vont en diminuant de dimensions jusqu'au sommet, et sont couronnées de l'espèce de tambour ou cône tronqué qu'on appelle « hti ». Personne ne put nous rien dire sur son origine. On l'appelle Pum-ba dans le pays. Elle est intéressante par sa vague ressemblance avec la pyramide de Saqqara. J'ai remarqué que dans la répétition des inévitables : *Om mani padme hum*, disposés autour du monument, la couleur traditionnelle des lettres avait ici varié, et que le deuxième mot était peint couleur d'abricot foncé au lieu de vert. Sauf cette petite particularité, tout le chorten était parfaitement normal.

Nous poussâmes plus avant, longeant le mur blanc du village; au-dessus d'un ravin qui dans son ombre abritait une profusion de fleurs et de fougères, un noyer superbe étendait ses branches; au bout d'un bon kilomètre enfin, coupant au travers d'une petite plate-forme de quartz, nous arrivions en face de deux monastères assez considérables et bâtis dans le roc.

L'un d'eux était le gompa de Ta-ka-re. A leur pied s'étendait un enclos, moitié marécage, moitié prairie, dans lequel poussaient des saules, les plus énormes que j'aie jamais vus. Ces monstres noueux et tordus devaient être bien des fois centenaires. L'entrée du gompa de Ta-ka-re fait face à l'enclos.

Ayant manifesté le désir de visiter le monastère, notre demande fut fort bien accueillie par le chef de la communauté. Le bâtiment est plus petit que son voisin; comme construction et ornementation, il diffère très peu de toutes les lamaseries tibétaines. L'économe, le chanzi, nous fit les honneurs de son couvent, qui ne présente d'ailleurs pas grand intérêt, et souffre de la proximité de son puissant voisin qui abrite la divinité de Yang-kor-yang-tsé. Mais il contient une pièce qui nous parut infiniment précieuse : on y renferme tous les objets du culte que le monastère a mis au rancart, et l'économe nous permit d'acheter là quelques bibelots tout à fait curieux. Le sanctuaire possède, faisant face au siège de l'abbé, un bol d'argent garni de turquoises, un des plus beaux certainement du Tibet; tout à côté se trouvait un miroir d'origine européenne, dont l'abbé était beaucoup plus fier; enfin un chorten d'argent destiné à renfermer les seules dépouilles des Lamas réincarnés.

Il est toujours difficile d'obtenir une réponse des Lamas quand on leur demande la signification d'un des étranges objets rituels entrevus dans un gompa. Notre aimable guide professa, comme ses confrères, une complète ignorance en face de nos questions. Dans une sorte de reliquaire dissimulé par des draperies, katags sales et pleins de graisse, étaient enfermés trois morceaux de roc de formes irrégulières, et un nid d'abeilles; ces quatre objets étaient surmontés d'une couronne d'or enrichie de turquoises, de l'intérieur de laquelle s'élevait un torma, merveille de patience et d'habileté. Pas d'explication : mystère!

Nous prîmes le thé avec le chanzi, l'abbé étant en voyage à Lhassa, et nous le quittâmes accompagnés de deux joyeux Lamas qui portaient nos emplettes.

Nous étions de retour à Pome-tsé ou North Camp, comme il est écrit sur les cartes militaires, assez à temps pour dîner sous les arbres avec les officiers de la Mission. Et je doute que beaucoup de monde eût dîné volontairement en plein air, à l'altitude où nous nous trouvions!

Le 30 juillet, comme le passage de la rivière nous attardait encore, O'Connor reprit avec moi la même route pour visiter cette fois le plus grand des deux monastères, celui de Yang-kor-yang-tsé. C'est un couvent beaucoup plus prétentieux que son voisin, et qui se targue d'abriter, pour lui tout seul, une réincarnation. La chance nous favorisa, car Sa Sainteté était chez elle. Nous pénétrâmes dans une grande cour qui s'ouvrait en face de l'entrée principale du gompa. De l'autre côté s'offrait la voûte réservée aux fresques traditionnelles; au-dessus de nos têtes s'épanouissait un superbe acacia, que les Tibétains appellent *yom-bor*. Incrustée dans la muraille, faisant face au temple, se dessinait hardiment une swastika. Les sculptures et les reliefs de la porte du couvent sont d'un ouvrage très délicat; la clef, longue d'environ 30 centimètres, est d'argent finement ciselé. L'intérieur du temple est remarquable par une profusion de draperies, katags et gyan-tsen, suspendues à ses murailles; on aurait dit un marché d'étoffes chinois. Elles étaient d'ailleurs parmi les plus belles que j'aie vues dans le pays. Dans une arrière-cour, large et sombre, se dresse un Bouddha gigantesque; je crois qu'il est fait d'argile; mais il est très délicatement ouvragé, et aussi consciencieusement doré que s'il était en bronze. De riches étoffes de soie étaient jetées sur ses énormes épaules; ses yeux impassibles brillaient d'une lueur impressionnante au milieu de l'obscurité ambiante; il a environ 10 mètres de haut, et rappelle beaucoup la statue la plus étonnante au monde entier, le fameux Bouddha japonais qui se dresse entre les pins de Kama-Koura. Après une visite minutieuse consacrée à toutes les parties du couvent, nous arrivons sur la plate-forme du toit; et, accoudés sur le parapet, au-dessous d'une coupole dorée, nous contemplons longuement le magnifique spectacle qui nous est offert par la vallée du Tsan-po.

Le Lama nous offrit le thé et nous raconta sa vie, qui n'est pas sans intérêt. Il parlait d'une voix douce et basse, lançant par intervalles un trait d'esprit. Sa sainteté, nous dit-il, fut longue à se faire reconnaître. Son enfance fut d'abord malheureuse; attaché au monastère de Pénam, à 36 kilomètres à l'ouest de Gyangtsé, les Lamas lui firent la vie si dure, qu'il se sauva et se rendit à Lhassa (ce devait être un garçon fort audacieux, car ces exemples d'insubordination sont extrêmement rares chez les acolytes des Lamas).

Arrivé dans la capitale il s'attacha à un médecin, et après quelques années d'apprentissage vint exercer son art en ce village de Yang-kor-yang-tsé. Las de l'existence qu'il menait dans cette petite agglomération de paysans, il voulut, il y a trois ans, retourner à Lhassa. Mais les Lamas, avec lesquels il vivait en très bons termes, furent désolés à la pensée d'être privés de ses services. Au Tibet il y a toujours des moyens de s'arranger, inconnus aux hommes d'Occident. Comme il y avait une vacance dans les réincarnations du gompa, les moines envoyèrent en hâte une dépêche à Lhassa, et le résultat fut que notre ami, à son grand étonnement, s'entendit saluer, dans sa 24e année, comme le successeur longtemps désiré des Bodisats de Yang-kor-yang-tsé.

Assis à califourchon près d'une fenêtre garnie d'un treillage qui empêchait les plantes grimpantes de pénétrer dans la pièce, le Lama nous raconta ainsi son histoire, et je me demande s'il ne préférait pas à sa vie actuelle l'existence moins sainte, mais libre et mouvementée, qu'il menait autrefois....

Il nous déclara qu'il avait eu l'intention de rendre visite au colonel Younghusband, mais qu'il n'avait pas osé, par crainte des représailles de Lhassa. Puis, se tournant vers O'Connor, il lui demanda très simplement : « Dites-moi donc : sous quel gouvernement suis-je maintenant placé? Sont-ce les Tibétains, ou les Anglais, qui sont maîtres de cette vallée? » O'Connor lui expliqua la situation, et qu'il n'avait absolument rien à craindre de nos troupes tant qu'il s'occuperait uniquement de ses fonctions religieuses; il lui développa exactement nos intentions et nos besoins. Et la douzaine de vieux Lamas qui, dans le fond de la pièce, assistaient silencieusement à l'entrevue, aussi bien que les cadets qui s'occupaient à remplir nos tasses de thé après chaque gorgée avalée, aux paroles d'O'Connor répondaient, se penchant en avant, les mains sur les genoux, par la formule tibétaine d'obéissance et de respect : « La-lis, la-lis ».

Prenant congé de notre hôte, nous retournâmes à Pome-tsé en nous guidant sur la fumée bleuâtre qui s'échappait du campement de Chak Sam.

Nous n'avions plus qu'un jour à attendre; je l'ai passé à lire, paresseusement étendu sous les arbres dans une plantation située à 200 mètres en amont du lac. Le site avait l'aspect d'un paysage anglais, si ce n'est que de grands rochers émergeaient de l'herbe çà et là. Des myosotis et de la ciguë fleurissaient négligemment sous de hauts peupliers, des marguerites étoilaient le gazon; hors des murs qui entouraient mon petit bois, j'entendais le froufroutement soyeux des épis de blé caressés par la brise; les abeilles bourdonnaient, les pigeons roucoulaient; — c'était étonnamment anglais, et depuis ce moment jusqu'au jour où je revis les glaces des hautes montagnes, je me plus à retrouver dans cette partie du Tibet des vues et des souvenirs qui me rappelaient constamment mon pays. A quelque distance, les toits d'une ferme blanche s'élevaient par échelons au travers du feuillage ; l'habitation était construite en brique ordinaire et séchée au soleil, car il n'est pas possible d'utiliser les galets de la rive pour un autre usage que la clôture des champs. Leur forme arrondie s'y oppose, et le ciment est inconnu. Des taches de lumière dorée illuminaient le gazon, et de petites fleurs bleues grimpaient sur des plantes plus robustes.

Cet Élysée tranquille était la propriété du Djongpen de Nagar-tsé, homme de haute importance et de grande brutalité. A notre arrivée, ses domestiques et ses esclaves nous prièrent, avec un ensemble touchant, de lui couper le cou.

Nous levâmes le camp dans la matinée du 31 juillet ; c'est avec un certain plaisir que nous entendions retentir à nouveau le cri de guerre des Sikhs et des Gourkhas, qui se mettaient en route. Nous nous dirigions vers l'est en longeant la rive septentrionale du Tsan-po, nous faufilant à travers les champs de céréales, traversant des villages blottis dans les arbres.

De l'autre côté de la rivière nous apercevions, au pied des derniers contreforts de la montagne, d'énormes masses de sable hautes de 100 mètres ; sous la poussée d'un vent d'orage, des nuages de poussière s'en détachaient, qui allaient rejoindre des nuages chargés de pluie. Quelques minutes plus tard, l'orage éclata, mais s'en alla aussi vite qu'il était venu.

Nous commencions à apercevoir les signes auxquels des pèlerins reconnaissent qu'ils approchent de leur dernière étape. Nous ne rencontrions plus seulement, comme partout au Tibet à l'orée des villages, dans les fissures des rochers, au passage des rivières, à tout endroit qui paraît devoir intéresser les démons, une collection de drapeaux tutélaires lavés par la pluie, ou de perches, longues de 3 ou 4 mètres, garnies de branches de saule : chaque éperon de montagne était maintenant façonné en forme de Bouddha, chaque pierre offrait en relief d'innombrables mantras; l'éjaculation monotone du *Om mani padme hum* semblait nous crier de roc en roc : « C'est ici le chemin du salut; par cette voie seulement, vous échapperez à la terre! »

Avant d'atteindre le promontoire rocheux qui cache le village de Chusul, nous apparut, sur un pic distant de 7 ou 8 kilomètres en aval, le Gonkar djong, où fut mis à mort le Sinchen Lama. Sans nous en approcher davantage, nous débouchions bientôt vers l'ouest dans les maisons du verdoyant Chusul; le Ta Lama y attendait l'arrivée du colonel Younghusband qui, toujours armé de patience, lui accorda une nouvelle entrevue, sans résultat naturellement.

Chusul est dominé par deux pics sur lesquels se voient encore les ruines de deux citadelles. On raconte dans le pays que les Tibétains condamnés à mort étaient autrefois emmurés dans une caverne de la montagne voisine, et qu'ils attendaient là que des scorpions eussent accompli leur œuvre mortelle. Ce n'est probablement pas exact; cependant, je dois confesser que les scorpions sont très nombreux dans la contrée, ce qui a dû contribuer à donner créance à la légende.

Nous quittâmes ensuite la vallée du Tsan-po, laissant le fleuve rouler ses eaux lourdes et jaunes, pour entrer dans la vallée du Ki-tchou. La route, évitant un marécage impraticable qui s'étend entre les deux rivières, suit le pied des collines après avoir traversé une large plaine où un profond canal emporte les neiges fondues des montagnes qui s'élèvent vers l'occident. Un monastère se montre à l'entrée de la vallée, sèche et peu fertile. A Fachi-tsé, nous fîmes halte pour passer la nuit au-dessous d'un plateau de rocs couronné d'une forteresse isolée, et au milieu de cafards sans nombre, noirs, tachetés de blanc et de rouge, comme un domino tibétain.

Le 1er août, la colonne se mit en marche de bonne heure pour effectuer la dernière étape qu'elle dût fournir sans être encore soutenue par la vue des toits dorés du Potala. Cette étape était de 20 kilomètres environ. La route, qui traverse d'abord un pays plat et marécageux, se transforme ensuite en un sentier étroit et peu praticable où s'imposa la nécessité de marcher en file indienne toute la journée.

Notre troupe en marche dut fortement impressionner les indigènes qui la suivaient du regard, perchés sur les éminences lointaines. On est tellement habitué à se figurer une armée d'après des souvenirs empruntés à un terrain d'exercice ou à une revue, qu'on s'imagine avec peine la longueur énorme que peut atteindre une colonne en marche, même quand n'est pas considérable le contingent qui la compose. Notre petite armée, développée sur une distance de 12 kilomètres, semblait occuper toute la longueur de la route.

Le plus grand inconvénient qui résulte de cette marche en colonne, sans compter naturellement le danger provenant d'une attaque ennemie, est l'irrégularité de l'allure. Un arrêt de quelques secondes, occasionné, je suppose, par le passage d'un canal un peu profond, et multiplié par le nombre des files qui constituent une colonne de 12 kilomètres, devient, en queue de cette colonne, un arrêt de vingt minutes. C'était un spectacle vraiment impressionnant que cette immense théorie d'hommes et d'animaux s'allongeant et se raccourcissant — comme un ver dans un sentier, — faisant et réparant successivement ses brèches entre la haute falaise qui la dominait d'un côté, et la rivière qui, de l'autre, l'encadrait. Un matin, les Pionniers marchaient à grands pas jusqu'à ce que les officiers de Gourkhas vinssent protester contre leur vitesse ; le même soir, vous auriez trouvé au bord de la route quelques Pionniers épuisés, jamais un Gourkha.

En avant, chevauchait l'infanterie montée ; ensuite, venait un bataillon de Sikhs, dont le défilé eût paru interminable à qui aurait attendu que tous ses hommes fussent passés. Puis sur un bon kilomètre s'avançait, dans le cliquetis de son harnachement, l'artillerie de montagne, dont les grandes mules avaient été spécialement choisies pour leur dur labeur. Quelques-unes, celles qui transportent les pièces les plus lourdes, sont naturellement trop chargées au sommet ; et l'équilibre instable de leur bât leur rend la tâche des plus difficiles à accomplir. Mais ces braves et robustes bêtes paraissent peu s'en soucier : une mule porte la moitié du canon ; la culasse suit sur une autre, cahotant, quoique solidement attachée d'avant et d'arrière, avec les pas de la bête ; puis vient l'affût ; enfin les roues ; un homme, parfois deux, suivent à pied près des mules. Immédiatement après s'avançait le convoi des munitions, chaque caisson d'obus proche ainsi de son canon. A voir, pendant un bon quart d'heure, défiler lentement les *membra disjecta* de la batterie, on aurait cru volontiers qu'elle comptait 20 canons, et non pas 6.

Derrière se trouvait généralement le Commissaire anglais. Mais on n'était jamais certain de le trouver à un endroit déterminé, car il arrivait souvent que, resté au camp à travailler avec un secrétaire jusqu'à ce que se fût ébranlée l'arrière-garde de l'armée, on le retrouvât le soir de l'étape en tête de la colonne qu'il avait graduellement dépassée pendant la journée de marche. Près de la batterie se tenait toujours le général Macdonald, à cheval, le dos voûté, malade avec évidence pour qui l'apercevait d'un kilomètre. A ses côtés se tenait Bignell, notre cuisinier, monté sur un cheval qui semblait plutôt fait pour un cirque que pour la marche en colonne, mais utile cependant pour grimper sur les rochers et traverser un pays extrêmement accidenté. *Hippo* et son cavalier nous rendaient de grands services et, quoique, de son propre aveu, Bignell n'est pas un Ritz, il trouva le moyen, avant la fin de la campagne, de faire à l'état-major une cuisine excellente; — du moins Bignell l'a dit, et il doit le savoir.

Le major Iggulden aurait pu se trouver près du général, mais il préférait aller de l'avant et surveiller la route. On y voyait plutôt le lieutenant-colonel Waddell et O'Connor sur son cheval fraise écrasée. Celui-ci, depuis ses exploits de Pala, passait aux yeux du colonel Younghusband pour le type accompli de l'homme de guerre. C'est un homme bien bâti, élancé, de taille plus haute que la moyenne; d'une politesse un peu brusque, cachant un naturel désintéressé et affectueux; à l'œil vif et observateur; plein de discrétion pour autrui; aimant assez la solitude pour éviter parfois de paraître aux repas; un homme sûr, avec lequel on aurait eu tort de ne pouvoir s'entendre.

Et toujours la colonne s'allonge! Après les combattants viennent les interminables convois de mules chargées, attachées ensemble quatre par quatre, la queue au nez, ne cédant le pas à rien ni à personne. Mon poney a été un jour jeté d'un pont dans une rivière, parce que j'avais sottement essayé de faire comprendre à l'un de ces convois de mules qu'il y avait place pour nous deux. Leur instinct, développé sans doute par l'habitude de porter des fardeaux dans des sentiers dangereux, les pousse à ne jamais reculer devant l'obstacle; elles baissent la tête et fondent dessus, afin de se ménager un peu plus d'espace entre elles et le précipice voisin. Car c'est une grosse erreur de croire que les mules s'amusent à marcher le long des précipices! Pas si bêtes! Si leur fardeau s'embarrasse dans un obstacle ou un passant, elles le secouent de la belle manière pour en venir à bout. La seule occasion où les mules deviennent traitables et font preuve d'une certaine intelligence de la situation, c'est quand leur charge vient à glisser. Elles s'arrêtent, s'arc-boutant des quatre pieds, et, plutôt que de céder, se font traîner par les camarades jusqu'à ce que leur fardeau ait été rajusté.

On conçoit une véritable sympathie pour ces courageuses bêtes qui supportent un travail dont aucun autre animal ne pourrait se charger; elles conservent vigueur et santé longtemps après que tout autre porteur, bête ou homme, a renoncé à un plus long effort.

Nous avons essayé dans notre expédition tous les moyens de transport ou à peu près. Les poneys ne nous ont guère réussi; ils n'eurent pas, il est vrai, le loisir de nous faire voir leurs qualités, car la plupart des conducteurs profitèrent de la nuit pour se sauver avant notre entrée dans la vallée de Choumbi. Quant aux yaks, leur aventure est une des plus tristes histoires de gaspillage de la vie animale dans les annales militaires; mais il est bien difficile d'établir en cette affaire les responsabilités.

Nous avions dans la colonne deux bêtes curieuses, des *zébrules*. Ils n'ont eu aucun succès; ces aimables et dociles animaux, croisés d'un zèbre et d'une jument, sont physiquement incapables de porter des fardeaux, parce qu'ils ont le dos plus allongé que n'importe quel cheval, zèbre ou mule qu'on ait vus jusqu'ici. Ils accompagnaient la batterie en amateurs, plutôt qu'en travailleurs.

Nous avons également essayé des chameaux, inutilement du reste. Nous avons eu recours aux ânes aussi, mais dans des conditions un peu spéciales : nous passâmes des contrats avec les Tibétains habitués à faire transporter leurs fardeaux par leurs bêtes minuscules. On a fait courir le bruit que le service des transports, toujours à l'affût d'une amélioration, promettait 100 roupies pour la capture d'un *kyang*; ce n'était pas sérieux, bien que les indigènes l'eussent considéré comme tel. Un « kyang » est un âne sauvage, de la couleur des tortues, et qui ne se trouve que dans cette partie de l'univers que nous traversions. On n'a jamais pu l'apprivoiser; les Tibétains, qui doivent s'y connaître, y ont renoncé depuis longtemps; des troupeaux s'en trouvent sur le plateau de Thuna; près de Lhassa il en est d'autres qui sont regardés comme la propriété particulière et quasi sacrée du Dalaï Lama.

Sauf les coolies, bien entendu, le seul autre moyen de transport utilisé par l'expédition fut l'*ekka*, une idée lumineuse du major Bertherton. Ces légers véhicules, consistant en une simple plate-forme posée sur deux roues, furent transportés à grand'peine et par pièces détachées à travers le Nathou la, mais nous rendirent de grands services dans la plaine de 150 kilomètres qui s'étend de Kamparab à Kang-Ma. Il y eut quelques difficultés d'abord pour atteler les poneys du

Tibet à un engin dont ils n'avaient pas idée jusque-là; les yaks, au contraire, s'y mirent tout de suite, et tous les jours on voyait attelé quelques-unes de ces bonnes bêtes qui marchaient sérieusement, l'air triste mais satisfait tout de même d'avoir persuadé à leur maître qu'elles ne peuvent pas faire plus d'un petit kilomètre à l'heure.

Ainsi rampait la colonne le long du chemin, laissant derrière elle le sol piétiné, soulevant sur son passage un flot de poussière.

Avant d'arriver à Nam, la route, par trois fois, s'étrangle entre le roc et le cours du Ki-tchou; par trois fois, elle traverse une plaine large et bien cultivée. Elle passe devant Jang-ma, que sépare de la muraille rocheuse, tout ornée de mantras, un marécage couvert de roseaux, et qui ne manque pas de pittoresque. Le village lui-même est assez coquet, avec sa ceinture de champs de blé d'une belle hauteur.

Pour doubler le dernier éperon qui nous séparait de Nam, la route s'élève de quelque 30 mètres sur le flanc de la masse de granit. De cette hauteur, nous aperçûmes dans le lointain un éclair d'or qui nous parut être Lhassa : ce n'était, en réalité, que le toit du temple affecté au Chef des Magiciens, et situé à 3 kilomètres environ du Ling-kor.

Après être descendus dans la plaine, nous campâmes près du Ki-tchou en un endroit où il a bien 1 600 mètres de large, et où son cours sinueux ronge

Près du Ki-tchou.

NOUS APPROCHIONS DE CHUSUL, SUR LE TSAN-PO. LE KI-TCHOU EST LE FLEUVE QUI, A L'ARRIÈRE-PLAN, SE JETTE DANS LE TSAN-PO, DERRIÈRE LE PROMONTOIRE SUR LEQUEL EST CONSTRUIT CHUSUL.

COLORATION : Terre de Sienne, brun Van Dyck, gris cendre, ciel ambre et gris de Payne.

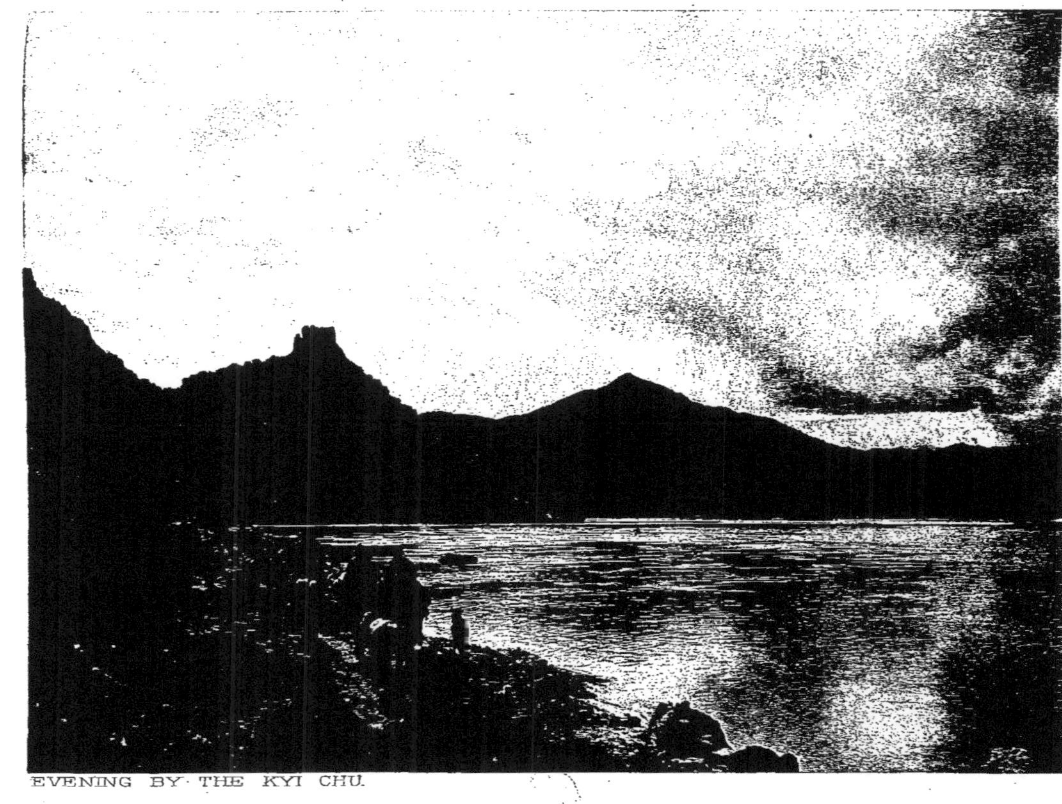

EVENING BY THE KYI CHU.

la berge qu'on voit, motte par motte fraîche et verte, tomber dans les eaux boueuses de la rivière.

Au sortir de Nam la route et la rivière passent dans un étroit boyau formé par deux éperons rocheux qui s'avancent de chaque côté de la vallée; entre les deux, un îlot, également rocheux, les relie presque complètement. Entre cet îlot et l'éperon sud court la rivière; la route se glisse entre l'îlot et l'éperon septentrional. Cette énorme barrière nous dissimulait encore la vue de la plaine de Lhassa.

Qui d'entre nous a, le premier, aperçu les toits dorés du Potala? Grosse question! L'infanterie montée, qui marchait en tête de la colonne, en revendique la gloire. Ce pourrait bien être ou le capitaine Peterson ou le capitaine Souter; à moins que ce ne soient le capitaine Ottley et le major Iggulden qui, ayant couru jusqu'à une éminence et aperçu le monastère de Sera, jurèrent d'avoir vu Lhassa, malgré les dénégations entêtées d'un interprète tibétain.

Le lendemain 2 août, nous suivons toujours le chemin laborieux qui contourne les indentations des collines, et nous arrivons finalement dans une plaine assez large et bien cultivée. La route est bordée par des champs de pois et de blé et aboutit au village de Ne-thang, enfoui dans la vallée, et qui se vante d'avoir abrité le grand réformateur Atisa; elle traverse le village, où nous regardèrent passer quelques Lamas installés sur le pas des portes ou sur les toits, et des enfants, les doigts dans la bouche, les yeux écarquillés.

Nous fîmes une petite halte au delà du village, attendant avec une impatience mal contenue l'ordre de continuer notre route. Les sinuosités rocheuses de la vallée nous empêchaient toujours d'apercevoir notre but, et toujours la route serpentait le long des collines; elle déboucha enfin dans la plaine tant désirée. Un nouveau désappointement nous y attendait, car il est encore impossible, à cause des rochers, de voir de cet endroit une pierre ou une tour de Lhassa. Il fallut de nouveau patienter; il était heureusement évident que nous touchions au terme du voyage.

Sur notre gauche, grossièrement taillé à même le rocher, apparut le grand Bouddha dont nous avions maintes fois entendu parler : ce monstre immense, haut de 10 mètres, sculpté avec un relief de 50 centimètres dans la paroi naturellement lisse de la montagne, tendait ses regards au-dessus de nos têtes vers la Ville Sainte; c'est assurément un des spécimens les plus curieux de la sculpture rupestre. Il marque l'entrée de la plaine où s'élève Lhassa, et sa position en fait un objet de grande vénération. Devant lui, un tas de cailloux, mesurant 6 mètres de haut, a été successivement dressé par de pieux pèlerins, heureux de marquer leur passage près du dieu qui leur annonce le but si ardemment désiré.

Ajoutons que ce Bouddha est barbouillé de bleu, de jaune et de rouge, et que c'est bien une des plus grandes horreurs qui soient dans la région.

Nous nous croyions tout près d'apercevoir Lhassa:

nous avions encore plus de 3 kilomètres à faire, 3 longs kilomètres au cours desquels nous passons devant d'étranges couches de gneiss; devant de curieux spécimens de ces *coupes* entrevues un peu partout, inexpliquées d'ailleurs, et que nul ne prenait plus le temps de regarder; devant de traîtres marécages remplis d'une herbe verte qui pousse dans l'eau plutôt que sur la terre; 3 kilomètres interminables, longs comme 10, — avant de doubler l'éperon qui nous séparait toujours de l'endroit souhaité.

Nous aperçûmes enfin, non pas le Potala, mais le point d'où on peut l'apercevoir. Près d'un champ de blé se trouve un chorten bas, couleur de boue, et près du chorten un tas de cailloux plus haut encore que celui qui s'élève près du Bouddha; c'est tout ce qui marque la place fameuse; mais combien cela nous parut suffisant!

Il était environ une heure et demie de l'après-midi; une légère brume bleuâtre estompait les ravins des montagnes lointaines et leurs éperons avancés dans la plaine comme de gigantesques arcs-boutants; on sentait une bonne odeur de terre; une brise légère faisait frissonner les épis d'orge; le soleil brillait impitoyable, dans un ciel blanchi, sans une trace de bleu. L'heure banale était grosse d'un intérêt passionné, d'un intérêt comme nul n'en peut ressentir nulle part de plus puissant.

Alors, comme nous nous approchions, Elle nous apparut....

LHASSA

Au loin, très loin, au delà de vastes champs d'orge où quelques petits bois mettaient çà et là leur tache sombre, nous aperçûmes une pyramide grise se dégageant d'un éperon gris aussi, dont l'extrémité semblait vouloir la cacher : — c'était Lhassa!

Elle était là, cette ville, but si souvent décevant des voyageurs lassés, dernier refuge du mysticisme qui reste encore sur terre. Une lumière poudreuse faisait trembloter les contours lointains des toits dorés et des blanches terrasses indistinctement entrevues. Aucun de nous ne disait grand'chose; mais nous vivions double. Après les labeurs sans fin, les désespoirs sans nombre, nous touchions à Lhassa!

O'Connor et moi nous avions quelque peu dépassé la colonne, et nous restâmes dans une contemplation muette jusqu'à ce que nous en eût tiré un vol de libellules zébrant l'air d'une ligne de bleu. Nous continuâmes notre route, laissant nos montures trouver leur chemin dans les cailloux, tandis que nous dévorions des yeux les collines jumelles, sentinelles qui cachent au voyageur la vue de la Cathédrale, construite à l'est, dans une partie basse.

Pour apercevoir la ville en plein, il faut grimper sur le col qui joint, ou à peu près, Chag-pori au Potala. Si nous avions trouvé en Lhassa une agglomération de huttes entassées, dans une plaine poussiéreuse, faisant contraste avec les palais et les temples que nous avions maintes fois aperçus dans les autres régions du Tibet, je crois que, malgré les désillusions, une partie de notre ardente curiosité eût été néanmoins satisfaite. Mais il en était tout autrement. Dans cette contrée, la plus inaccessible de toute la terre, élevée au-dessus et à l'écart du restant des hommes, défendue par des montagnes de roc et de glace, par des précipices de granit, par l'hostilité de l'habitant, par le manque de nourriture et de chauffage, ne se trouvait nullement une pauvre ville orientale, s'arrogeant la seule dignité que le mystère puisse donner. La splendeur du Potala rayonne sur elle, et émerveille tout d'abord, bien qu'une connaissance plus intime, comme il advient aux beaux monuments, augmente encore l'étonnement et l'admiration. Et cette merveille lointaine n'était qu'un avant-goût des splendeurs recelées par la ville. Comparée aux villes de l'Orient et de l'Occident, Lhassa peut être comptée parmi les plus belles. Son luxe enfoui dans la verdure est au-dessus de toute attente.

La fin de la journée se passa sans incident. Chemin faisant, nous passions devant des maisons blanchies à la chaux, abritées par des peupliers de Lombardie, entourées de champs d'orge; et le soir nous trouva à To-loung.

To-loung consiste en deux ou trois maisons campées au bord du pont qui traverse le To-loung-tchou. Ce pont et la canalisation du fleuve sont ici un ouvrage qui fait honneur aux ingénieurs tibétains. Le pont lui-même est solidement construit en granit, avec de robustes piliers défendus en amont par une forte armature; le fleuve, sur 2 kilomètres au moins, est amené jusqu'au pont, du haut des collines où se trouve sa source, entre deux murs hauts de 3 mètres, qui endiguent ses eaux.

La plaine au milieu de laquelle se trouve Lhassa, est d'une constitution particulière : les Tibétains déclarent tout bonnement qu'elle s'étend sur un lac souterrain, et que si les eaux n'étaient pas annuellement apaisées par des hommages rendus au serpent qui habite le sanctuaire de Lu-kang, et au vague personnage qui demeure dans le sanctuaire du dieu Jo lui-même, elles inonderaient inévitablement la ville. C'est l'explication légendaire d'une vérité incontestable : la plaine qui entoure la ville n'est qu'un vaste marécage dans lequel on ne peut faire 100 mètres sans rencontrer une fondrière.

Le chemin qui mène à la capitale est une chaussée construite à 2 mètres environ au-dessus de la surface du marais, et percée d'une douzaine de petits tunnels qui laissent circuler une eau brune et boueuse. En deux endroits seulement, les eaux sont confinées dans des canaux, ou endiguées : les revêtements du To-loung-tchou ont rendu possible la construction du pont, qui, sans cette précaution, aurait ses piles minées par les infiltrations, sur un rayon d'un kilomètre; près de la porte occidentale de Lhassa même, une grande digue de sable contient les inondations du Kaling-tchou.

La longueur de la plaine de Lhassa est de 25 kilomètres environ; sa largeur varie entre 3 et 7 kilomètres;

de tous les côtés s'avancent les éperons de hautes montagnes qui, même en août, étaient couronnées de neige. C'est dans les intervalles de ces éperons que se tapissent les villages, et s'élèvent les monastères dont nous avions tant entendu parler. Lhassa est au milieu même de la plaine, à l'est des deux collines jumelles auxquelles j'ai fait allusion. Au travers, exactement au sud de la capitale, le Ki-tchou erre dans son lit large et ensablé. Grâce à ce luxe d'eau et à l'abri fourni par la ceinture des montagnes, la végétation de la plaine est abondante. Un petit chemin grimpe au nord en suivant les contours de la montagne depuis To-loung jusqu'au monastère de Sera; mais ce n'est qu'un sentier. La vraie route passe au cœur même du marais.

C'est à To-loung que nous nous arrêtâmes pour passer la nuit. Mais, bien avant que les tentes fussent installées, arriva de la capitale une députation. Elle fut reçue en audience, et pendant deux heures et demie le camp de la Mission s'anima du froufroutement des robes de soie, s'égaya du chapeau des plus hauts dignitaires de la Ville. Les discussions et supplications habituelles reprirent leur cours. Le Commissaire maintint sa prétention tous les jours plus justifiée de signer le traité dans Lhassa même, et le *durbar* se dispersa lentement, après que les Tibétains eurent longuement tâté, palpé, examiné toutes les pièces de notre équipement.

Je me suis amusé à leur montrer plusieurs journaux

illustrés; je remarquai avec étonnement l'intérêt qu'ils prenaient à la guerre russo-japonaise : ils suivaient avec la plus grande attention les différents incidents représentés sous leurs yeux. D'autres gravures les intriguèrent énormément : passant avec négligence sur le portrait de dames connues, ils s'arrêtèrent avec insistance sur celui de Dan Leno, le comique anglais, qui, si je me le rappelle bien, était représenté assis sur un pilier, guitare en main, couronné de fleurs, et vêtu d'une robe. J'ai d'ailleurs eu grand'peine à leur expliquer quelle place tenait Dan Leno dans l'affection des Londoniens. Une autre gravure qui les intéressa beaucoup représentait S. M. le Roi se promenant le long d'un quai en Allemagne. Je leur annonçai que c'était le *Piling-Gyalpo-Chempo*, et immédiatement une vingtaine de figures curieuses le regardèrent de tous côtés, le menton des uns sur l'épaule des autres.

C'est sous une pluie fine que se termina la dernière journée qui précédait notre entrée dans Lhassa. Le lendemain nous n'avions plus que 12 kilomètres à faire, pendant lesquels nous serions allégrement entraînés par la vue des toits de la ville si longtemps désirée.

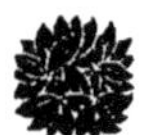

CHAPITRE XVII

A LHASSA : LA VILLE ET LE LING-KOR

Les 12 derniers kilomètres. || Le monastère de De-bung. || Le palais du Potala, sa masse et sa splendeur. || La ville a vol d'oiseau. || Visite de l'Amban au colonel Younghusband. || Nous rendons la visite : promenade dans Lhassa. || La résidence de l'Amban. || Histoire d'une mission catholique a Lhassa. || Le chaos des maisons. || Le quartier des Ragyabas, qui dépècent les cadavres. || Hommes et femmes de Lhassa. || Le chapitre des chapeaux. || La voie sacrée du Ling-kor.

Le 3 août, une pluie fine tombait dès l'aube; des collines en amphithéâtre une brume grisâtre descendait insensiblement dans la plaine; mais, au moment du départ la pluie cessa, et le bord inférieur des nuages s'était allongé en une ligne nette et blanche quand la matinée fut passée. Notre direction était presque en plein est. Nous traversons le pont et faisons route par le sentier embarrassé d'herbe, mais en somme bien tracé, qui, entre des champs de pois et d'orge, nous conduisit à l'éperon nord derrière lequel se cache le monastère de De-bung.

Nous avions à fournir une petite étape de 12 kilomètres avant d'arriver à Lhassa; nous la coupâmes par une courte halte, après que les 5 premiers kilomètres eurent été parcourus sans incident. Nous étions arrêtés au pied du fort en ruine de Shing-Doungar, pittoresque petite citadelle blottie au contrefort d'une hauteur dont le plateau s'appuie sur des piliers de granit. La route passe entre Shing-Doungar et le premier des nombreux *lings* ou enclos garnis d'une abondante végétation, qui sont une caractéristique curieuse de la plaine dans laquelle se trouve Lhassa. Immédiatement après le fort, la route grimpe sur l'éperon rocheux, dégringole rapidement sur l'autre flanc, et suit un dernier contour de la colline avant de découvrir à plein le monastère de De-bung.

De-bung, le sanctuaire de toutes les intrigues politiques qui empoisonnent le Tibet, apparaît au milieu d'un îlot compact de constructions, en haut et à l'intérieur d'un cercle de collines. A distance, le spectacle est imposant : il y a quelque grandeur dans cette masse repliée sur elle-même, et qui abrite dans ses dortoirs, dans ses chapelles, 8 000 moines et plus. Au faîte des bâtiments miroite l'or des toits, de style chinois, qui surmontent des frises en crinières d'yak. Au reste, Debung n'a pas de mérite particulier, il est comme une foule d'autres monastères du Tibet. De même à l'intérieur. Seuls, les complots fomentés par le Dalaï-Lama en ces dernières années, lui ont donné une importance passagère.

Non loin du monastère, sur le flanc oriental de l'amphithéâtre rocheux, caché par sa situation à la vue de Lhassa, se trouvent la maison et le temple du Chef des Magiciens tibétains; ils sont encaissés dans un petit ravin garni d'arbres, où un frais torrent roule ses pierres. Le temple est une construction du plus grand luxe et de la plus grande beauté. Nous y reviendrons certainement, car il mérite un chapitre spécial.

A 1 600 mètres de De-bung, en un endroit nommé Chéri, la colonne s'arrêta dans une partie de la plaine, jonchée de ruines et de débris. Les hordes musulmanes ont accompli là leur triste besogne. Bientôt nous nous remettions en route, suivant la chaussée qui file entre les marécages, d'où s'échappaient de temps en temps des vols de canards sauvages. Lentement, à mesure que nous nous avancions, les deux collines jumelles qui flanquent Lhassa à l'occident, grandissaient sur l'horizon; quand nous eûmes trouvé, à grand'peine, un espace de terrain sec pour camper à un kilomètre environ de la porte toujours invisible de Lhassa, nous nous arrêtâmes, dominés par les murailles du Palais, dont les contours se dessinaient nettement sur la blancheur du ciel de midi.

Quoique le panorama de Lhassa nous fût encore dissimulé par ces deux insupportables collines et l'isthme rocheux qui les unit, le Potala nous montrait une bonne partie de son énorme masse; l'impossibilité de le voir dans son ensemble nous en diminuait l'impression, et cependant elle était déjà pleine de grandeur. Une tour blanche couronne un mur dentelé, de maçonnerie blanche, qui soutient le palais sur son roc escarpé. Derrière, une maçonnerie blanche encore et formidable s'élève, percée d'une multitude de petites fenêtres; plus haut toujours, la bordure d'un toit blanc; au-dessus, la masse rouge et cubique du pavillon central réservé au Dalaï Lama lui-même, et par-dessus cet amoncellement les grands toits dorés brillent au soleil.

Mais la route nous appelle : elle passe au pied du roc entre des verdures qui l'ombragent, et la masse du Palais; la colline qui descend brusquement remonte et s'épanouit en forme de lion de pierre : c'est le Chag-pori, le Chag-pori couronné d'un petit djong, jaune et carré, derrière lequel se trouve une école de médecins. Au pied coulent les eaux du Ki-tchou. Et la route continue, menant à la porte occidentale de la ville, entre les deux collines rocheuses. Elle longe une double digue de sable, élevée par un Dépen en 1721. Les Chinois vainqueurs avaient eu la maladresse de démolir les murailles qui garantissaient Lhassa des assauts de la nature plus encore que de celle des hommes, et il fut nécessaire de construire des murailles nouvelles et des digues énormes, pour préserver la ville de l'envahissement des eaux. Le Kaling-tchou n'est pas autre chose qu'une rivière artificielle, un canal qui recueille et détourne de Lhassa les eaux qui descendent vers elle du haut des deux vallées qui l'enserrent au nord.

Aux Portes de Lhassa.

ON VOIT LE POTALA COURONNANT LA COLLINE A GAUCHE.

COLORATION : Ocre rouge, blanc, cramoisi, vert foncé, bleu.

Aux Portes de Lhassa.

ON VOIT LE POTALA COURONNANT LA COLLINE A GAUCHE.

COLORATION : *Ocre rouge, blanc, cramoisi, vert foncé, bleu.*

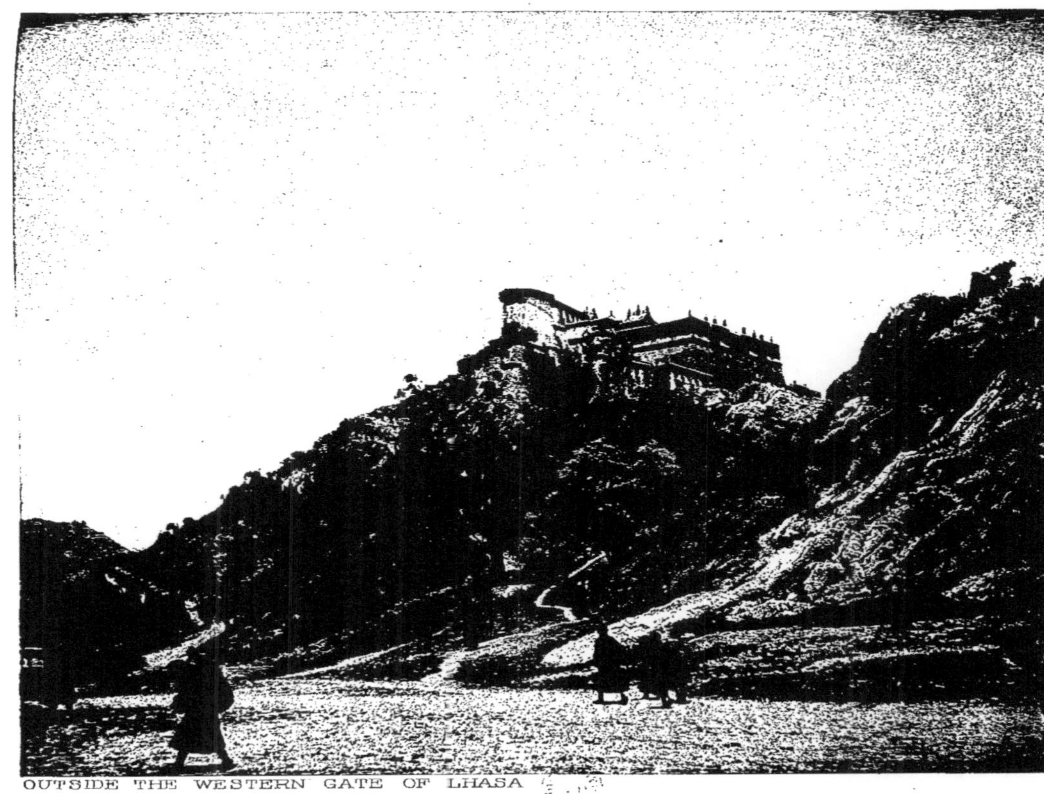

OUTSIDE THE WESTERN GATE OF LHASA

C'est dans l'une d'elles que s'élève le monastère de Sera, dont nous apercevions, à 3 kilomètres environ, les petits bâtiments nichés dans le roc, et surmontés de quelques toits dorés.

La route suit la double digue sur une longueur de 500 mètres, puis la traverse sur un pont primitif, près d'un jardin où une profusion de fleurs croît dans un taillis de saules et de peupliers. A 100 mètres plus loin, sur la gauche, elle croise un chemin : c'est le fameux Ling-kor, le chemin qui sépare, comme au couteau, la Ville Sainte de la région profane. Deux moines en sortaient lentement, tournant leur moulin à prières et marmottant, pendant la marche, la seule phrase rituelle du Lamaïsme. Il n'y a pas au monde une route, sauf peut-être la *Via dolorosa,* qui ait autant de valeur traditionnelle : un infidèle même, pendant qu'il en parcourt le circuit, est relevé de ses péchés!.... Nous y reviendrons plus longuement, et l'étudierons dans ses détails.

Nous dépassons quelques huttes de mendiants, faites de morceaux d'étoffes sales tendus sur des bâtons; nous traversons le chemin fameux : nous sommes enfin sur le territoire sacré!

Poursuivant notre route, nous longeons successivement le monastère de Kun-de-ling enfoui dans un petit bois, entouré de jardins; puis un temple chinois couronnant une éminence rocheuse, au pied de laquelle une centaine de coqs grattaient la poussière sacrée.

La masse du Potala était alors comme suspendue

au-dessus de nos têtes; nous n'avions plus pour arriver à la porte occidentale de la ville, qu'à parcourir les quelque 200 mètres d'un chemin tout droit bordó d'un côté par un petit champ d'orge et des plantations de saules, de l'autre par les eaux tranquilles d'un marais entouré de saules également; au-dessus des arbres s'apercevait la roche du Chag-pori. Après les 200 mètres, un demi-tour sur la droite nous mit face à la porte. Sans pénétrer dans la ville, nous commençons à grimper sur la pente assez raide du rocher qui joint les deux colonnes jumelles; enfin, après une petite ascension de 700 mètres, le panorama de Lhassa éclata pour ainsi dire à nos yeux.

Oui! Lhassa serait encore Lhassa, ne fût-elle qu'une agglomération de huttes dans un désert de sable! Mais la magnificence du spectacle qu'elle offre est à peine imaginable. Rien n'y manque : architecture, arbres séculaires, verdoyantes et larges places, rivières, montagnes, tout à la fois concourt à rehausser l'admirable tableau qui s'offre du haut de ce belvédère. Et la beauté de Lhassa s'augmente encore de l'impossibilité où se trouve si longtemps le voyageur de l'apercevoir derrière le rideau de promontoires rocheux qui s'élèvent dans toute la vallée du Ki-tchou. Rien dans les approches de la ville, rien encore dans les descriptions et les plans qui ont été faits antérieurement, rien ne nous faisait prévoir cette profusion magnifique de palais gigantesques et de toits dorés, dans une végétation merveilleuse.

Le Palais est isolé, dans la ville même, sur un rayon de plus d'un kilomètre, par une ceinture de parcs et de jardins merveilleux qui ont fait donner à Lhassa le nom de Ville des Jardins. Dans cette admirable verdure, vierge de temples, vierge de maisons, ne passe pas une route, à peine des sentiers. Le puissant orgueil des moines, qui a fait vivre et qui tuera peut-être un jour le Tibet, a mis là son empreinte : dans cette étrange et belle ville que son isolement farouche défend du contact étranger, il a voulu que fût plus isolé encore le Palais du Roi et du Dieu.

Au-dessus des massifs, au travers des jardins, on entrevoit bien la ville elle-même, un enchevêtrement de rues étroites et de maisons aux toits plats couronnés çà et là d'un éblouissement de toits d'or et de coupoles dorées; mais la vue, pour l'instant, ne s'y arrête pas : elle est toute au Potala qui l'attire comme un aimant. L'audace et le gigantesque en architecture ne sauraient être poussés plus loin : songez que cette merveille de pierre s'élève à 25 mètres plus haut que la croix d'or qui surmonte la cathédrale de Saint-Paul. Le Potala dominerait Londres : il éclipse Lhassa. Il n'y a certainement rien en Europe qui puisse lui être comparé. Peut-être l'austérité de ses façades énormes, simples et nues, sa façade sud-est surtout, absolument colossale, vous suggère-t-elle un rapprochement avec la grandeur massive de l'architecture égyptienne; mais pour la beauté de l'entourage et surtout pour le jeu des couleurs, qui éclatent sur les monuments, l'Égypte même n'a rien de comparable.

Dans la mer de verdure qui en baigne la base, les murailles blanches s'élèvent percées de mille fenêtres, logis des moines qui, vêtus de rouge, se chauffent au soleil, de-ci de-là, sur les paliers lointains. Une fois par an, les murs principaux du Potala sont badigeonnés de blanc; mais la gamme des couleurs est, ailleurs, infiniment variée : le bâtiment central du Palais, le Phodang-Marpo, demeure particulière du Dieu lui-même, qui se dresse carrée, sur et entre les massifs de la puissante maçonnerie, est d'un rouge cramoisi; et les toits d'or, qui s'appuient au ciel, fondent sous l'éclat de leurs feux une succession de teintes vertes, de marron, de bleu pâle....

Le Potala rappelle un peu le Shwé-Dagon de Rangoun; mais c'est un rapprochement tout moral, qui fait penser simultanément à ces deux grands sanctuaires du Bouddhisme contemporain; car sous le rapport de la construction, de la décoration, du milieu même, il est difficile d'imaginer deux monuments plus différents.

La disproportion complète qui règne entre le Palais et le quartier de la ville qu'habite la population, est d'une profonde signification : les maisons qui s'entassent à 2 kilomètres au delà du Potala, derrière sa couronne de verdure, accentuent, par leur insignifiance, l'abîme qui sépare le peuple, des prêtres du Tibet. C'est, il est vrai, dans ce quartier que se trouve le sanctuaire le plus vénéré de la foi; c'est sous les toits d'or lointains du Jo-kang que s'abritent l'idole suprême, les

Pargo-Kaling, la Grande Porte de Lhassa.

LA PARTIE SUPÉRIEURE DU « CHORTEN » EST EN CUIVRE DORÉ; LE RESTE EN PIERRE TACHÉE PAR LE TEMPS ET EN MORTIER.

COLORATION : Gris divers, ocres, vert eucalyptus et or; figures marron.

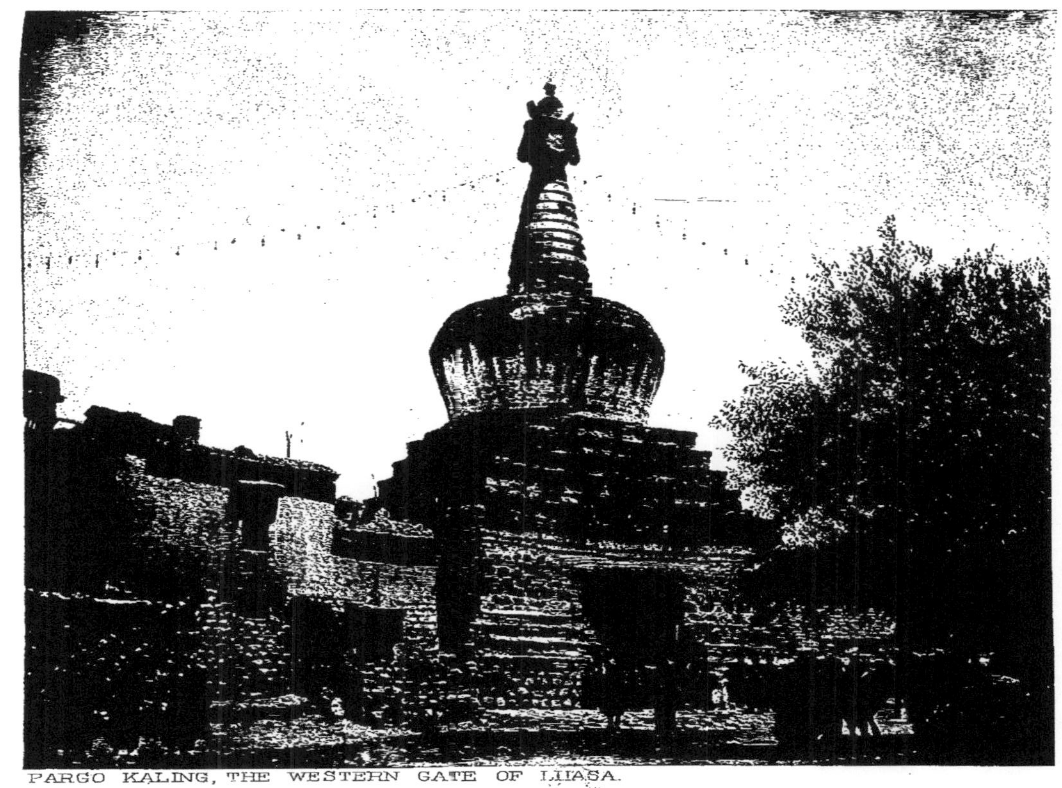

PARGO KALING, THE WESTERN GATE OF LHASA.

richesses et les traditions du culte bouddhique; il est encore vrai qu'il n'y a rien de particulièrement sacré dans le Potala lui-même; mais le Potala symbolise d'autant mieux la puissance monstrueuse des Lamas et l'orgueil qui sépare les moines du Tibet, d'une religion qu'ils ont prostituée.

La terrible sainteté qui entoure la personne de leur chef divin éclate au Potala d'une façon qui doit impressionner le dernier des pèlerins. Cette arme à deux tranchants, la réclusion, dont le pape dans sa solitude magnifique du Vatican se sert avec un succès douteux, cette arme brille d'un éclat non pareil dans l'arsenal du Grand Lama; son usage est justifié par un succès prodigieux. Une visite au Potala satisfait l'âme du sujet le plus récalcitrant de Sa Sainteté.

J'ai dit et pensé bien du mal du Lamaïsme; mais la vue du Potala renverse tous les préjugés que le Lamaïsme fait concevoir. Le Lamaïsme peut être un instrument d'oppression; mais ses victimes, quand elles ont vu le Potala, ne protestent pas. Le Lamaïsme peut être une barrière contre tout progrès humain, le symbole vivant de ce que nous autres, Occidentaux, nous avons toujours combattu et souvent vaincu en fait de bizarrerie, de cruauté et d'esclavage; mais, sous le soleil ardent d'un jour d'été, sous le voile blanc d'un ciel sans nuages, le Potala renverse la critique, et impose la croyance, quelque étroite et cruelle qu'elle soit. Dans un paradis de fraîcheur et de verdure, dans la ceinture neigeuse des plus hautes montagnes du globe, le

Lamaïsme a élevé un monument qui dépasse infiniment tout le roman et toute la poésie dont ses mystères l'avaient depuis longtemps entouré à nos yeux.

Si vous pouvez vous arracher à la contemplation du gigantesque Palais, vous apercevrez çà et là, trahi par une clairière dans le fourré de la verdure, un bout du Ling-kor dont le ruban se déroule autour de la ville. En bas et au loin, le Ki-tchou, la rivière-turquoise, la rivière de délices, s'achemine paresseusement entre ses dunes blanches et plates.

Au delà de la rivière, large d'un bon kilomètre, la culture commence; des plantations, des champs, des maisons s'étendent, innombrables; plus loin encore, on voit, on sent la plaine, la grande plaine marécageuse entrecoupée des promontoires rocheux qui se détachent de la ceinture des montagnes; à 10 kilomètres environ, vers l'est, se dessine le lacet de la grande route qui mène vers la Chine. A droite du pont fameux, au toit turquoise, se trouve la maison de l'Amban, presque cachée sous ses arbres; de l'autre côté des coupoles d'or du Jo-kang, s'élèvent les murailles aussi escarpées que laides du gompa de Méru, la dernière construction de Lhassa au nord-est; à l'ouest de ce pâté de bâtiments, parmi la verdure de ses jardins, brillent les perches dorées du Ramo-che, le plus haut de tous les temples tibétains, après le Jo-kang....

Mais, après un coup d'œil donné à ces monuments sacrés ou historiques, vous vous retournez vers le Potala! Rien dans Lhassa, sauf peut-être l'intérieur du

Jo-kang, ne vaut ce prélude magnifique. Si le voyageur sait que les portes de la Cathédrale lui sont fermées, il fera bien de s'asseoir quarante-huit heures sur l'éperon du Chag-pori, et de s'en retourner sans autre visite à la ville; plus jamais il n'aura cette sensation effrayante de grandeur, que donne le magnifique spectacle qu'il aura eu le bonheur de contempler.

Le camp installé, l'Amban fit une visite officielle au colonel Younghusband; il est le seul, avec le Dalaï Lama, qui ait le droit au Tibet de se servir d'un palanquin; et la vue de l'Amban en tournée ne manque pas d'intérêt. Il est précédé de dix domestiques, sans armes, vêtus de bleu bordé de velours noir; immédiatement après marchent quarante hommes armés, habillés de noir et de rouge, portant des lances, des faux, des tridents, des drapeaux; après eux, viennent les secrétaires et leurs servants; enfin, porté par 10 hommes, Son Excellence en palanquin.

Cette visite de cérémonie, sans grande importance d'ailleurs, fut rendue le lendemain par le colonel, que nous accompagnâmes jusqu'à la Résidence. Nous entrâmes en ville par la porte occidentale, bordée de droite et de gauche à l'intérieur par une palissade en bois, et décorée sur un mur à gauche par un dieu terrible, peint en bleu. Immédiatement après la porte, la route tourne à gauche, et nous apercevons le Potala s'élevant au-dessus d'un enclos de maisons, d'étables et de prisons qui s'appuient au rocher. Entre la porte et l'enclos sont groupées une trentaine de maisons misérables, sales et puantes, qui masquent bien malheureusement le seuil du palais du Grand Lama. A 500 mètres plus loin, un obélisque se dresse au milieu de la route; il a été élevé presque en face du Palais, pour commémorer la pacification du Tibet et la domination de la Chine, en 1720. Un peu plus loin, la route se divise en deux chemins : celui de gauche, allant droit au palais de la famille Yabchi et à la partie septentrionale de la ville; celui de droite, s'avançant jusqu'au Yutok-Sampa à travers des champs d'orge, des marécages verdâtres, des plantations de saules.

Le pont qu'il traverse est considéré par les Tibétains et les Chinois comme une des merveilles de Lhassa. C'est une construction simple, dont le caractère a été supérieurement rendu par un tableau de la comtesse Helena Gleichen. Les tuiles du toit ont dû être apportées de Chine; au cours des siècles, le vernis bleu qui a donné son nom au pont, le Pont-Turquoise, s'est usé aux parties saillantes, et le beau rouge de l'argile se mêle harmonieusement au restant de la couleur primitive. L'intérieur est peint du bleu verdâtre et sombre qui décore le Pargo-Kaling; de petites statuettes s'abritent sous le toit en auvent qui se projette aux deux extrémités; un motif sculpté décore le fronton des portes. Il s'étend à travers un marécage que les eaux, en cette saison, découpaient en petits canaux égayés par des herbes et des fleurs.

Après le pont, la route tourne brusquement à gauche, et amène à la porte même du cœur de Lhassa :

Scène de la Rue, à Lhassa.

LA ROUTE EST INONDÉE COMME TOUJOURS. DERRIÈRE, LE PIC CONIQUE DU CHAGPO-RI; AU PREMIER PLAN QUELQUES COCHONS PATAUGENT, BOUEURS ORDINAIRES ET MANGEURS DE CADAVRES DE LHASSA. AU LOIN, LA CRÊTE DU SHING DONGAR.

COLORATION : *Umbre, ocre et brun Van Dyck; les collines lointaines gris perle.*

Scène de la Rue, à Lhassa.

LA ROUTE EST INONDÉE — COMME TOUJOURS. DERRIÈRE, LE PIC CONIQUE DU CHAGPO-RI; AU PREMIER PLAN QUELQUES COCHONS PATAUGENT, BOUEURS ORDINAIRES ET MANGEURS DE CADAVRES DE LHASSA. AU LOIN, LA CRÊTE DU SHING DOUNGAR.

COLORATION : Ambre, ocre et brun Van Dyck; les collines lointaines gris perle.

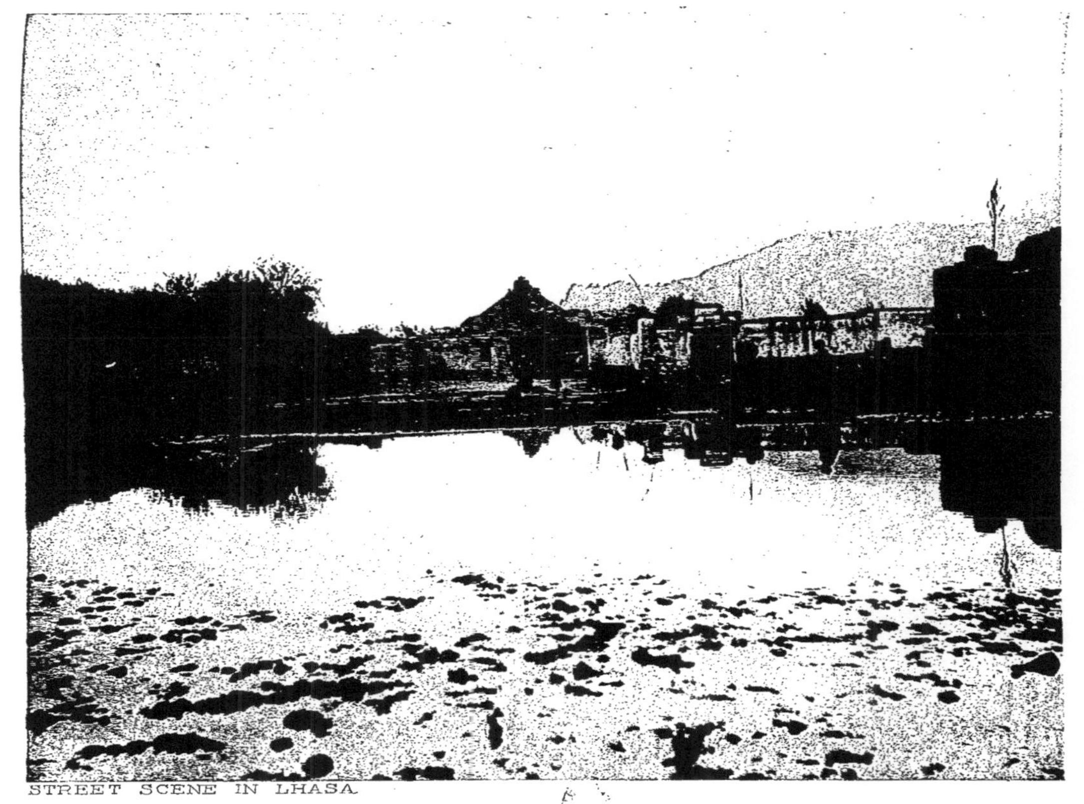

STREET SCENE IN LHASA.

c'est une simple ouverture dans la muraille, sans décorations ni battants. Une fois entrés, nous sommes sur une petite place à gauche de laquelle coule un ruisseau entre des herbes folles et des buissons. Nous vîmes, sans pousser plus loin dans cette direction, une autre petite place ornée d'un saule gigantesque s'élevant au-dessus des toits plats et bas : c'est l'arbre fameux qui se trouve près de la façade occidentale du Jo-kang dont nous n'apercevions que les toits dorés dominant les constructions basses et plates qui entourent la Cathédrale. En face de nous, tout autour, les misérables et peu intéressantes maisons de boue qui abritent la population de Lhassa.

A notre droite commençait le quartier chinois, qui est généralement plus agréable à voir que les autres parties d'une localité tibétaine, mais qui est dans Lhassa aussi mal entretenu. C'était par là que nous devions aller pour voir l'Amban. Nous traversons une assez grande place, maculée de flaques d'une eau sale et pleine d'écume, et plantée çà et là de quelques saules rabougris, sous lesquels passe un égout fétide, le principal de la ville, entre des rives noires qui longent les murs mêmes de la Résidence. Des bandes de cochons noirs s'empiffraient dans des tas d'ordures répugnantes; il fallut écarter ces agents voraces de la voirie municipale, pour gagner au travers de la boue infecte la porte de bois qui ferme le jardin de l'Amban.

La Résidence ne mérite pas une longue description : on entre; on passe, tournant à droite, entre les deux classiques « lions » chinois, et après avoir traversé deux cours contiguës, plantées de peupliers, on est introduit dans la salle des durbars, aux portes vert et or, aux tentures rouges et vertes. C'est une médiocre pièce, dont le plafond est agrémenté de morceaux de papier rouge, formant des dessins. Nous y avons tenu un durbar pendant que passaient à la ronde d'excellents petits cigares, du thé fait à la chinoise, et des biscuits d'Huntley et Palmer.

Le colonel Younghusband essaya de faire comprendre à l'Amban l'intérêt qu'aurait tout le monde à ce qu'on acceptât les demandes si modérées des Anglais. L'Amban regrettait les sottises de son troupeau tibétain, mais semblait plus préoccupé de son propre sort que de la politique anglaise au Tibet. Il avait continuellement en mémoire l'assassinat de ses deux prédécesseurs, et sans doute était-il beaucoup plus tranquille quand nous étions loin de Lhassa.

Un orchestre dissimulé, jouait à notre arrivée; il joua encore à notre départ. Heureusement l'Amban ne fit pas recommencer la pétarade de bombes par laquelle il avait salué l'entrée du Commissaire anglais. Au moment où nous avions entendu la première, tout le monde avait craint que Macdonald ne prît cette manifestation pour la fusillade d'une attaque imprévue, et nous savions que pendant notre durbar il avait ses canons pointés sur le Potala.

Nous nous en retournâmes par une autre route traversant cependant le marais noirâtre de l'aller et la place du grand saule sacré. Le Commissaire était accompagné dans sa visite, par un détachement de 300 fusils; la Résidence chinoise nous avait en outre fait escorter de 40 soldats; l'importance de cette petite colonne nous empêcha de prendre la route qui passe devant le Jo-kang.

Je pus cependant, en cours de route, me détacher de la colonne pour visiter le Do-ring, sur lequel je reviendrai ultérieurement, et entrevoir la Cathédrale, de l'intérieur d'un petit enclos pavé, fermé à l'est par un portique en bois peint et par les tentures du Jo-kang. Une foule de moines d'assez mauvaise mine semblaient en défendre l'entrée. Je rejoignis la colonne, qui prit la route passant au pied du Potala.

Après cette tournée dans la ville, j'aurais eu de la peine à la trouver supérieure à une Résidence de troisième classe de l'Inde. Les maisons sont en général mal bâties; à peine les plus belles usent-elles de matériaux solides, de granit notamment. Mais si la description du Père Andrada était véridique à l'époque où il l'a faite, il faut avouer que Lhassa n'a pas changé à son avantage; avec la meilleure volonté du monde, on ne saurait trouver dans les immondices qui encombrent chaque rue, ni dans les baraques qui souillent les terrains contigus aux plus importantes maisons, les routes bien pavées et l'architecture remarquable qu'y a vues le bon Père.

A 300 mètres environ au nord du Jo-Kang avant d'atteindre le tournant Yabchi où se dresse un chorten, la rue longe une grande place découverte, d'où l'on aperçoit facilement le gompa de Meru. Le seul intérêt qu'il présente, est d'avoir été construit sur l'emplacement de l'ancienne chapelle chrétienne. Si le gompa et les bâtiments du monastère ne le recouvrent pas complètement, il ne reste néanmoins absolument rien de l'ancienne chapelle et de ses dépendances; un espace libre, planté de quelques arbres, s'étend de chaque côté de la lamaserie actuelle. Seule, la cloche de la mission chrétienne a été conservée à Lhassa.

L'histoire de cette mission a été fort bien racontée dans un ouvrage récent du Rév. Graham Sandberg. En 1708, la Propagande envoya de l'Inde 4 capucins à Lhassa, pour y fonder une mission. Trois ans plus tard, elle avait en tout 2 prosélytes, mince résultat si l'on considère en outre que le Bengale et le Népal avaient été tâtés comme le Tibet. Après un intervalle de deux ans, on fit, en 1713, une nouvelle tentative, et en 1715 une seconde mission était installée à Lhassa.

Mais les temps étaient troublés : l'hostilité qui animait l'un contre l'autre l'empereur de Chine et le Dalaï Lama écartaient de la région la tranquillité nécessaire pour que les braves moines y fissent œuvre utile. Ils vivaient dans un péril perpétuel : l'énergique réclamation du Père Della Penna, qui prétendit avoir converti à moitié le Dalaï Lama lui-même; un document reproduit par M. Sandberg, et qui énumère les conditions auxquelles on permettait aux capucins de construire

Dans les Jardins de Lu-kang, à Lhassa.

ÉDEN DU LAMAÏSME : LES JARDINS DE LU-KANG SONT LA POÉSIE D'UNE RELIGION DONT LE POTALA SYMBOLISE LA FORCE.

COLORATION : Dix nuances de vert, lumière dorée sur les montagnes éloignées et dans le ciel.

Dans les Jardins de Lu-kang, à Lhassa.

ÉDEN DU LAMAÏSME, LES JARDINS DE LU-KANG SONT LA POÉSIE D'UNE RELIGION DONT LE POTALA SYMBOLISE LA FORCE.

COLORATION : Dix nuances de vert, lumière dorée sur les montagnes éloignées et dans le ciel.

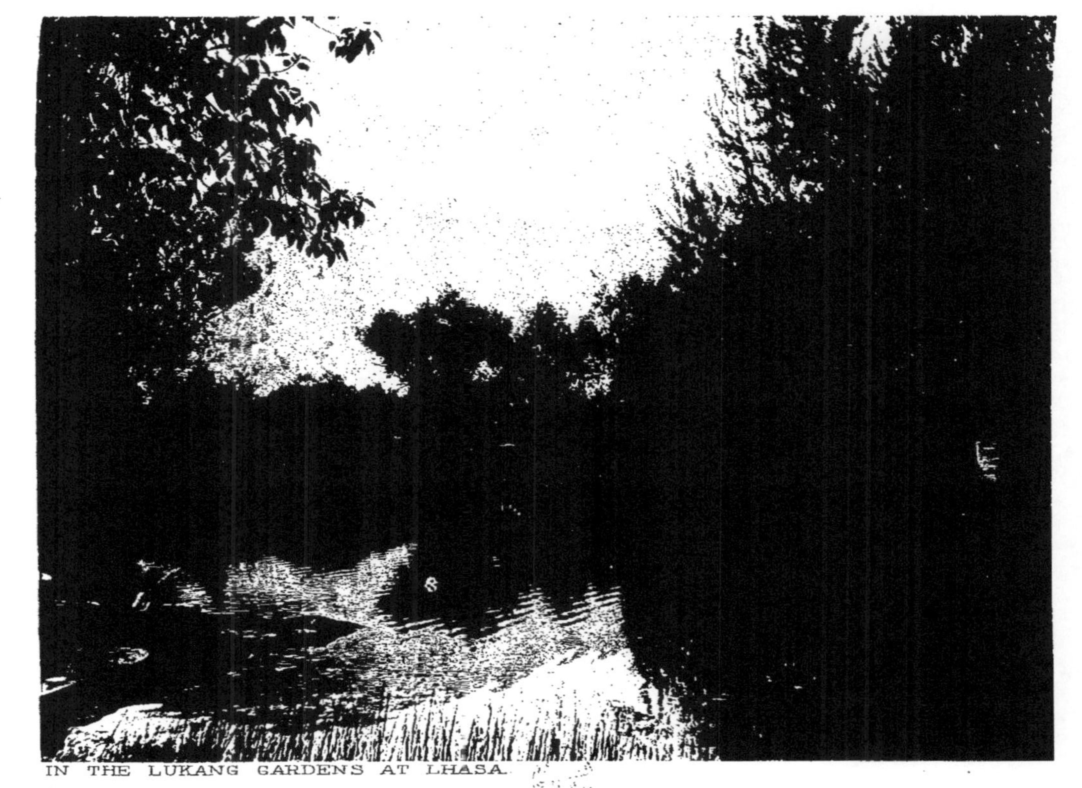

IN THE LUKANG GARDENS AT LHASA

une chapelle, ne prouvent pas surabondamment le succès de l'entreprise.

Au contraire, cette chapelle fut prise à partie par les Tibétains en 1725, et accusée d'être la cause d'une inondation qui ravagea Lhassa. Le Régent du Tibet, en face d'un soulèvement qui prenait des proportions dangereuses, dut intervenir pour affirmer que la cause de l'inondation n'était pas la construction de cette chapelle, mais la perversité des Tibétains! La petite chapelle fut achevée, et onze Chrétiens furent présents à sa consécration; sur les onze, quatre ou cinq étaient les moines eux-mêmes; les autres, au dire du Père Della Penna, étaient surtout des Newaris. On ajoute que le Grand Lama daigna visiter la chapelle.

Quelque temps auparavant, les Jésuites de Rome, par une jalousie trop fréquente, avaient persuadé à la Propagande d'envoyer deux des leurs à Lhassa, dans le but manifeste d'y espionner les Capucins. On comprend l'effet causé dans la capitale, par la présence simultanée des représentants rivaux de deux communautés chrétiennes qui ne pouvaient pas travailler sans se faire concurrence aux yeux des Tibétains! C'est ainsi qu'Hippolyte Desideri et Manuel Freyre étaient arrivés en mars 1716 à Lhassa. Ce fut un soulagement général lorsque le pape Clément donna, en 1721, des ordres pour que les deux Jésuites quittassent le pays. Après un long séjour dans l'Inde, ils revinrent à Rome, et firent part de leur mission.

Après en avoir délibéré pendant quatre ans, la Propagande donna gain de cause aux Capucins; mais douze mois après, la lumière de la Chrétienté s'éteignit encore au Tibet.

En 1740, le Père Della Penna fit un appel pressant à Rome, et obtint la permission de repartir encore une fois. Accompagné d'un certain Cassiano Beligatti, le digne homme arriva à Lhassa le 5 janvier 1741. Il occupa les locaux abandonnés de l'ancienne mission; mais l'hostilité des Lamas devait triompher de son opiniâtreté; le 20 avril 1745, ce courageux champion dut, pour la dernière fois, tourner le dos à Lhassa et au rêve de sa vie. Il en mourut; et trois mois plus tard il était couché dans le petit cimetière de Patan, au Népal.

Je crois qu'il n'est pas pour le prosélytisme, de champ d'action plus ingrat que la ville de Lhassa.

Il faut, ai-je dit, se figurer les habitations de la populace comme un amas chaotique de maisonnettes basses, plates et sans grand intérêt; mais, sans aucun doute, le plus chaotique, et aussi le plus sale, le plus loqueteux, le plus répugnant des quartiers est celui qu'habitent les Ragyabas, tribu de mendiants ignobles, dont la principale occupation est de dépecer les cadavres. S'il est difficile d'imaginer une opération plus répugnante, il l'est plus encore de se figurer une humanité plus abrutie, habitant des taudis plus abominables.

D'apparence repoussante, moitié nus, moitié vêtus de haillons souillés, ces êtres immondes croupissent dans un bourbier que fuieraient les cochons noirs de la rue. Leurs huttes, hautes de 1 mètre à $1^{m}50$, sont faites d'immondices et de cornes de bétail. Ces malheureux vivent du salaire qu'ils tirent à dépecer les cadavres; ils fendent à coups de hache les membres et le tronc des morts, et en exposent les morceaux sur des pierres plates où viennent les dévorer les chiens, les vautours et les cochons dont fourmille Lhassa. La chair de ces derniers est très estimée dans la ville, et en vérité, elle y est aussi bonne au moins qu'ailleurs; mais si vous allez visiter le quartier des Ragyabas et que vous vous rendiez compte de la façon dont les Tibétains se débarrassent de leurs morts, vous en serez dégoûté pour toute votre vie.

Chandra Das déclare qu'aux yeux des autorités les Ragyabas passent pour la tribu de refuge de toute la lie du pays; il mentionne aussi une curieuse croyance, d'après laquelle un jour sans enterrement (si l'on peut ainsi parler) serait un jour fatal pour Lhassa. Avec un tel recrutement, de telles occupations, des mœurs encore plus dégoûtantes que les pires indigènes de l'Australie, cette tribu peut être intéressante pour l'ethnographie : le voyageur en a vite assez.

Ces individus composent la seule corporation particulière à Lhassa. Les autres habitants, prêtres ou profanes, ressemblent à tous ceux du Tibet. Le costume même comporte peu de différences. Dans la province de Tsang, par exemple, les femmes se coiffent d'une auréole ornée de turquoises; à Lhassa, une bande d'étoffe ornée de même façon, enserre une coiffure à la

Botticelli, qui leur sied très bien. Je crois qu'un costume de femme tibétaine et cette coiffure seraient pour certain genre de beauté très séduisants dans un bal masqué de chez nous.

Le costume des hommes et des femmes est à peu près pareil. Il se compose essentiellement d'un vêtement de dessous et d'une lourde robe de drap cramoisi, ordinairement rapiécée; elle est prise à la taille par une ceinture où, chez l'homme, elle fait poche, la seule qu'ils aient. Dans ce repli du vêtement de dessus, le Tibétain glisse tout ce dont il aura besoin dans la journée : les petits bols en bois dans lesquels il mange, le petit pot en cuivre jaune dans lequel il fait sa cuisine, une paire de souliers peut-être et sûrement une ou deux boîtes remplies d'amulettes. Ces boîtes, plus grandes à Lhassa qu'ailleurs, y sont d'un travail très délicat; elles sont ornées d'un motif sculpté qui rappelle le bon ouvrage du XVIIe siècle italien. Un bel exemplaire mesure 10 centimètres sur 4, et renferme un tas de prières sur papier, des objets bénits, tels que grains, pilules, contenant quelque parcelle de Lama décédé, — comme partout au Tibet.

Les hauts fonctionnaires ajoutent de l'or et des broderies à leur costume, et en augmentent la quantité jusqu'à ce qu'ils touchent au grade de Shapé; alors ils revêtent la robe de soie jaune orange, brodée et doublée de soie bleue. La coiffure du Shapé est la toque chinoise en soie jaune bordée de velours noir; le bouton chinois de deuxième classe s'y trouve presque toujours.

La variété des chapeaux est considérable à Lhassa. On y trouve presque toutes les formes possibles, depuis le casque à la Britannia jusqu'au pot à fleur verni et doré, à larges bords. Tel pot à fleur se complique d'un autre pot, beaucoup plus grand, posé par dessus. Le plus remarquable de ces chapeaux est un grand abat-jour cramoisi, à plis accordéon, agrémenté tout autour d'un large falbala. La suite du Résident népalien porte casquette en cuir noir ajustée, entourée d'un bandeau uni rehaussé de flammes en or ou argent, qui tiennent par des agrafes de même métal retombant derrière les oreilles. Le Résident du Népal était lui-même fort coquet; sa robe était bien un des spécimens de broderie les plus magnifiques que j'aie jamais vus : elle était de satin rose très délicat, couverte de dentelles d'or et d'argent entremêlées de simili-perles. Disons en passant que c'était un homme très fin, et louons-le des bons conseils qu'il ne cessait de donner aux Tibétains. Quant à notre vieille connaissance, le Tongsa Penlop, il se promenait toujours nu-pieds, et coiffé de son chapeau de Hombourg.

Une des curiosités les plus bizarres de Lhassa est sa fameuse voie sacrée : le Ling-kor. Il entoure la ville et le Potala d'un ruban de route tantôt large de 7 mètres, tantôt à peine de 1. Ici, c'est une piste de sable, qui reflète un soleil ardent; là, un sentier rafraîchi par l'ombre des peupliers du Lu-kang; ailleurs, un raidillon qu'ont rendu lisse et glissant des milliers de pieds nus passant sur les falaises calcaires qui dominent le Ki-tchou; autre part encore, une rue immonde, infestée de porcs, comme aux abords du quartier des Ragyabas.

Du matin au soir s'y promène une procession hétéroclite, faite de moines et de profanes, de femmes et d'hommes, qui, clopin-clopant, gravitent dans le même sens, toujours prêts à échanger quelque parole avec un confrère dépassé; d'un air détaché, ils agitent leur roue à prières, et marmottent sans discontinuer la formule sacrée qui fermera pour eux les portes de leurs six Enfers.

Suivons-les : quand on vient de l'ouest, on accède à la partie du Ling-kor qui passe devant les misérables tentes en toison d'yaks qu'habitent des mendiants; des chiens vont et viennent, s'adonnant à la fonction nécessaire et orientale de nettoyer un peu la voie; un champ d'orge s'étend à droite; à gauche, les revêtements de sable du Kaling-tchou. A 400 mètres plus loin, le Ling-kor tourne brusquement à droite, après avoir traversé un marécage verdâtre où trempent les pieds de quelques saules; les bancs de sable du fleuve cachent toujours à gauche la vue de la vallée. A quelque distance, un groupe de hauts peupliers semble faire sentinelle au coin d'une plantation d'arbres moins élevés; à leurs pieds, l'aubépine est écrasée sous le poids de la clématite jaune. Au-dessus, se dresse la muraille d'arrière du Potala.

C'est ainsi que la courbe du Ling-kor entoure le Lu-kang qui s'étend au pied du Mar-pori. Le Lu-kang est certainement une des plus intéressantes curiosités de Lhassa; les Chinois sont d'accord avec les Tibétains pour en faire une des beautés de la ville : c'est un lac tranquille aux eaux claires et brunes, bordé de roseaux, abrité par des saules et d'autres arbres centenaires qui forment berceau. Au centre, un petit îlot se montre, tout couvert de verdure, et entouré d'énormes roseaux. Un vieil escalier de pierre permet d'entrevoir un pavillon au toit de tuiles bleues et dorées; des sarcelles y ont élu domicile; autour, bourdonne un bataillon de libellules. Rouges, vertes, bleu clair, bleu foncé, côtelées, transparentes, les libellules vibrent, immobiles, sur chaque pièce d'eau de la ville; mais le Lu-kang et le Lha-lu sont leurs endroits de prédilection. Le Lu-kang ou Maison du Serpent, tire son nom de la croyance qui met dans l'île un serpent auquel il faut annuellement faire des sacrifices, pour éviter les inondations. La même tradition s'attache au Jo-kang lui-même dont les eaux souterraines sont recueillies par un sombre et long canal; elle s'attache encore au Lha-lu qui se trouve à 400 mètres du Lu-kang, dont il est séparé par plusieurs fondrières. Dans chacun de ces endroits, la même tradition naît de la présence des eaux souterraines toujours prêtes à engouffrer la Ville Sacrée.

Près du Lu-kang est une cour dans laquelle est gardé l'unique éléphant du Tibet; il avait un camarade destiné au Grand Lama de Tashi-lhumpo, mais qui n'a pas longtemps vécu.

Revenons au Ling-kor; il s'avance vers l'est à travers des champs d'orge, jusqu'à ce qu'il atteigne les arbres qui surplombent le mur des Pâtures Royales à Re-ting; c'est là qu'avait sa résidence feu le Régent, mis en prison d'abord, puis à mort par le Régent actuel, il y a quelque dix ans (Le Régent temporaire que nous trouvâmes à Lhassa, lors de notre passage, avait établi sa demeure sur un autre point).

Un peu plus loin on passe devant le Ramo-che, temple peu intéressant. Les Tibétains, cependant, le rangent immédiatement au-dessous du Jo-kang, et lui attribuent une antiquité inadmissible. C'est une construction moyen-âgeuse d'une piètre distinction, et que relèvent seulement ses toits dorés. Il ne contient, d'après Chandra Das, qu'une collection de reliques militaires : boucliers, lances, tambours, épées, et le portrait de la femme népalaise du roi Strong-tsan-gambo. D'ailleurs, rien n'est plus curieux à Lhassa que l'intention bien évidente de négliger l'intérieur des temples au bénéfice du Jo-kang. On veut certainement que rien ne fasse concurrence à cet auguste sanctuaire de la foi. Le seul temple de valeur après le Jo-kang, est la demeure du Chef des Magiciens, située hors des murs, et sur laquelle nous reviendrons ultérieurement.

A quelques pas plus loin, le Ling-kor fait une courbe pour entourer le gompa de Méru à l'extrémité nord-est de la ville; il touche au canal profond qui épuise l'eau des fondrières nombreuses de l'endroit, et au pont des Pléïades, par lequel la route de Chine

Sur le Ling-kor.

LE VIEUX MOINE N'A PAS CESSÉ DE FAIRE RONFLER SON MOULIN À PRIÈRES, QUOIQU'IL SE SOIT TOURNÉ VERS MOI PENDANT SA PROMENADE.

COLORATION. *Gris, ocre, verts puissants, ambre, lavande, bleu et blanc; la robe du moine cramoisi.*

Sur le Ling-kor.

LE VIEUX MOINE N'A PAS CESSÉ DE FAIRE RONFLER SON MOULIN A PRIÈRES, QUOIQU'IL SE SOIT TOURNÉ VERS MOI PENDANT SA PROMENADE.

COLORATION : Gris, ocre, verts puissants, ambre, lavande, bleu et blanc; la robe du moine cramoisi.

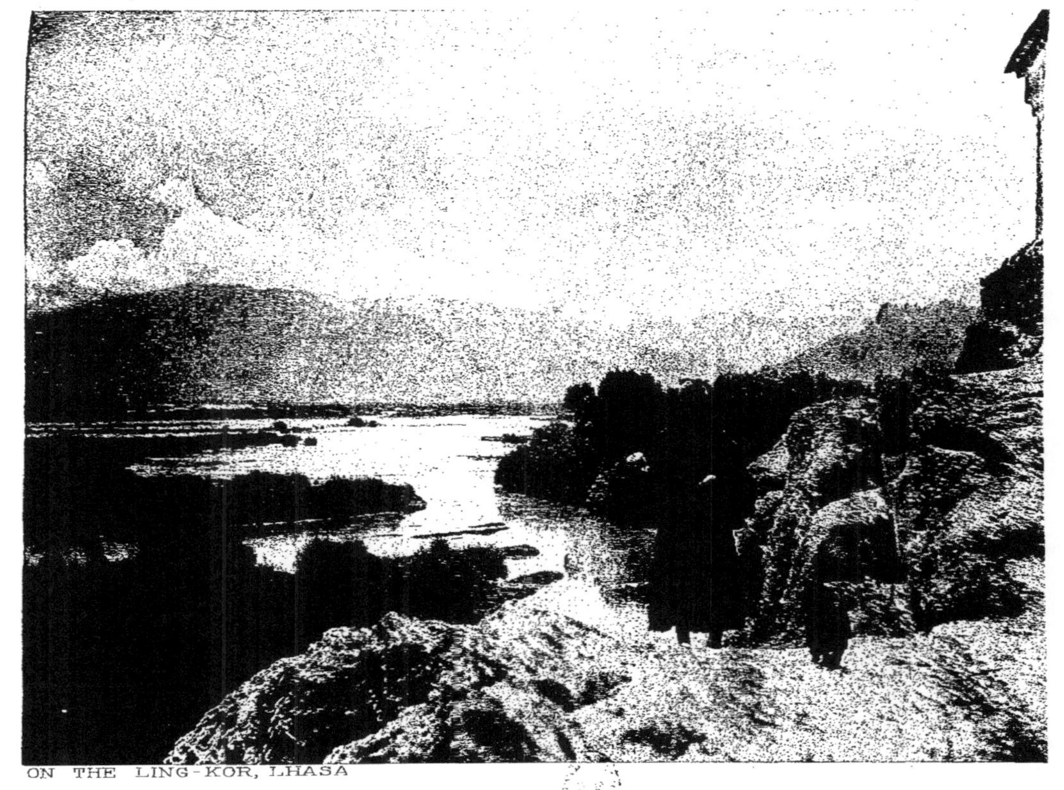

ON THE LING-KOR, LHASA

pénètre dans la ville; puis, faisant d'étranges connaissances, il circule, sous l'aspect d'un sentier empoisonné, entre des maisons d'une saleté toujours croissante. C'est là que se trouvent les abattoirs de Lhassa, car il n'est pas permis de tuer le bétail dans l'enceinte de la Ville Sacrée, ainsi que le remarqua le Frère Oderic, voilà plus de cinq cents ans; mais ce respect n'empêche pas la *Via Sacra* de la foi de servir de boîte à ordures, de recevoir tous les morceaux d'ossements, de peau, de viande, qu'y jettent les bouchers, en pâture aux cochons et aux chiens.

Le Ling-kor tourne maintenant vers l'est de la ville; il longe le quartier où, comme dans toutes les villes du monde, s'abritent les malheureux; aussi n'y voit-on que d'infects taudis. A notre gauche, les marécages de Pala s'étendent à l'ouest vers la rivière lointaine, et baignent la chaussée sur laquelle passe le chemin sacré; çà et là, un bout de terrain gagné sur le marais produit de l'orge ou une petite plantation d'arbres entourant une maison minuscule. Si lamentable que soit ce quartier, il est luxueux à côté de celui des Ragyabas que nous atteignons quand, après une nouvelle courbe, le chemin nous ramène dans la direction du Chag-pori et de Pargo-kaling, la porte occidentale. Là, nous remarquons un gros tas de pierres, monument de la piété des pèlerins qui aperçoivent en arrivant, ou cessent de voir en s'en retournant, les murailles du Potala.

En traversant pour la seconde fois le quartier des

Raygabas, le souvenir de la journée précédente est encore dépassé par l'horreur de l'heure présente. La saleté de ce taudis est égale à celle de Phari, mais plus répugnante encore; à Lhassa, elle est, en vérité, limitée à un quartier, mais elle n'est pas atténuée par la basse température qui règne à Phari. On ne peut s'imaginer que des êtres humains passent leur vie au milieu d'immondices que les porcs, en barbotant, ont transformées en une boue gluante. Chose étrange : c'est ici que poussent les plus belles fleurs de Lhassa! Toujours les papillons sur le fumier.

Sur notre gauche, poursuivant notre route, une rangée de saules borde un pré marécageux, au delà duquel sont deux des *lings* ou jardins qui fleurissent autour de Lhassa. Peu après apparaissent sur la droite les flaques larges et noires qui souillent la petite place située en face de la maison de l'Amban. Mais le Ling-kor continue son chemin sous les saules jusqu'aux plantations vertes auxquelles ont fait place les maisons; car nous avons laissé Lhassa derrière nous, et nous longeons le sud du terrain boisé qui la sépare du Potala. La ville a cédé la place au bois, et le bois la cédera bientôt au roc : à 700 mètres plus loin, le pèlerin arrive devant un éperon de pierre presque vertical.

Il semble qu'aucun voyageur, visiteur ou espion n'ait accompli le parcours entier du Ling-kor. Non seulement les cartes que nous possédons nous renseignent très mal, mais encore les descriptions laissent de côté un des passages les plus anciens de la route. A l'endroit où nous sommes arrivés, des falaises escarpées tombent à pic dans les eaux du Ki-tchou; un des bras du fleuve baigne le bas de la montagne, dans laquelle est taillé un sentier large de 1 mètre; il s'élève doucement à une hauteur de 33 mètres, jalonné de mètre en mètre par des dessins, des chortens, des mantras profondément taillés dans le roc. D'innombrables pierres plates, recouvertes de la formule traditionnelle, sont soigneusement rangées debout; des milliers de petites médailles en argile, portant une image religieuse, sont disposées dans chaque anfractuosité.

Au sommet du sentier, la vue est splendide : au loin et au large, la rivière ensoleillée étale ses bancs de sable : on dirait que Lhassa est construite au milieu d'un grand lac; des fleurs abondantes naissent au pied des falaises chauffées toute la journée par un bon soleil...

Le Ling-kor descend ensuite assez brusquement, et vous amène au pied du Chag-pori.

Face à la rivière s'élève un roc gigantesque, plat et carré; sa surface est entièrement couverte d'une multitude de Bouddhas de toutes les tailles et de toutes les couleurs; on dirait de loin qu'une énorme carpette a été jetée sur le rocher pour le parer. Il y en a peut-être 20000, petits pour la plupart, hauts de 4 centimètres, rangés symétriquement; d'autres, de 10 à 50 centimètres, entourent un gros Bouddha qui occupe le centre du rocher. Il a bien 7 mètres de haut. Au dessous, la devise sacrée : *Om mani padme hum*, se détache en relief; chaque caractère a environ 2 mètres de haut; la devise est longue d'au moins 10 mètres; les différentes couleurs des lettres se suivent dans cet ordre : blanc, vert, jaune, ardoise, bleu, rouge, indigo foncé.

A 20 mètres plus loin, le sentier pénètre dans un jardin qui entoure deux petites maisons plates, et débouche sur une route large et bien entretenue, bordée de chaque côté par des plantations vertes qui dépassent des murs. 100 mètres encore, et le Ling-kor arrive à une communauté qu'il contourne. Quand je dis qu'il contourne... il devrait le faire, mais un sentier qui coupe à travers la communauté paraît bien foulé; et ce n'est pas le seul endroit où j'aie vu pareil stratagème....

C'est à 400 mètres que la route, allant toujours vers le nord, rejoint notre point de départ au pied du rocher sur lequel se dresse le temple chinois. Je voudrais pouvoir insister davantage sur cette extraordinaire, cette unique Voie Sacrée; mais d'autres curiosités sollicitent une description.

CHAPITRE XVIII

DANS LES ENVIRONS DE LHASSA

LA MISSION S'INSTALLE DANS LA BELLE HABITATION DE LHA-LU. || LE TEMPLE DU CHEF DES MAGICIENS. SON HABITATION PARTICULIÈRE. || VISITE AUX TROIS MONASTÈRES DE DE-BUNG, SERA ET GADEN.

LORSQU'IL fut arrivé à Lhassa, le colonel Younghusband commença par demander qu'on lui fournît une résidence convenable; naturellement sa demande se heurta aux tergiversations chères aux Tibétains, et qui ont plutôt pour origine une habitude générale d'esprit, que de la malveillance; le colonel fit alors savoir qu'il avait l'intention, intention qu'il réaliserait si les autorités de Lhassa ne prenaient pas immédiatement leur parti, d'occuper Norbu-ling, résidence d'été du Grand Lama, située juste à l'extérieur du Ling-kor, à quelques centaines de mètres à peine de l'endroit où nous avions établi notre camp. Cette menace voilée donna aussitôt aux Tibétains la mesure des égards qu'ils devaient à un représentant de l'Angleterre, et les amena même à répondre que toutes les maisons du Shapé étaient à la disposition du colonel, pourvu qu'il ne fît aucune tentative sur Norbu-ling.

C'est la maison dite Lha-lu, la plus belle habitation particulière du Tibet, située à un kilomètre du Potala, qui fut indiquée à la Mission; celle-ci s'y installa le 12 août.

Si l'on cherche en ces pages la description d'une maison tibétaine, on n'en saurait trouver de meilleur exemple que la maison Lha-lu. Bâtie autour d'une grande cour carrée découverte, dont trois côtés sur quatre étaient garnis de galeries suivant l'usage, la partie principale de la maison élevait ses étages sur le côté nord de ce carré, et c'est là que s'était installé le colonel Younghusband. Pour entrer dans l'habitation, il fallait traverser un petit ruisseau qui passait devant la maison, en franchissant un pont en biais qui donnait dans la cour; celle-ci, entourée par des murs peu élevés, était presque toujours embarrassée par des tas de détritus; le propriétaire y faisait généralement stationner ses chevaux et ses mulets sous le premier balcon qui courait autour de la maison. En arrivant, notre premier soin fut de reléguer nos bêtes de somme dans des locaux extérieurs qui étaient plus pratiques. Une fois entré dans la cour on avait en face de soi le corps principal du logis, qui s'élevait en une masse respectable, et deux portes latérales qui conduisaient, celle de gauche à un jardin clos de murs et à un pavillon d'été avec sanctuaire, dont la situation en plein feuillage ne manquait pas de grâce; celle de droite aux habitations des domestiques et à de petites écuries. La maison a pour entrée une petite porte sans caractère, située au milieu de son mur méridional. La cour est pleine d'une boue qu'on est obligé de franchir avec de grandes précautions, pas à pas pour ainsi dire, et pavé par pavé, et qui entre dans la maison avec autant de liberté que les humains. Quand la nuit tombe, c'est à peine si l'on peut apercevoir l'angle où se dresse, à pic, l'échelle, seul moyen de communication entre le sol et les étages de la maison, et l'on comprend, vu l'impossibilité absolue de choisir une place pour ses pas, qu'il faut faire de vrais plongeons dans la boue avant d'atteindre le pied de l'échelle; franchissant ce passage difficile en glissant sur les marches de fer et en nous cramponnant à la rampe de saule poli, nous arrivons à la salle des durbars.

Cette pièce, qui sert également d'oratoire, est ornée de trois figures en bronze doré, artistement drapées de katags, et rangées dans des niches pratiquées dans le mur du fond, niches entre lesquelles on a ménagé des casiers destinés à recevoir des livres. Cette pièce est décorée de telle façon, qu'aucune photographie ne peut en donner l'idée; pas un centimètre carré de mur ou de pilier qui ne soit couvert d'un couleur vigoureuse : écarlate, émeraude, or, outremer, à l'exclusion des teintes adoucies, le tout formant cependant un ensemble plus harmonieux qu'on ne l'aurait cru; la pièce entière reçoit verticalement la lumière par une ouverture pratiquée dans le toit. L'étage supérieur, où habite la famille, forme, par sa gracieuse propreté, un curieux contraste avec le désordre et la saleté de l'étage inférieur d'où l'on arrive; il se compose d'une suite de 17 jolies pièces destinées à l'habitation, dont 10 sont décorées dans la même manière et le même luxe que la pièce des durbars. Les murs n'étaient pas seuls à être ornés, car les pièces étaient divisées par des paravents à treillis en papier, en soie ou même en glaces, et les dessins qui en couvraient partout les feuilles étaient de bons spécimens de l'art chinois ou du travail indigène. Le colonel Younghusband s'était installé dans la chambre centrale, qui donne sur la cour; immédiatement au-dessus de sa fenêtre pendaient toute une collection de cordes destinées à supporter de vastes stores, que les jeunes membres de la famille Lha-lu avaient enlevés ainsi que tous les autres meubles de la maison, avant notre arrivée dans la demeure paternelle, et cela à notre demande; car, possédant ou pouvant nous procurer tout ce dont nous avions besoin, nous n'avions pas l'intention d'encourir la responsabilité des avaries survenues aux biens de nos hôtes.

Le seul objet, ou à peu près le seul, que l'on eût laissé, était une pendule de peu de prix, qui portait la marque de l'*Ausonia Clock Company*. Les échantillons analogues de la civilisation occidentale sont trop rares à Lhassa, pour tirer ses habitants de leur isolement intransigeant et de leurs habitudes d'Orient; d'ailleurs,

Le Temple du Chef des Magiciens, à Lhassa.

CONCURRENCE REDOUTABLE AU LAMAÏSME, QUI LA TOLÈRE PARCE QU'IL NE PEUT EN TRIOMPHER, LA MAGIE A AUSSI SON TEMPLE A LHASSA : C'EST LE SANCTUAIRE DE SON CHEF. LES BANDEROLES QUI FLOTTENT SUR LES CORDES SONT DES DRAPEAUX A PRIÈRES.

COLORATION : *Sol gris, frondaisons vert sombre, constructions gris foncé, ciel d'un bleu cru, drapeaux multicolores.*

Le Temple du Chef des Magiciens, à Lhassa.

CONCURRENCE REDOUTABLE AU LAMAÏSME, QUI LA TOLÈRE PARCE QU'IL NE PEUT EN TRIOMPHER, LA MAGIE A AUSSI SON TEMPLE A LHASSA : C'EST LE SANCTUAIRE DE SON CHEF. LES BANDEROLES QUI FLOTTENT SUR LES CORDES SONT DES DRAPEAUX A PRIÈRES.

COLORATION : Sol gris, frondaisons vert sombre, constructions gris foncé, ciel d'un bleu cru, drapeaux multicolores.

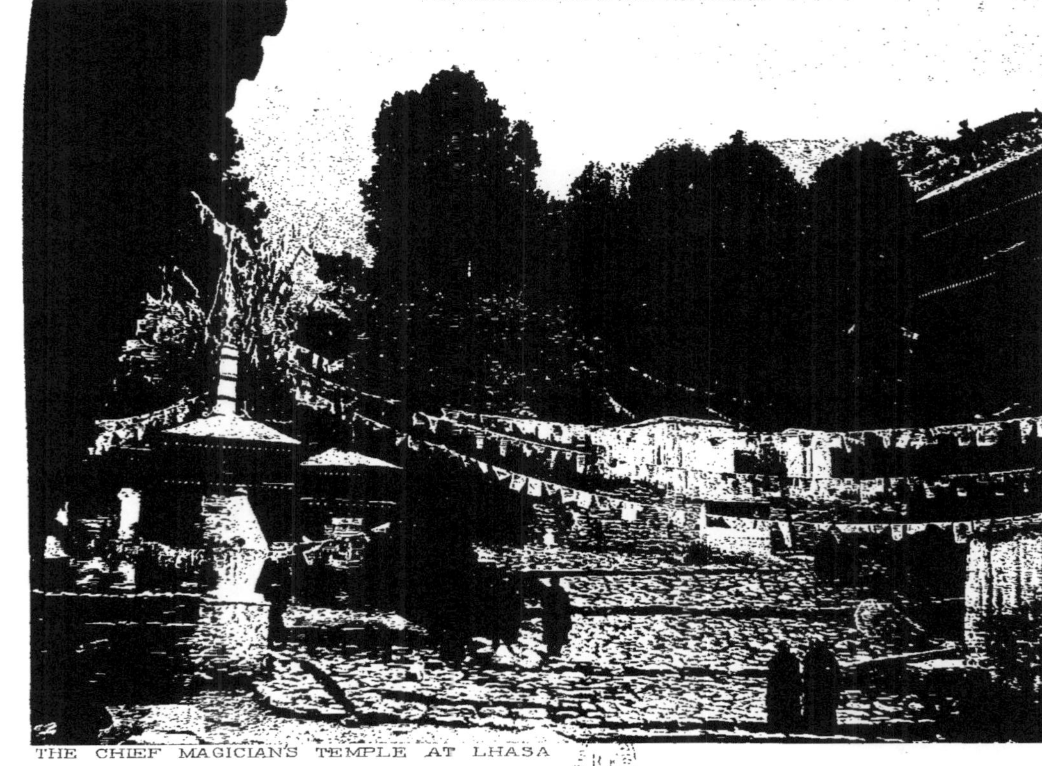

THE CHIEF MAGICIAN'S TEMPLE AT LHASA

quand on en rencontrait de temps en temps, ce n'était pas, il faut bien l'avouer, sans une pointe de regret; car si Lhassa n'était plus en sûreté contre les produits manufacturés à la grosse et à bas prix, quel endroit pourrait l'être au monde? A ce constant usage de mise à l'écart il faut signaler une exception : on trouve assez fréquemment à Lhassa des parapluies qui portent, collée à l'intérieur, cette touchante marque de garantie : « *Waterproof* », et qui doivent venir de l'Inde où leur usage est universellement répandu. Mais ces rares et regrettables importations ne font pas que les habitants de Lhassa soient différents par les pensées, les paroles ou les actes, ou même doivent jamais différer de ceux qui écoutaient Tsong-Kapa et ses prédications passionnées de réforme, ou antérieurement Atisha et sa science profonde, ou plus loin encore dans la suite des âges l'apostat Lang-Darma et ses blasphèmes.

C'est presque un marais, que les jardins de Lha-lu; ils offrent toutefois une partie sèche sur laquelle on a élevé 2 bâtiments : l'un est un pavillon qui sert à la fois de résidence d'été et de sanctuaire, l'autre est une grande serre vitrée; ni l'un ni l'autre n'offrent grand intérêt, quoique le premier soit assez ancien, et que, sous la saleté qui couvre les fresques, on distingue encore l'exquise habileté des peintures.

Les moines de De-bung, qui s'étaient chargés de nous fournir certains vivres, avaient manqué complètement à leur parole, et il était devenu nécessaire de formuler plus énergiquement nos réclamations. Donc, notre petite colonne quitta un jour le camp avec ses canons, et s'apprêta à occuper le vaste terrain du monastère blanc. Cependant, après avoir parlementé deux ou trois heures, les moines trouvèrent prudent de s'exécuter, et sur place ils nous fournirent suffisamment de farine pour nous faire renoncer aux moyens violents.

En cette occasion, j'ai fait connaissance avec un temple dont j'ai déjà parlé, et qui, entre tous les monuments de Lhassa, n'est inférieur comme intérêt qu'au Jo-kang seulement : j'ai nommé le temple exquis dont la garde est confiée au Chef des Magiciens du pays. A un kilomètre de De-bung, il est presque caché dans les arbres d'un ravin profond ; la seule partie visible de loin, est son toit d'or.

Sous bien des rapports, le Nachung Chos-kyong est unique. Il n'a pas servi de type à d'autres constructions analogues dans le pays ; aussi, était-il d'autant plus intéressant à étudier. En me promenant parmi les bâtiments badigeonnés de blanc, j'ai pris une photographie qui montre beaucoup mieux que n'importe quelle description la différence essentielle qui distingue cette petite communauté diabolique de celles qu'on rencontre dans presque tous les autres districts du Tibet. On la dirait détachée de la ville italienne d'Ancône, d'où était venue au XVIIIe siècle la communauté capucine de Lhassa.

L'édifice est petit, mais construit avec un art délicat jusqu'à la minutie. On a certainement, pour l'embellir, consacré plus d'argent et apporté plus de soins que dans la construction d'aucun autre gompa rencontré sur notre route. Le sentier montant et bien ombragé au bord duquel il est construit, continue à grimper après avoir débouché dans la cour, laquelle, ici comme partout, sépare les portes principales, de la rangée ordinaire de fresques qu'on aperçoit dans un cloître, en face. Le spectacle est de toute beauté. Il est très rare au Tibet de trouver le contraste immédiat d'un feuillage luxuriant et des couleurs d'un temple; or, dans l'arrière-plan, on ne voit que du vert, un vert aux mille nuances; et le brun foncé de la pierre est rehaussé par des toits dorés, qui s'harmonisent avec le gris des pavés de la cour et les rangées interminables de fanions à prières de toutes les nuances, qui sont suspendus entre les deux murs. A gauche, brille en couleurs vives une fresque terrible représentant des corps humains écorchés, des crânes pleins de sang, des monceaux d'entrailles et autres débris ensanglantés de corps humains, dont le spectacle dit tant de choses aux pieux Tibétains. A droite, l'escalier nous conduit vers le temple lui-même. On y accède par une grande cour cloîtrée, et l'on traverse un corridor à doubles piliers, orné d'armures et d'armes fantastiques. Quand on en sort, on se trouve de nouveau dans un rectangle ensoleillé. Au milieu de la cour, en tournant à gauche, on remarque les entrées principales du temple, situées derrière une arcade aux nombreux piliers; ceux-ci sont voilés par de lourds rideaux en toison d'yak, au travers desquels on entrevoit une profusion de couleurs étalées sur le mur, les piliers et le plafond. Les cinq ou six grandes portes sont elles-mêmes d'un rouge écarlate. Tout proche, un petit arbre pousse dans un treillis fait de pierre perforée; autour du tronc serpente une garniture de fleurs, dans un désordre pittoresque. A côté, se trouve un pilier d'environ 3 mètres de haut, surmonté d'un tout petit toit d'or. Juste au-dessus de l'entrée du temple, le grand toit d'or se dresse, bien haut dans le ciel; et en sentinelle, maints gyan-tsen dorés agitent leurs falbalas de soie, aux couleurs saumon et olive.

Il y a longtemps que la divinité qui préside à ce temple s'est sauvée avec son maître, le Dalaï Lama; mais les offices continuent, et, pendant son absence, le temple est loin d'être négligé. Autant qu'on peut deviner le caractère d'un homme à l'aspect de sa maison, il est facile de voir que le Chef des Magiciens de Lhassa est un homme d'un goût sûr et délicat : dans toutes les parties du temple règne un ordre comme nous n'en avons pas vu trace dans aucun autre édifice du pays. On aurait dit qu'une bonne ménagère en avait fait le tour avec son plumeau, une heure avant notre arrivée.

Les grandes portes, dont chacune portait la représentation monstrueuse d'une peau humaine écorchée, s'ouvrirent, et nous entrâmes dans le temple même.

Celui-ci était reluisant de propreté, et orné de couleurs éclatantes, quoique la lumière moelleuse qui filtrait à travers les stores et les paravents en adoucît un peu la crudité. La décoration est d'un genre tout à fait particulier : chaque porte est ornée d'une bordure de crânes ou de têtes décapitées sculptées dans le bois, et peintes minutieusement; de longues tentures de satin noir, au bord inférieur desquelles pendent des têtes analogues, sont accrochées aux corniches. Sur les murs mêmes, un pot-pourri, curieux et lugubre, de crânes, d'entrailles, d'yeux, de cerveaux, de langues arrachées et de loques humaines subissent toutes les mutilations et tous les supplices imaginables. Au-dessus de toutes ces horreurs, se trouve sur une frise la représentation symbolique d'âmes brûlant dans les feux de l'Enfer. Après un moment de réflexion, ce spectacle ne nous fut pas trop pénible : nous vîmes sous ces horribles emblèmes le même esprit de dévouement qui anime la plume de Dante ou le pinceau d'un Bénédictin du XIVe siècle.

A l'extrémité du temple, en face des portes, se trouve le sanctuaire. C'est une chapelle large et profonde, qui diffère, d'une manière frappante, de tout ce que nous avions vu dans le même genre : au centre et en avant, au lieu de la grande statue de Bouddha que nous avions toujours remarquée ailleurs, se dressait la chaire vide du Chef des Magiciens, où l'on avait entassé ses robes de cérémonie, son épée d'office, et un petit bouclier rond d'un ouvrage exquis, orné d'un *Hum* en or au centre. Dans le haut de ce bouclier était un empiècement irrégulier, probablement en verre. Cet ornement offrait une analogie frappante avec ces fragments de rubis, polis mais non taillés, qui font partie assez fréquemment du trésor des rajahs indiens. Derrière le trône d'argent doré se trouvait un proscénium en argent ciselé, qui encadrait le Bouddha. A droite étaient suspendus la couronne distinctive du Magicien — une belle pièce, — et des crânes en ivoire d'un fini exquis, alternant avec des fleurons d'argent poudrés de diamants artificiels; tout autour étaient plusieurs gros simili-saphirs, rehaussés çà et là par des turquoises de valeur. Dans les murailles de cette chapelle, se trouvaient des placards et des recoins dont l'ouverture était toujours cachée par des katags. En les écartant, on voyait vaguement dans l'obscurité les images en cuivre jaune, très bien ouvragées, mi-grandeur naturelle, d'un monstre à l'aspect répugnant. Çà et là étaient le gorgerin, le masque, l'arc, et le verre à divination de l'Oracle; et, quoiqu'il y eût plus d'un mois qu'il était parti, le Magicien aurait pu revenir le soir même, et trouver son sanctuaire en parfait état et préparé pour l'office jusqu'en ses moindres détails.

Nous descendîmes deux ou trois marches d'un escalier du temple. De chaque côté de l'aile principale se trouvaient 12 grands tambours; des coussins lourds et épais étaient placés le long d'une avenue, près des portails. A droite, en descendant les marches du sanctuaire, un grand chorten en argent s'allongeait contre le mur, orné à profusion de morceaux d'ambre brut aussi gros que des pommes.

Un tour d'inspection dans les galeries du cloître nous révéla quelques armures assez remarquables et un grand nombre de cornes badigeonnées de blanc et adaptées à des épées en guise de poignée. On nous invita à visiter les autres salles du gompa, et nous grimpâmes les échelles, glissantes comme toujours, jusqu'à un portique supérieur aussi bien peint que toutes les autres parties du bâtiment. Nous montâmes ainsi jusqu'au dernier étage, protégé par le grand toit d'or.

C'était le premier toit d'or de Lhassa que j'eusse l'occasion d'étudier de près. On assure toujours qu'un des dômes au moins du Jo kang est réellement fait de plaques d'or : après une investigation approfondie, je suis disposé à croire que, du moins, celui du milieu est fait entièrement du précieux métal; mais, en général, l'or est posé en couches épaisses sur des feuilles de cuivre, après que le cuivre a été gravé, ou moulé, ou repoussé, selon le caprice ou l'imagination de l'artiste. Ces toits d'or sont naturellement ce qui frappe le plus, à Lhassa, l'œil de l'Européen. On peut les apercevoir à des kilomètres de distance, car dans cette atmosphère limpide aucune brume ne vient s'interposer pour affaiblir l'éclat du soleil qu'ils réfléchissent du haut des palais et des temples; et il n'est pas douteux que, dans notre mémoire, lorsque toutes nos autres impressions se seront effacées, nous verrons jusque dans notre extrême vieillesse les toits éblouissants du Potala. Tout ce que l'imagination romantique a pu rêver de plus fantastique en fait de magnificence, est pleinement réalisé dans la ville du Dalaï Lama.

De même qu'à l'imagination d'un de Quincey, lorsqu'il était ivre d'opium, les mots « *Consul romanus* » évoquaient toute la grandeur de Rome, ces cinq mots : « Toits d'Or du Potala », rappelleront à ceux qui les ont vus, l'image vivante de cette religion ancienne, mystérieuse et pleine de grandeur, qui a trouvé une architecture digne d'elle dans les coupoles de Lhassa.

Descendant au rez-de-chaussée, nous traversâmes de nouveau la cour et montâmes vers les arbres, qui, de la pente supérieure, surplomblent le Nachung Choskyong. C'est un joli petit endroit frais et tranquille, et, si l'on ne nous y avait pas spécialement invités, nous n'aurions jamais songé à aller plus loin : nous voyions devant nous une construction aux murs grossièrement badigeonnés, qui nous sembla abriter les dortoirs des moines. Sans enthousiasme, nous suivîmes docilement un d'entre ces derniers, qui nous servait de cicerone, et, après avoir évité les crocs d'un gros chien de garde, nous arrivâmes dans un des plus jolis petits jardins que j'aie jamais vus. C'est aux botanistes d'expliquer comment il se fait que nous avons trouvé ici, à 4000 mètres d'altitude, une haie florissante de bambous, haute de 8 mètres, abritant du seul côté où ils étaient exposés aux intempéries, la jolie petite maison d'habitation et le jardin du Magicien.

Le Trône du Chef des Magiciens, à Lhassa.

— A REMARQUER LA FORME DES LAMPES A BEURRE ET L'OUVRAGE EN MÉTAL REPOUSSÉ DU SANCTUAIRE PLACÉ DERRIÈRE CE TRÔNE.

COLORATION : Laque cramoisi et or; lampes à beurre en argent doré; robes de soie grise; katags de diverses couleurs; avant-scène en argent.

Le Trône du Chef des Magiciens, à Lhassa.

A REMARQUER LA FORME DES LAMPES A BEURRE ET L'OUVRAGE EN MÉTAL REPOUSSÉ DU SANCTUAIRE PLACÉ DERRIÈRE CE TRÔNE.

COLORATION : *Laqué cramoisi et or; lampes à beurre en argent doré; robes de soie grise; katags de diverses couleurs; avant-scène en argent.*

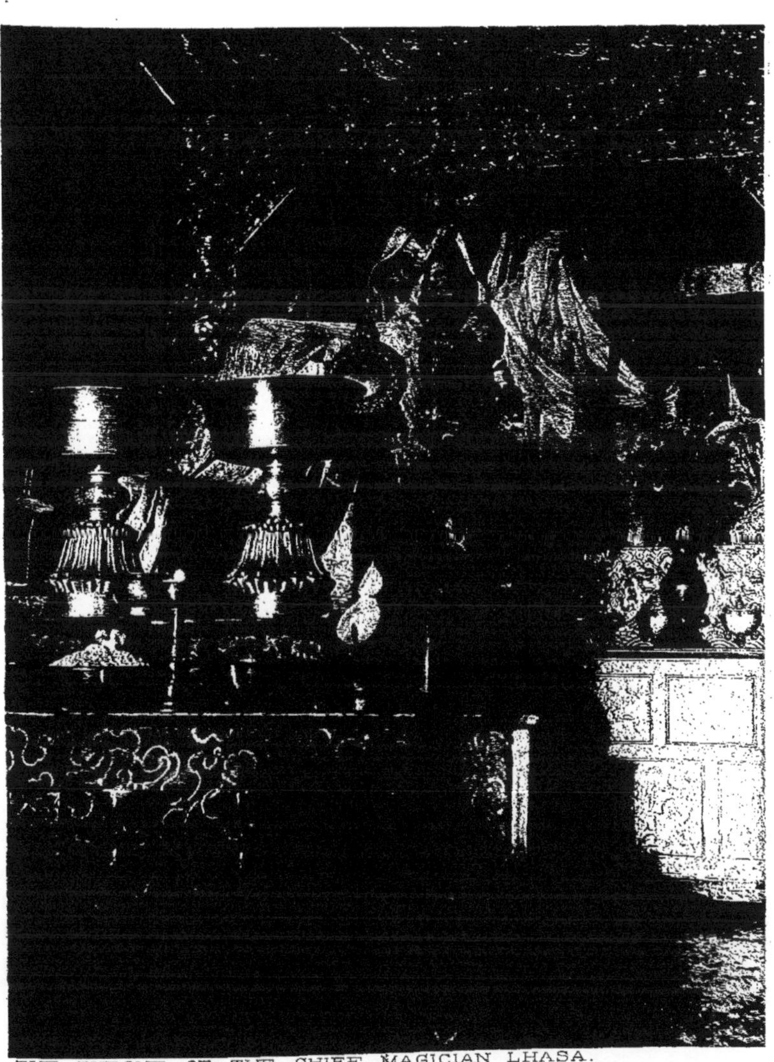

THE THRONE OF THE CHIEF MAGICIAN LHASA.

Même vue du jardin, on se rend compte que cette demeure n'est pas une demeure ordinaire; un petit ruisseau coule au pied des murs, et la jolie architecture de la maisonnette s'encadre à ravir de feuillages et de toutes les fleurs qui paraissent les plus propres à donner au visiteur anglais un souvenir de son pays, comme les maisons blanchies, à 300 mètres plus loin, ont dû donner l'impression du leur aux hommes venus d'Italie. Un grand érable se penche sur la porte d'entrée. L'intérieur offre un aspect charmant; on était tenté instinctivement d'ôter ses chaussures pour fouler ces parquets incrustés de si exquise façon. Toute la surface des murs est couverte de fresques en miniature; la chapelle, quoique dépourvue de tout ornement, est un véritable écrin, et, dans le cabinet privé du Sorcier, les paravents ajourés de bois peint et doré, sont des merveilles d'un dessin compliqué et délicat. Nous n'y sommes, hélas! restés que peu de temps avant de retourner à Lhassa, enchantés de notre journée.

Si le lecteur veut appliquer à la Plaine du Lait de Lhassa, ses souvenirs de celle de Gyangtsé, il se fera une idée exacte de la région qui entoure la Ville Sainte, étendue au milieu d'une prairie qu'enferment les montagnes. Seulement, ici se trouve un marécage, pour remplacer les beaux champs qu'arrose la Nyang-tchou. A part cela, l'analogie est frappante : villages, maisons, temples, monastères, arbres, collines, plantes et peuple, tout est pareil.

Les trois grands monastères se trouvent autour de Lhassa au nord, à l'ouest et à l'est. De-bung est à 4 kilomètres ouest-nord-ouest, Sera à 3 kilomètres au nord, et Gaden à environ 30 kilomètres à l'est à vol d'oiseau, mais à près de 40 kilomètres par la route. Il y a une grande ressemblance entre les monuments de ces trois congrégations ; toutes trois elles ont pour résidence des rangées de maisons blanches, s'élevant les unes au-dessus des autres au pied d'un éperon de la montagne. De loin, elles paraissent propres, prospères, et assez pittoresques. Un farceur de la Mission trouvait qu'elles avaient l'air des Hôtels de la Riviera. La comparaison n'est pas tout à fait injustifiée, bien que M. Ritz, même dans ses rêves les plus fantastiques, ne puisse concevoir un caravansérail pour 8 000 voyageurs. Ces trois grands corps ecclésiastiques ont été fondés par Tsong-Kapa, qu'on dit, en s'appuyant sur des preuves assez fantaisistes, être né en 1357, et mort en 1419. Il est établi, cependant, que ces congrégations ont été créées entre la fin du XIVe siècle et la fin du premier quart du XVe. Il se peut bien que le gompa central soit, ou du moins puisse comprendre, l'œuvre originale de Tsong-Kapa; mais la série interminable d'habitations construites de boue et badigeonnées qui l'entoure en rangs serrés, a dû être souvent renouvelée depuis son époque. Bien peu sont construites en granit.

De-bung est le plus important de ces trois monastères; son nom signifie : « tas de riz ». Là, près de

8000 moines s'occupent quotidiennement à dire leurs prières, en se chauffant au soleil, et en faisant de la politique. Dorjieff, on s'en souvient, était de cette corporation, et tout le monde savait à Lhassa que l'influence de De-bung était depuis longtemps souveraine dans le Tsong-Du. Heureusement peut-être, pour d'autres, l'hostilité entre Sera et De-bung est très accentuée ; quelques personnes assurent même que le mot de Sera (qui se trouve justement hors de la vue de De-bung, de l'autre côté des collines nord) a été choisi pour symboliser le mal que « ser » (la grêle) fait aux plants de riz. Mais il est plus probable que le nom original est dérivé de *ser* (or). Sera est la communauté qui a les rapports les plus intimes avec le Dalaï Lama, et il faut se rappeler que l'on ne parle jamais de tout ce qui se rapporte à Sa Sainteté, sans le préfixe « ser ». S'il lui était permis de descendre à des détails familiers, le chroniqueur du Grand Potala nous raconterait, par exemple, que Sa Sainteté s'était mouché le nez d'or avec son mouchoir d'or, ou plutôt, pour dire la vérité, avec ses doigts d'or. Tout ce qui le touche est d'or, aux yeux du Tibétain : vêtements, nourriture, chaise, ses arrêts, ses prières. Il est plus que probable que la déviation du mot qui en fait la grêle fut le fait d'un moine malicieux qui voulut symboliser en une phrase l'hostilité permanente qui existe entre les deux monastères.

La juridiction intérieure de toutes ces congrégations est quelque peu pareille à celle d'un collège à Oxford, quoique les délits les plus graves doivent être déférés au Conseil d'État. « Les idoles, dit Nain Singh, diffèrent ici en grandeur et en laideur; mais, en général, les extrémités inférieures sont celles des hommes. »

La note caractéristique qui distingue le monastère de De-bung est sa puissance surnaturelle et l'autorité dont jouissent ses oracles. Sera, d'un autre côté, est renommé pour ses reliques, et Gaden, qui est éloigné des luttes et des intrigues de Lhassa, tire sa réputation de la piété de ses moines. On conserve à Sera le glaive, le « dorje » de Bouddha. Je ne sache pas que l'on ait jamais permis à aucun Européen de voir cet instrument; mais il n'y a pas de doute que sa possession confère à cette communauté un très grand prestige au point de vue religieux. Il y a à Sera 5 500 moines, et sa proximité de Lhassa ne peut que rehausser l'influence qu'exerce cette congrégation.

L'abbé Huc, en parlant de cet établissement, exagère parfois la beauté de sa situation naturelle. Il prétend, par exemple, que les abords sont plantés de houx et de cyprès, et que les bâtiments du monastère se dressent sur la base verte de la colline. Or, il est nécessaire de dire que Sera est moins boisé que tout autre endroit de la plaine de Lhassa, puisqu'il s'adosse à une paroi rocheuse dépourvue de toute végétation jusqu'à une altitude de 300 mètres au-dessus du monastère; à cette hauteur seulement, un petit renflement de la montagne nourrit une maigre plantation de peupliers. Il y a bien encore quelques arbres de cette espèce dans la plaine avoisinante; mais c'est tout, et le toit d'or de Sera reste toujours son principal ornement.

Le général campait à environ un kilomètre de ce monastère; la continuelle cordialité montrée par les bons moines de Sera peut être expliquée un peu par cette circonstance, mais surtout par le plaisir qu'ils éprouvaient à voir leurs confrères détestés, de De-bung, obligés de fournir des milliers de kilogrammes de farine et de grain à notre armée.

Gaden est, avant tout, fameux parce qu'il contient la tombe de Tsong-Kapa lui-même. Les « Survey Reports » adressés au Gouvernement de l'Inde par Sandberg, nous donnent du monastère une description dont on me permettra de citer des fragments :

« La tombe de Tsong-Kapa, dit-il, est une haute construction en forme de mausolée de marbre et de malachite, surmontée d'un toit d'or; à l'intérieur, on voit un beau sanctuaire avec des ornements d'or massif. Dans un écrin d'or, enveloppés de drap fin couvert d'inscriptions en syllabes sacrées de Dharani, sont les restes embaumés du grand réformateur. Un autre objet remarquable en ce lieu est une statue magnifique de Chempo, le Bouddha à venir, assis à l'européenne, sur un trône. A côté de lui, se tient debout une autre statue, grandeur naturelle, de Tsong-Kapa, sous les espèces de Jan-pal Nin-po, qu'on suppose être son nom au Ciel.

« On vous montre aussi sur un mur taillé dans le roc une empreinte de mains et de pieds que l'on prétend être ceux de Tsong-Kapa. Une très vieille statue de Shin-je, le dieu de la Mort, est ici très respectée; chaque visiteur lui offre des cadeaux et des hommages. Le plancher de la grande salle centrale paraît couvert de brillantes dalles émaillées. Un autre sanctuaire renferme une image de Tsong-Kapa avec ses 5 disciples rangés autour de lui. La bibliothèque contient des exemplaires manuscrits de l'œuvre du saint : ils sont tout entiers écrits de sa propre main. »

Le dernier Régent du Tibet était abbé de Gaden, circonstance qui ne l'a pas empêché d'être assassiné, et qui, même, y a peut-être contribué.

Le marché, établi hors la ville, malgré la désapprobation formelle du Conseil, fut, dès le premier moment, occupé par des centaines de vendeurs empressés; et il n'a pas dû être très agréable aux moines, qui regardaient des hauts murs du Potala, de voir cet emplacement encombré de colporteurs et de camelots tibétains, qui prenaient position tous les jours en quelque endroit sec de la lisière du camp, pour offrir leur marchandise à des acheteurs négligents ou généreux.

C'était un spectacle curieux à voir : dès huit heures du matin se faisait un commerce extraordinaire de navets, noix, sucres en boules jaunes et blanches, cigarettes Pedro, pommes petites et acides, cire à cacheter — un des meilleurs produits de Lhassa, dont j'ai acheté une véritable provision, — pêches vertes et acides, bougies de fabrication indigène, ayant l'air de pièces d'artifices, et moulées autour d'un morceau de bambou, draps, choux, pots rouges pleins de lait caillé, souliers tibétains, céleri et lait condensé en boîtes de fer-blanc, carottes, oignons, œufs par milliers, et lait dans de grands pots en terre cuite. La viande, comme la farine, nous était fournie par De-bung.

Nous nous amusions à regarder les gros Sikhs et les Pathams, qui se disputaient joyeusement quelques fruits confits. Ils restaient assis sur leurs talons pendant une demi-heure, pour marchander un ananas; et puis, le marché fait, ils regardaient d'un air effaré les petits morceaux d'argent aux formes irrégulières, qu'un jeune Tibétain leur rendait sur leur roupie.

Le taux du change officiel était de 3 tankas, l'unité monétaire tibétaine, pour une roupie, et cette opération inévitable représentait un bénéfice énorme pour les Tibétains, car la valeur intrinsèque d'un tanka est d'environ 4 pence et 1/5! Les premiers principes du change furent compris immédiatement par les naturels, qui allaient et venaient dans le marché, et qui importunaient tout le monde par leurs offres d'affaires, faites avec l'assiduité de dames vendeuses dans un bazar de charité. A midi, le marché finissait en queue de poisson, et après le déjeuner il n'y restait plus personne.

Le commerce et le crédit sont des plantes d'une lente croissance, et plus lente en Orient qu'ailleurs.

Peut-être ne verrons-nous pas de résultat immédiat à notre expédition ; mais le respect pour notre force, et la confiance en notre honnêteté travailleront pour nous du haut en bas de l'échelle sociale au Tibet.

Retenons bien ceci : un nom se détache de la foule des diplomates tibétains, un nom que nous n'avions pas entendu prononcer avant d'arriver à la capitale, celui d'un jeune moine qui, manifestement, est l'âme des résistances du Tsong-Du ; c'est le « Loseling Kempo » sur qui le Gouvernement de l'Inde ferait bien d'avoir les yeux. Il est assez fort pour ne pas désirer que l'on connaisse sa force.

En travaillant comme il le fait, par l'intermédiaire du Tsong-Du, il nous empêche de mettre la main sur lui. Nous est-il foncièrement hostile? je n'en sais rien au juste ; il représente probablement le ressentiment opiniâtre et amer qui anime contre nous la caste sacerdotale ; mais quand les Tibétains auront eu le temps de considérer tranquillement la situation, la hiérarchie lamaïque elle-même trouvera peut-être que nous n'avons pas été funestes à son indépendance, ni à son amour-propre ; si, à ce moment-là, nous pouvions nous attacher les bons services du Loseling Kempo, nos futures relations avec le royaume seraient facilitées d'une manière plus efficace que par dix traités favorables à nos intérêts.

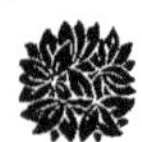

CHAPITRE XIX

LE POTALA ET LA CATHÉDRALE

La visite du Potala : extérieur imposant, intérieur décevant. || Le Do-ring, pierre sacrée du Tibet. || La visite du Jo-kang ou Cathédrale de Lhassa : extérieur mesquin, intérieur magnifique. || La grande idole du Lamaïsme. || Sanctuaires et statues. Conclusion.

Ma Shao Yün, dans son *Itinéraire tibétain*, parle avec admiration « du vert superbe et du jaune éblouissant qui fascinent les yeux en face du Potala ».

Dans le Ta-Ching-i-tung-chich — où il est écrit que la hauteur totale du monument depuis le sol jusqu'au faîte est de 146 mètres — on dit, avec une plus grande exactitude, que c'est « un bloc merveilleux de verdure et de vermillon, de salles juchées au sommet; un mélange de beautés naturelles et architecturales ».

C'est dommage que ce monument magnifique soit si peu intéressant à l'intérieur. Nous tombâmes d'accord que l'extérieur du Potala et l'intérieur du Jo-kang sont, à beaucoup d'égards, les curiosités les plus captivantes de Lhassa, mais que l'intérieur du Potala est pareil à l'intérieur d'une vingtaine d'autres lamaseries, et que le Jo-kang n'a pas d'extérieur du tout.

Dans le Potala s'allongent des kilomètres de couloirs et de salles. Çà et là, dans une chapelle, brûle une lampe à beurre devant une image sale et ternie. Par endroits, le passage s'élargit en un escalier qui rompt la monotonie des murs souillés. Les dortoirs des moines sont froids, nus et sordides. La salle dans laquelle fut ultérieurement signé le Traité anglo-tibétain, est assez grande, — elle contiendrait 600 personnes; les tentures et les paravents y font un certain effet. Quant au reste, le Potala est un dédale interminable de corridors, de cours et de murs, aussi peu entretenus que ceux du Palkor-Choide ou du Yang-kor-yang-tsé. Quelques-unes des salles d'audience sont de bel aspect et montrent de bonnes peintures; mais il n'y a rien de remarquable, sauf une seule exception, d'un bout à l'autre de l'énorme construction.

M. White et M. Wilton examinèrent un grand nombre de pièces du Potala avec un soin tout spécial, mais à la fin ils se lassèrent d'une tâche qui n'avait ni intérêt ni but. Des tombes d'or constituent ladite exception, mais celles-ci mêmes paraissent mesquines et mal proportionnées à l'écrin gigantesque dans lequel elles se trouvent enchâssées. Il faut avouer, bien que ces mots soient écrits à contre-cœur, que « camelote » et « baroque » désignent assez exactement la décoration intérieure de ce grand temple-palais. Une certaine partie est d'un aménagement passable, la plus grande est banale, le tout est sale.

Les autres fameuses attractions de Lhassa, le Jo-kang et le Do-ring, sont du plus haut intérêt. Celui-ci, comme nous l'avons dit au commencement de ce livre, est le plus ancien document qui existe dans l'histoire tibétaine : il porte inscrit un traité signé en 783 par le roi Ralpachan, du Tibet, et son voisin en même temps qu'ennemi, l'empereur de la Chine. C'est une belle dalle de granit, d'environ 12 centimètres d'épaisseur et de $1^{m}60$ de haut, posée dans un cadre également en granit. Placée dans une cour, elle fait face à l'entrée de la Cathédrale, de laquelle elle est éloignée de 30 pas. Juste au-dessus s'élève le grand saule qui sort d'un cheveu de Bouddha, enterré parmi ses racines. C'est un arbre splendide et qui, peut-être, a pu pousser de si merveilleuse façon grâce à l'abri que lui donne la maçonnerie élevée autour de son tronc. Cet enclos constitue le côté gauche de la petite cour qui s'ouvre vis-à-vis la porte ouest de la Cathédrale. Entre elle et les ailes saillantes des bureaux du Gouvernement, qui se pressent tout autour des murs du Jo-kang, se trouve un double espace vide de chaque côté ; c'est au milieu que se dresse, en ligne directe, le Do-ring. Le dessin du fronton qui surmonte la pierre est hardi, et sans doute remonte à la date originelle du monument. Il représente deux dragons, simplement dessinés en relief quelque peu profond ; ses bords ont été maltraités par les intempéries de plusieurs siècles.

Des erreurs ont été commises au sujet de cet endroit triplement sacré. Par exemple, il n'y a pas de « vieux saules dont les troncs âgés sont courbés et tordus comme des dragons », et le monument, quel que soit l'angle sous lequel on le regarde, ne peut être appelé un pilier. Il n'y a pas davantage de perches à prières dans cette cour.

Le Do-ring a été le témoin d'un des plus fameux assassinats du monde. Le roi Lang-Darma, qui régnait à la fin du IXe siècle, fut le Julien du Lamaïsme. D'une main de fer, il tenta de supprimer le Bouddhisme et de rétablir le culte primitif des démons du pays. Un moine, déguisé en chamane ou « danseur du diable au chapeau noir », s'approcha de Lang-darma comme il faisait une halte près de l'entrée occidentale du Jo-kang, un jour de l'année 900. Avec des gambades et des cabrioles, tantôt avançant, tantôt reculant, il s'approcha finalement assez près du monarque, dont l'attention avait été probablement trompée par le déguisement, pour lui asséner un coup terrible qui lui défonça le crâne. L'apostat tombe raide mort sur place. Cet acte audacieux, qui ouvrit l'ère de la suprématie lamaïque, est célébré tous les ans par une pièce jouée à l'endroit même où eut lieu l'assassinat.

Il me reste encore à décrire le cœur, le noyau sacré, non seulement de Lhassa, mais de l'Asie centrale tout entière, et l'on m'a demandé de rééditer la description du Jo-kang telle qu'elle fut faite et parut dans le *Times* du 24 septembre 1904. Je n'ai pas voulu, en écrivant des mois après, apporter de changement à mon premier récit, bien que quelques améliorations, tels un détail nouveau ou une phrase mieux tournée, auraient pu augmenter la valeur littéraire de la description.

Une occasion inattendue se présenta pour moi de voir une chose sans laquelle une visite à Lhassa n'aurait été après tout qu'un demi-succès. Trois d'entre nous devaient être les premiers hommes blancs à regarder de près la grande idole d'or de Lhassa.

On ne se rend pas toujours compte que c'est dans la Cathédrale et non dans le palais du Potala que se concentre la vie religieuse du Tibet et des innombrables millions de Bouddhistes du nord. La politique d'isolement qui a été si longtemps la principale caractéristique du Lamaïsme, ne s'exprime nulle part plus éloquemment que dans la jalousie fanatique avec laquelle ce temple, le cœur et le foyer du Bouddhisme tibétain, a été préservé de tout contact avec l'étranger. Ce qu'est le Tibet pour le restant du monde, ce qu'est Lhassa pour le Tibet, le Jo-kang l'est pour Lhassa; et il n'est pas prouvé, malgré plus d'une soi-disant description de l'intérieur, qu'aucun Européen y ait jamais mis les pieds, et cela pour de bonnes raisons.

Il est possible qu'un pardon conditionnel ait été obtenu pour avoir visité la ville de Lhassa ou le Potala; mais il n'y aurait pas eu d'excuse pour le malheureux surpris dans les rectangles obscurs et sans fenêtres du Jo-kang. Certainement, ni le plan publié par Giorgi au XVIIIe siècle, ni aucune des descriptions qui ont paru plus récemment ne permettent de croire que leurs auteurs aient pris connaissance de l'endroit sacré.

Comme je l'ai fait remarquer dans un autre passage, l'extérieur de la Cathédrale est dépourvu et de beauté et de dignité. Mais l'intérieur est incontestablement la merveille la plus troublante de toute l'Asie centrale. C'est le trésor, le « kaabah », non seulement du pays, mais de la foi, et, chose curieuse, tandis que le magnifique Potala est un écrin qui ne contient rien d'ancien, ou de spécialement respecté, les gemmes inappréciables du Jo-kang sont gardées dans un bâtiment qui n'a seulement pas de murs lui appartenant en propre. Tout autour de la Cathédrale, les Salles du Conseil et les Bureaux du Gouvernement, pièces sales et insignifiantes dans lesquelles se traitent les affaires du Tibet, s'entassent les unes contre les autres, et flanquent, en le cachant, l'édifice sacré auquel elles doivent leur stabilité; et c'est un symptôme bien significatif de l'ordre des choses du pays!

De Chag-pori, on peut voir les cinq grands toits d'or du bâtiment, qui brillent au soleil à travers le feuillage des arbres qui s'élèvent près du pont Yutok; mais la sensation de grandeur que suggère ce spectacle s'évanouit au fur et à mesure que l'on s'avance par les rues étroites vers l'entrée occidentale du Jo-kang. Cette porte est la seule partie de l'édifice qui soit visible de la rue, tant l'édifice même est dissimulé par les maisons qui l'entourent.

LE POTALA ET LA CATHÉDRALE

Ce n'est pas seulement aux étrangers que l'on a fermé l'accès du temple : l'exclusion de ses limites sacrées est officiellement prononcée contre ceux aussi des indigènes qui se sont exposés aux soupçons ou à la malveillance de la hiérarchie régnante à Lhassa; et — preuve curieuse du pouvoir despotique exercé par les maîtres de cette Cathédrale, aussi bien que de l'insignifiance de la suzeraineté chinoise, — le 11 août de cette année, l'Amban lui-même, qui allait avec sa cour au Jo-kang pour y faire ses dévotions à l'occasion de l'anniversaire de l'empereur de Chine, se vit fermer la porte au nez. C'est à cette insulte que, probablement, je dus la faveur d'examiner le temple avec une facilité qui, autrement, m'aurait été déniée. Désireux de prendre sa revanche, l'Amban — à qui on avait permis un jour ultérieur de visiter le rez-de-chaussée seulement — profita probablement de notre présence à Lhassa pour donner une leçon de politesse aux gardiens de la Cathédrale. Quoi qu'il en soit, un jour, à notre grande surprise, on invita officiellement un ou deux membres de la Mission à faire une visite matinale à Lhassa, dans le but d'examiner de près les trésors du sanctuaire le plus secret du Bouddhisme. On accepta, naturellement. Une garde chinoise de la Résidence, armée de tridents, de hallebardes et de lances, formait notre escorte, et, à notre arrivée, les grandes portes, à moitié visibles dans l'ombre, s'ouvrirent immédiatement, pour se refermer tout de suite derrière nous.

Nous aperçûmes en face de nous, à travers une forêt

de colonnes, une cour découverte entourée d'un préau. Son antiquité sautait immédiatement aux yeux. Les peintures répandues sur les murs étaient à peine visibles, sous une couche épaisse de saleté et de graisse ; il était même difficile de se faire une idée des couleurs dont les chapiteaux des colonnes et le toit du préau qui s'étendait sur nos têtes avaient été peints. Le milieu de la cour est à ciel ouvert; elle n'est entourée d'aucune des petites chapelles qui sont le trait caractéristique des salles rectangulaires qui se trouvent à l'intérieur du Jo-kang. L'architecture est semblable à celle de tous les autres temples du Tibet : une double rangée de colonnes supporte autour de la cour une moitié de toit ; chacune d'elles est ornée d'un grand abaque qui repose sur un petit chapiteau à volutes courbées des deux côtés, avec, au centre, un panneau de sculpture ancienne. Les portes en bois qui ferment les deux entrées de cette première cour sont immenses, lourdement barrées, et garnies de plaques ornées de filigranes, très anciennes.

A l'autre extrémité de la première cour, une porte communique avec une deuxième cour qui laisse apercevoir des touffes brillantes de roses trémières et de néflier resplendissant au soleil. La sainteté du temple se fait sentir davantage, à mesure qu'on avance dans la cour intérieure. Ses côtés sont percés d'une multitude de petites chambres obscures, construites apparemment dans l'épaisseur d'un mur énorme. Chacune d'elles est un sombre sanctuaire qui renferme une

Le Potala.

PHOTOGRAPHIE DONNANT UNE IDÉE TRÈS JUSTE DE LA MASSE IMPOSANTE DE CE MONUMENT, QUI DOMINE LHASSA COMME LE LAMAÏSME DOMINE LE TIBET.

COLORATION : Gris, ocre, vert poussiéreux, blanc, cramoisi, or-angé.

Le Potala.

PHOTOGRAPHIE DONNANT UNE IDÉE TRÈS JUSTE DE LA MASSE IMPOSANTE DE CE MONUMENT, QUI DOMINE LHASSA COMME LE LAMAÏSME DOMINE LE TIBET.

COLORATION : *Gris, ocre, vert poussiéreux, blanc, cramoisi, outremer.*

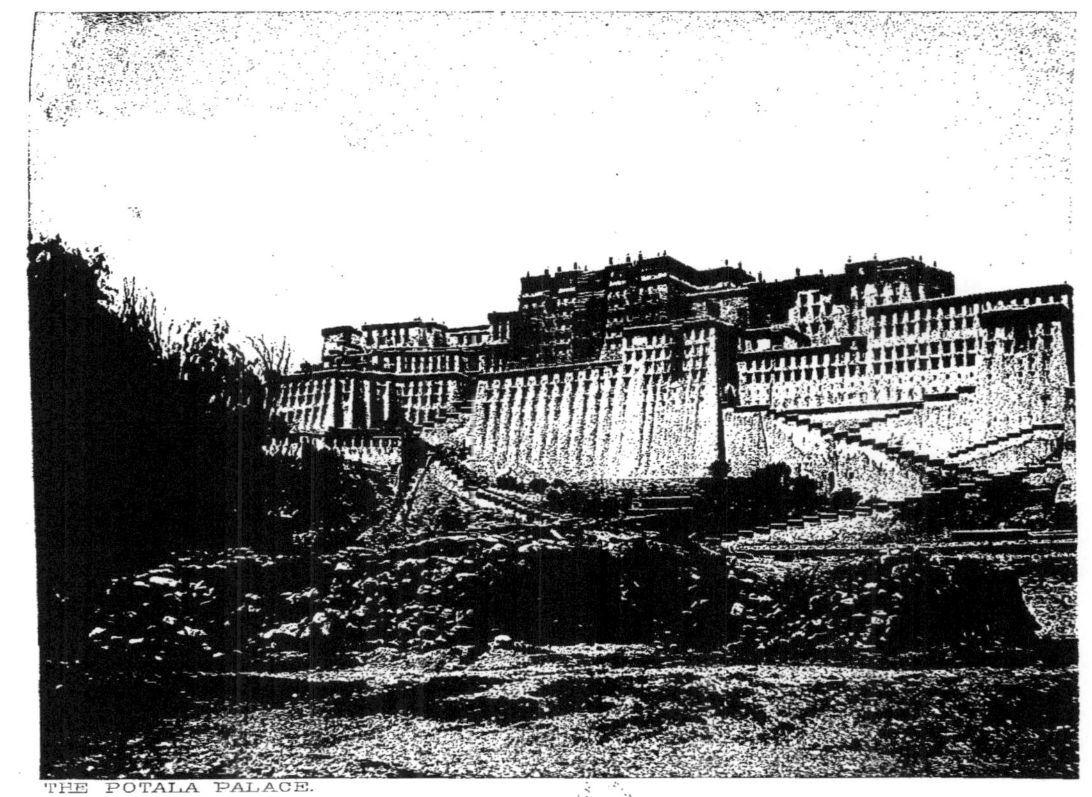

THE POTALA PALACE.

idole. On y pénètre en trébuchant, courbé en deux, afin d'éviter le contact d'un linteau bas et graisseux. Arrivé à l'intérieur, l'œil demande quelque temps pour distinguer autre chose que les contours obscurs d'un autel qui s'élève au milieu de la pièce. Sur cet autel se trouvent un ou deux bols en cuivre remplis de beurre, chacun portant à sa surface une petite mèche allumée qui nage dans une minuscule flaque grasse. Ces pointes indistinctes de lumière jaune fournissent tout l'éclairage de cette espèce de grotte; au bout de quelques secondes, on peut distinguer, accroupies le long des murs, les images solennelles qui trahissent leur présence par des rais de lumière que reflètent çà et là des saillies et la bordure des tentures d'or. L'odeur est abominable, l'air est épuisé et chargé d'émanations âcres. Tout ce que l'on touche est imprégné de graisse. La fumée du beurre qui a brûlé pendant de longues années, en a déposé une couche sur toutes les surfaces, et a empâté les sculptures des portes et des murs. Le plancher est aussi glissant que du verre; sur ce fond prêt à tout recevoir, la saleté et la fumée des siècles sont descendues sans interruption, donnant les résultats qu'on peut se figurer. Sauf les statues, qui subissent apparemment de temps en temps un coup de chiffon crasseux, il n'y a pas dans une seule de ces chapelles la moindre trace de considération, de respect ou de soins.

On ne revient au grand air que pour trouver, à quelques mètres plus loin, l'entrée d'une autre de ces cours où s'ouvrent encore des chapelles qui ressemblent à des catacombes. Elles occupent complètement les murs de cette nouvelle cour intérieure, et, pour l'œil de l'étranger, ne sont pas différentes les unes des autres. Les moines mêmes semblent avoir quelque difficulté à distinguer l'identité des images qui peuplent les diverses chapelles. Devant quelques-uns de ces enfoncements est suspendu un rideau bizarre, particulier, je crois, à ce temple. Des mors de cheval, en acier, d'une forme très simple, sont attachés ensemble, anneau par anneau, au moyen de bouts très courts de fil de fer tordu, l'ensemble formant un paravent original et curieux. Celui-ci est attaché au jambage gauche de la porte par un long boulon et une gâche, et le tout est fermé par une de ces serrures énormes qui viennent de la Chine et qui sont peut-être le produit le plus ingénieux du pays.

Le centre de cette cour est occupé par un sanctuaire formé, sur trois de ses côtés, par des planches basses couvertes de petits Bouddhas en cuivre jaune, avec, derrière, des images plus grandes disposées entre les colonnes qui supportent le toit; le quatrième côté est formé d'un simple treillis en fer, et d'une porte également simple. De l'extérieur, aucune des chapelles ou des statues rangées le long des murs n'est visible, et l'obscurité qui règne sous le portique est augmentée de beaucoup par des stores à moitié tirés, dont les cordes traversent en biais l'ouverture, et forment perchoirs pour une colonie spéciale d'hirondelles orange et pourpre, dont les nids s'accrochent aux bords saillants du toit.

Dans cette cour centrale, deux statues sont assises : l'une — celle de gauche — est à peu près de grandeur naturelle, l'autre est de proportions colossales. Toutes les deux présentent la même singularité, laquelle ne manque pas d'attirer tout de suite l'attention : chacune est assise sur un trône — à l'européenne, — et cette particularité les identifie immédiatement. De tous les Bodisats, héros ou réformateurs, qui remplissent les calendes du Lamaïsme, seule, l'image du Bouddha futur est ainsi représentée. De quelle manière cette tradition est-elle arrivée au Tibet? Les Lamas eux-mêmes ne peuvent pas l'expliquer; mais elle remonte à une très haute antiquité; et c'est ainsi vers l'Europe que le Bouddhisme tourne les yeux, pour voir l'apparition de la prochaine réincarnation du Grand Maître....

Comme on s'en souvient, le tsar de Russie a été reconnu récemment comme un Bodisat réincarné, et il est probable que cette légende a préparé considérablement le chemin à l'acceptation de sa suzeraineté.

Couronné d'un cercle énorme, et paré de turquoises innombrables, Maitreya donc est assis ici, une main élevée pour bénir, l'autre posée sur son genou. Sur sa poitrine repose un écheveau embrouillé de chaînes ornées de joyaux, des colliers, de grandes rondelles d'or garnies de cercles concentriques de turquoises, et qui cachent à moitié ses grosses épaules. Nous n'avons eu que le temps de jeter un rapide coup d'œil, comme nous passions devant la statue; car l'ordre dans lequel on peut visiter les curiosités d'un temple bouddhique ne change jamais ; et nous nous sommes bien gardés de blesser les susceptibilités des Lamas en nous écartant du chemin normal allant de gauche à droite, qui fait partie de leurs observances religicuscs.

Arrivé à l'extrémité est du Jo-kang, on sent l'obscurité s'accentuer rapidement. La seule lumière qui puisse se frayer un chemin, filtre sous les larges demi-toits et à travers les treillis, paravents et stores qui closent presque complètement la cour centrale. Des murs de la plus haute antiquité partagent avec des colonnes usées et polies par les siècles le fardeau des chevrons qui se cambrent au-dessus de nos têtes.

Des ornières sont gravées dans les dalles de pierre que foulent nos pieds, et la poussière d'un millier d'années a complètement caché les tableaux qui couvrent les murs, — si jamais il y en a eu. Finalement, on tourne à gauche en passant tout près de la statue en pied du grand Tsong-Kapa, le Luther de l'Asie centrale. C'est un portrait moderne, et l'on voudrait, pour l'examiner, une lumière plus vive que celle que nous octroie la lampe à beurre placée devant ses genoux. Mais son attitude est significative, car, au lieu d'avoir le dos appuyé au mur qui s'élève derrière lui, Tsong-Kapa lui fait face; et c'est la première indication que nous nous approchons enfin de la plus sainte des choses saintes.

Nous sommes arrivés maintenant à l'extrémité est de la Cathédrale, et nous passons derrière le treillis d'une nouvelle cour; dans la pénombre, il est difficile de distinguer les statues qui se dissimulent dans les enfoncements et sur le bord du chemin que nous longeons à tâtons. Encore 10 pas, et voilà le Jo devant nous.

Le premier aspect de la statue, qui est incontestablement la plus fameuse idole au monde, est très impressionnant. Dans l'obscurité, il est d'abord difficile de suivre de l'œil les contours du sanctuaire qui contient le dieu; on n'y distingue guère que de hautes colonnes, autour desquelles la nuit est presque complète, et le doux éclat de l'idole d'or assis sur un trône placé au centre du lieu. Devant elle sont des rangées multiples de grandes lampes à beurre en or massif, qui ressemblent beaucoup aux calices dont l'Église anglicane usait au XIVe siècle. Éclairé par la lueur discrète de ces 25 ou 30 pointes de lumière, la grande masse luisante du Bouddha apparaît, enveloppée d'un éclat doux, comme un fantôme, et sans ombre, dans sa sombre retraite.

Ce n'est pas la splendeur de la statue que l'on aperçoit d'abord, et certainement ce n'est pas cette splendeur qui vous donne l'impression la plus profonde et la plus durable. Cette statue n'est pas une représentation ordinaire du Maître : les traits sont lisses et presque enfantins; beaux, ils ne le sont pas, mais il n'y a pas ici besoin de beauté. Pas trace de cet énigmatique sourire qui, depuis Moukden jusqu'à

Ceylan, est inséparable des images du Grand Réformateur; sourire voilé d'une mélancolie qui a trop connu le monde, et qui a renoncé à toutes ses vanités. Sur ses traits, on ne lit que l'impression d'un bonheur tranquille, et l'aptitude à saisir promptement les plaisirs, de l'enfant qui n'a jamais connu ni les douleurs, ni la maladie, ni la mort. C'est Gautama, le prince pur et innocent, qui vit sans penser à demain, sans se soucier d'aujourd'hui. Nul doute que la situation y soit pour beaucoup; mais cette belle statue est le Palladium du Tibet, et à la contempler on se rend compte de la vénération dont elle est l'objet, et on respecte la jalousie de ses gardiens.

L'histoire légendaire de cette idole mérite d'être racontée. On croit que la statue a été faite à la ressemblance de Gautama lui-même, portraituré aux jours heureux de son innocence dans la retraite de Kapalivastu. Elle est l'œuvre de Visvakarma, — qui est moins un homme que la force productrice de l'univers; elle est en or, allié aux quatre métaux élémentaires : l'argent, le cuivre, le zinc et le fer, qui symbolisent le monde d'ici-bas; et elle est parée de diamants, de rubis, de lapis-lazuli, d'émeraudes et de la « Indranila », gemme non encore identifiée, que les dictionnaires modernes persistent à appeler le saphir. Cette image précieuse a été donnée par le roi de Magadha à l'empereur de Chine, pour le remercier de l'aide opportune qu'il lui fournit au moment où les Yavanas dévastaient les plaines de l'Inde, et elle fut apportée au Tibet dans la dot de la princesse Kojo, au VIIe siècle. Il est incontestable que la couronne a été donnée par Tsong-Kapa lui-même, au commencement du XVe siècle; et les innombrables ornements d'or, entassés devant la statue, sont les cadeaux de pieux Bouddhistes qui les ont apportés depuis les premiers siècles jusqu'à nos jours. Entre autres richesses, se trouvent 22 grandes lampes à beurre, 8 un peu plus petites, 12 bols, 2 « Roues Précieuses de la Loi », et un nombre d'autres menus objets, tous du même métal.

Ces trésors sont disposés sur les 3 rayons du khil-khor, et les plus grands objets cachent la statue depuis ses épaules jusqu'à ses pieds. C'est à cette particularité peut-être qu'on peut attribuer l'erreur, assez répandue, que le Jo est debout. D'innombrables colliers d'or, garnis de turquoises, de perles et de corail, traversent sa poitrine. Au-dessus du trône sur lequel il est assis, s'étend un baldaquin supporté par deux dragons en argent doré, d'un dessin exquis, chacun d'environ 8 mètres de haut. Derrière lui, se trouve un panneau de feuillage sculpté sur bois, et l'on peut distinguer en haut, dans l'obscurité, le Kyung, c'est-à-dire l'oiseau de Garuda. Un examen plus minutieux découvre qu'à peu près chaque partie du baldaquin et du siège est ou dorée, ou en or, et garnie de joyaux. L'objet le plus intéressant est peut-être la couronne; elle est en or, rehaussée de plusieurs rangées de turquoises qui l'entourent, et embellie par les

5 feuilles de rigueur, dont chacune renferme une image de Bouddha, en or, et incrustée de pierres précieuses. Au centre, au-dessous de la feuille du milieu, brille une turquoise sans un défaut, qui a 12 centimètres de long sur 6 de large : c'est la plus grande qui existe au monde. Derrière le trône, se voient imparfaitement dans l'obscurité des statues énormes adossées au mur du sanctuaire. Taillées grossièrement, frustes, barbares, elles sont tout cela; mais rien ne pouvait mieux mettre en relief ce trésor des trésors, que la solennité tout égyptienne de ces sombres Atlantides, qui lui servent de fond et qui sont debout, épaule contre épaule, disposées sur les dalles de l'autel, et devant lesquelles aucune lampe n'est jamais allumée.

Devant l'entrée, pour défendre les trésors du sanctuaire, est abaissé le rideau habituel fait de mors de cheval entrelacés. On le détacha sur notre demande, et il nous fut ainsi permis de faire un examen minutieux de la sainte image. Les gemmes alors nous apparurent, n'ayant peut-être pas une valeur inestimable : autant que nous pouvions le voir, les émeraudes étaient grosses mais non sans défauts, et les perles, quoique de grandeur considérable, étaient sans éclat; mais il serait difficile de surpasser le travail exquis de tout ce qui rehaussait cette image étonnante, et, à la voir de près, l'impression d'opulence qu'elle nous avait causée ne faisait qu'augmenter. Rien de plus frappant que la façon dont on a utilisé les perles, la nacre, l'ambre et le corail. A force de regarder, on s'imaginait presque

Le Grand Portail du Jo-kang (Cathédrale de Lhassa).

LE TIBÉTAIN QUI S'ÉLOIGNE, A GAUCHE DU TABLEAU, EST UN EXEMPLE INTERESSANT DU TYPE NATIONAL.

COLORATION : Granit, brun sombre, gris-jaune, blanc ; rideaux en poils d'yak, brun de Prout ; colonnes cramoisi foncé ; franges Isabelle ; monogramme d'or ; ciel outremer.

Le Grand Portail du Jo-kang (Cathédrale de Lhassa).

LE TIBÉTAIN QUI S'ÉLOIGNE, A GAUCHE DU TABLEAU, EST UN EXEMPLE INTÉRESSANT DU TYPE NATIONAL.

COLORATION : *Granit, brun sombre, gris-jaune, blanc; rideaux en poils d'yak, brun de Prout; colonnes cramoisi foncé; franges Isabelle; monogramme d'or; ciel outremer.*

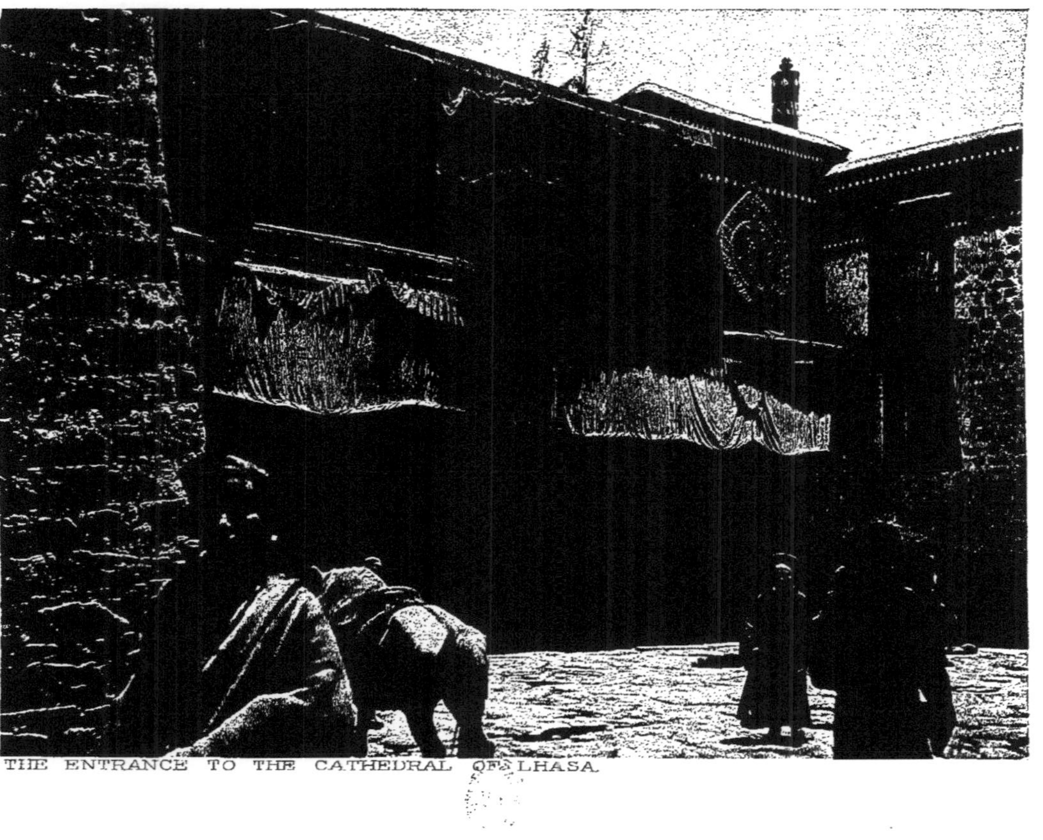

THE ENTRANCE TO THE CATHEDRAL OF LHASA

entendre le murmure d'une mer lointaine et inconnue frissonnant dans ces sombres cavernes de granit, d'obscurité, et aussi de saleté.

L'autel qui s'élève au-dessus du khil-kor est en argent, il est orné de figures conventionnelles d'oiseaux, en métal repoussé; et cela nous fit sourire de voir, à l'endroit le plus apparent, jeté négligemment dans une fente, le chiffon graisseux avec lequel la statue est frottée tous les jours.

Dehors, les moines, en robe marron, s'asseyaient et bourdonnaient leur interminable chanson. Nous passâmes devant eux, et après un dernier coup d'œil jeté sur le Maitreya, on nous fit monter au premier étage qui longe la cour intérieure, et passe devant l'image célèbre de Chagna-dorje. Au cou de cette statue, est-il dit dans une description du Jo-kang, une corde a été attachée un jour par les ordres de l'apostat, le roi Lang-Darma, qui voulait l'arracher de son socle; là-dessus, l'iconoclaste fut, bien entendu, promptement et miraculeusement abattu sur place. En réalité, c'est une image taillée en relief sur le mur même du Jo-kang, dorée et peinte, et toujours honorée par des rangées de lampes en cuivre. La main droite est levée, et tient quelque chose qui ressemble à une épée ou à un sceptre. Le tout est vieux, fruste et grossier au dernier degré. Au premier étage s'ouvrent des chapelles dont chacune est entretenue par la dévotion de l'une ou de l'autre des nations bouddhiques. Voici, entre autres, la chapelle népalaise. La tradition qui place ici l'image de Bouddha apportée par la femme de Srong-tsan-gambo, est sans fondement. Cette image, ou celle qui prétend l'être, se trouve au monastère de Ki-long ou Ki-rong, près de la frontière népalaise.

Dans le coin sud-est du 2e étage se trouve l'arsenal; les murs et les colonnes y sont surchargés d'instruments de guerre anciens et grotesques. De cette pièce, un passage bas et étroit descend par une demi-douzaine de marches en pierre dans un petit cachot, où l'on adore la statue de la déesse gardienne, Palden-lhamo. C'est une image étonnante : la déesse à trois yeux, couronnée de crânes, ricane affreusement, en montrant ses dents de nacre; sur sa tête et sa poitrine sont des bijoux que le Jo lui-même ne dédaignerait pas de porter. Huit boîtes à charmes, larges et carrées, en or et ornées de gemmes; deux paires de boucles d'oreilles en or garnies de turquoises, chacune de 12 centimètres de long, et un bandeau rehaussé de diamants, qu'elle porte au front sous sa couronne, sont peut-être les ornements les plus remarquables. Son bouclier en turquoise et en corail est presque caché par des colliers; enfin, une perle énorme, de forme singulière, se distingue dans la feuille centrale de sa couronne. Devant elle brûlent des lampes à beurre, et des souris brunes courent hardiment sur les murs, le parquet et l'autel. Elles sont si peu sauvages, que nous les avons caressées sur les genoux de la déesse elle-même.

Avec cette fameuse image de la divinité gardienne

qui, comme tout Tibétain le sait, depuis le Dalaï Lama jusqu'au dernier de ses paysans, a été réincarnée pendant le dernier siècle en la personne de la Reine Victoria, la liste des trésors du Jo-kang, d'un intérêt si spécial pour les Européens, est à peu près terminée; mais, pour l'érudit bouddhiste, il y a là une mine de richesses inexplorée. Bien des années passeront probablement avant qu'un second visiteur ait le privilège de les inspecter, et les connaissances indispensables pour les apprécier. Le grand Shen-re-zig à 11 faces, l'image précieuse de Tsong-Kapa, les figures innombrables des Maîtres divins, chacune représentant d'une façon symbolique le pouvoir spirituel dont ils sont doués, la grande série des disciples de Bouddha, la statue du Gouru Rimpoche, l'ordinaire « chambre des horreurs », des centaines d'autres objets, chacun digne du grand panthéon du Lamaïsme forment une série de curiosités ou de merveilles que je suis bien obligé pour l'instant de laisser de côté.

Mais plus on reste longtemps à l'intérieur de ces cours étranges et sacrées, plus le contraste est frappant entre les richesses hors de prix, la sainteté historique de leur contenu, et l'extérieur misérable de l'édifice le plus sacré qui soit dans le vaste domaine du Bouddhisme. Et parmi toutes ces curiosités, la plus impressionnante de toutes est encore la face du Bouddha!

Cette visite est la dernière que je fis à l'intérieur de Lhassa, et je ne le regrette nullement. Tout autre spectacle n'aurait pu être qu'une désillusion. Le lendemain, avant l'aube, je me suis mis en route pour l'Inde, porteur de dépêches pour le Vice-Roi et pour le Gouvernement.

❀ ❀ ❀

Accompagné d'une petite escorte, j'ai quitté notre demeure de Lha-lu pour faire en sens inverse la route qui m'avait conduit de Darjiling à Lhassa.

J'ai trouvé un plaisir intense à revoir dans une rapide chevauchée les lieux parcourus à lentes étapes. On ne connaît bien que ce qu'on a vu deux fois, et ce voyage a résumé et précisé mes impressions.

Je fis la plus grande diligence possible, et cela pour deux raisons : l'une, que je portais, je l'ai dit, des dépêches destinées au Vice-Roi, résidant à Simla, et au Gouvernement; l'autre, qu'il y avait intérêt d'ordre pratique à savoir la rapidité avec laquelle des cavaliers qui ne poussent pas leurs montures d'une façon exagérée, peuvent aller de notre frontière des Indes à la capitale du Tibet, en couvrant entre ces deux points une distance qui serait d'environ 600 kilomètres si l'on pouvait ne pas faire de détours, mais qui, pour divers motifs, se monte à près de 700.

Les autorités militaires de l'Inde m'ont prêté leur concours en donnant leurs instructions, de telle sorte qu'on me fournît toute l'assistance possible; et, effectivement, je trouvai à chaque étape une aide aimable et efficace, sans laquelle il m'eût été impossible d'accomplir le voyage en un délai approchant le temps réel que j'y ai consacré.

J'ai fini mon récit; mais je ne pose pas la plume sans un regret mêlé d'incertitude. Si cette relation semble peu intéressante, on n'en blâmera certes que son auteur. Nul historien, en effet, n'aura eu à traiter un sujet plus beau, et n'aura eu à sa disposition plus de ressources et de renseignements. Si, au contraire, le lecteur trouve que, dans le cours de ma narration, je lui ai fait voir quelque reflet de cette lumière fascinante dont se revêtaient pour nous tous les objets dans une contrée aussi étrange, en particulier dans le sanctuaire de la grande idole d'or qui rayonne à Lhassa, j'aurai atteint un but que je n'osais me proposer en écrivant ce volume.

Le vaste champ de notre voyage d'exploration — je dirais presque de découverte, — dont j'ai essayé de donner une idée, offre encore beaucoup de merveilles que je n'ai pu qu'effleurer, que je n'ai même pas réussi à esquisser, faute de talent d'écrivain. J'ai fait de mon mieux, mais je doute d'avoir pu donner une idée un peu fidèle de la Ville Sainte.

C'est que Lhassa n'est pas seulement un assemblage de pierres formant des maisons, ou une réunion d'êtres humains qui habitent ensemble : Lhassa est plus encore que le centre du Bouddhisme théocratique, plus que le sanctuaire d'une religion, plus que la réalisation d'un idéal de sainteté comme des Asiatiques peuvent le concevoir : Lhassa est un principe; Lhassa joue le rôle d'un pôle magnétique, qui incite les hommes à se signaler par des actions d'éclat.

J'en devrais parler plutôt au passé, car le mystérieux attrait n'existe plus aujourd'hui. L'isolement de la Cité Interdite a cessé, et elle se trouve dépouillée du mystère qui l'entourait. Il est vrai que le rideau est retombé devant le sanctuaire; mais il n'a pu y retomber aussi complètement qu'auparavant. Aucun homme de race blanche de la génération présente ne sera probablement admis encore à contempler les souris brunes de Palden-lhamo, ni les nuages d'encens qui montent lentement, en bleues spirales, sur les autels du Na-chung Chos-kyong; le charme qu'exerçait Lhassa a cessé; il doit être passé au compte des profits et pertes de jadis. Mais il n'y a pas d'hésitation à avoir pour balancer un compte de cette nature-là. L'Angleterre, le premier pays du monde pour la richesse et le prestige, a le moins à perdre au dépouillement de ce mystère qui, depuis sept siècles, attirait tous les regards vers le nord de l'Inde ; et si l'humanité, enrichie par cette nouvelle conquête de la science, n'y gagne rien du côté de l'imagination, qui sera désormais privée d'un de ses foyers d'attraction les plus séduisants et les plus poétiques, elle y gagnera du moins un monde à la civilisation.

TABLE DES GRAVURES

TABLE DES GRAVURES

TABLE DES CHAPITRES

TABLE DES CHAPITRES

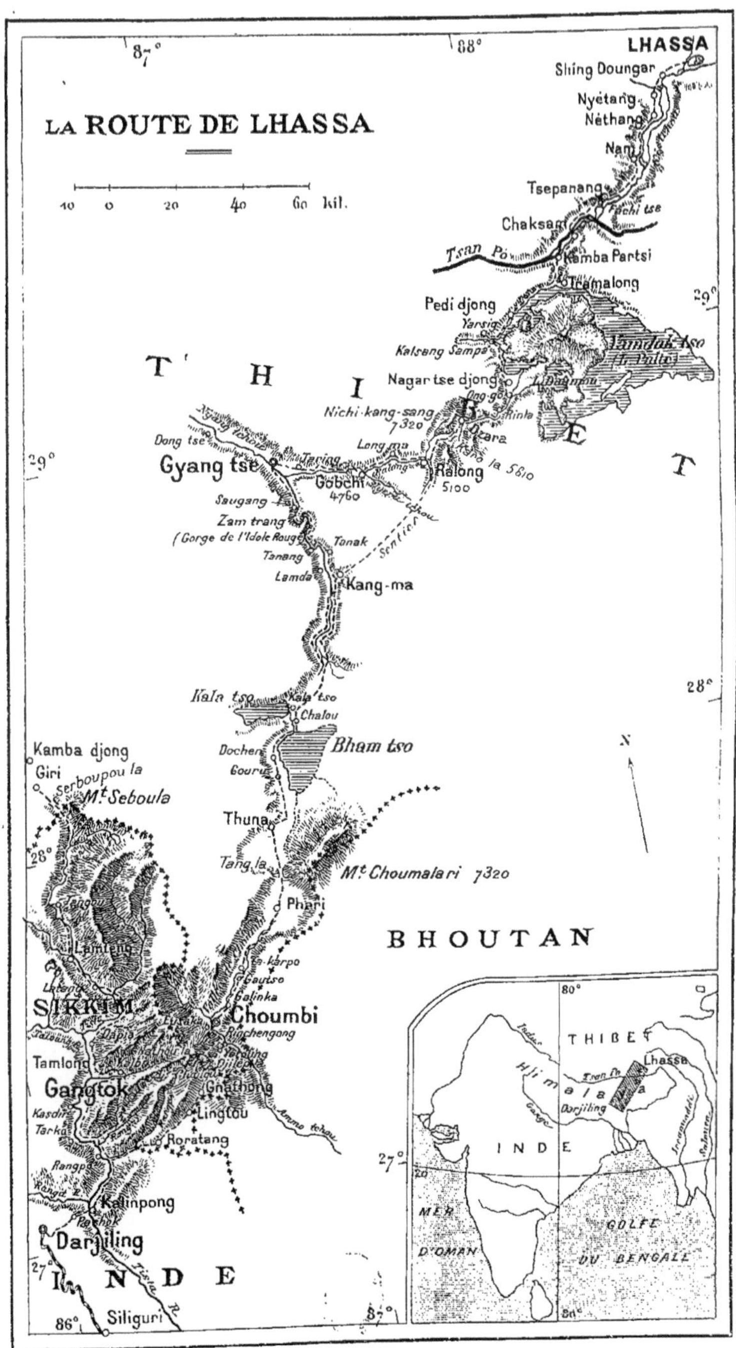

A LHASSA.

PERCEVAL LANDON.

IMPRIMERIE FERNAND SCHMIDT, PARIS-MONTROUGE

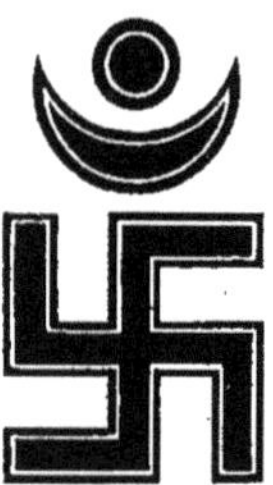

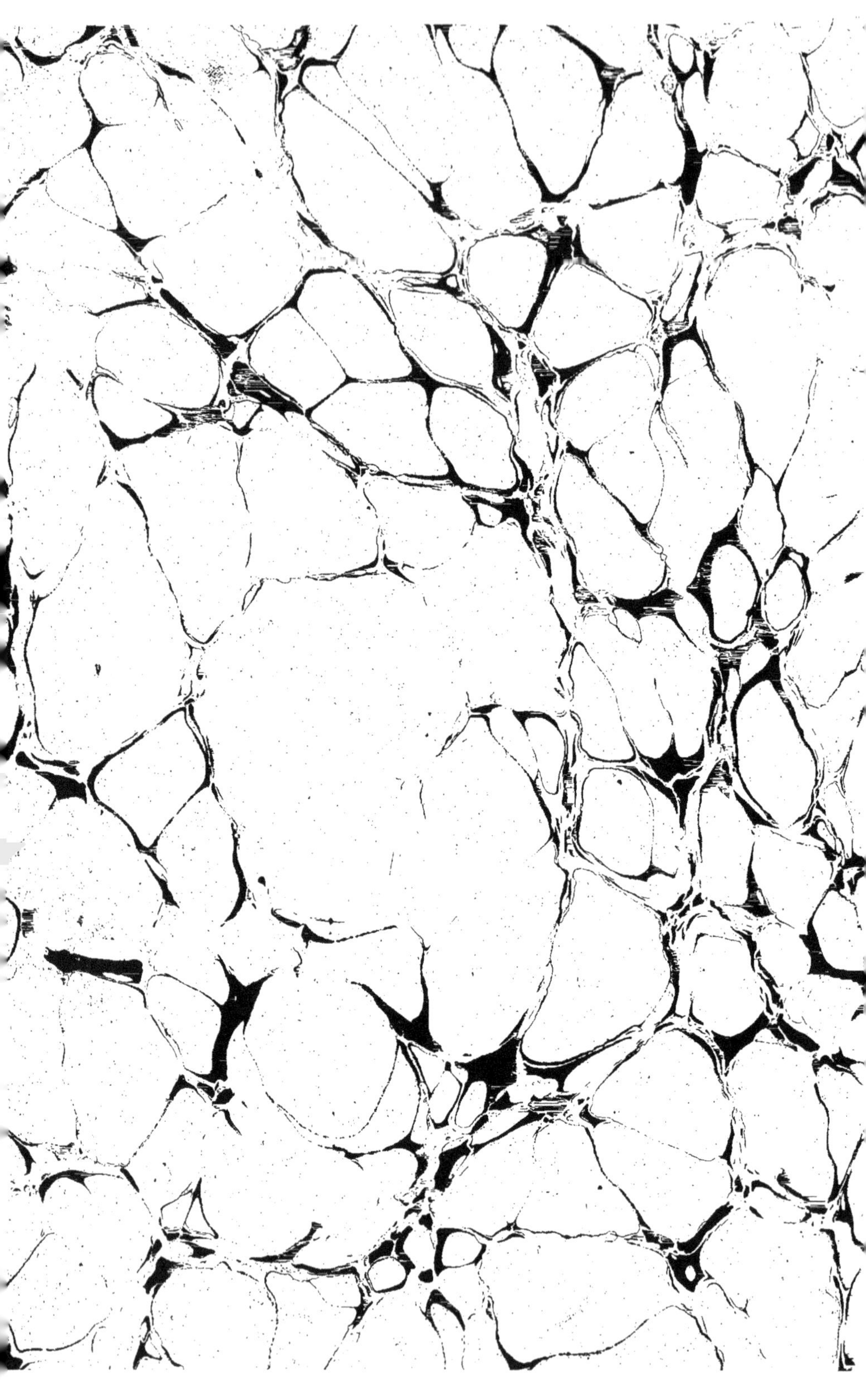

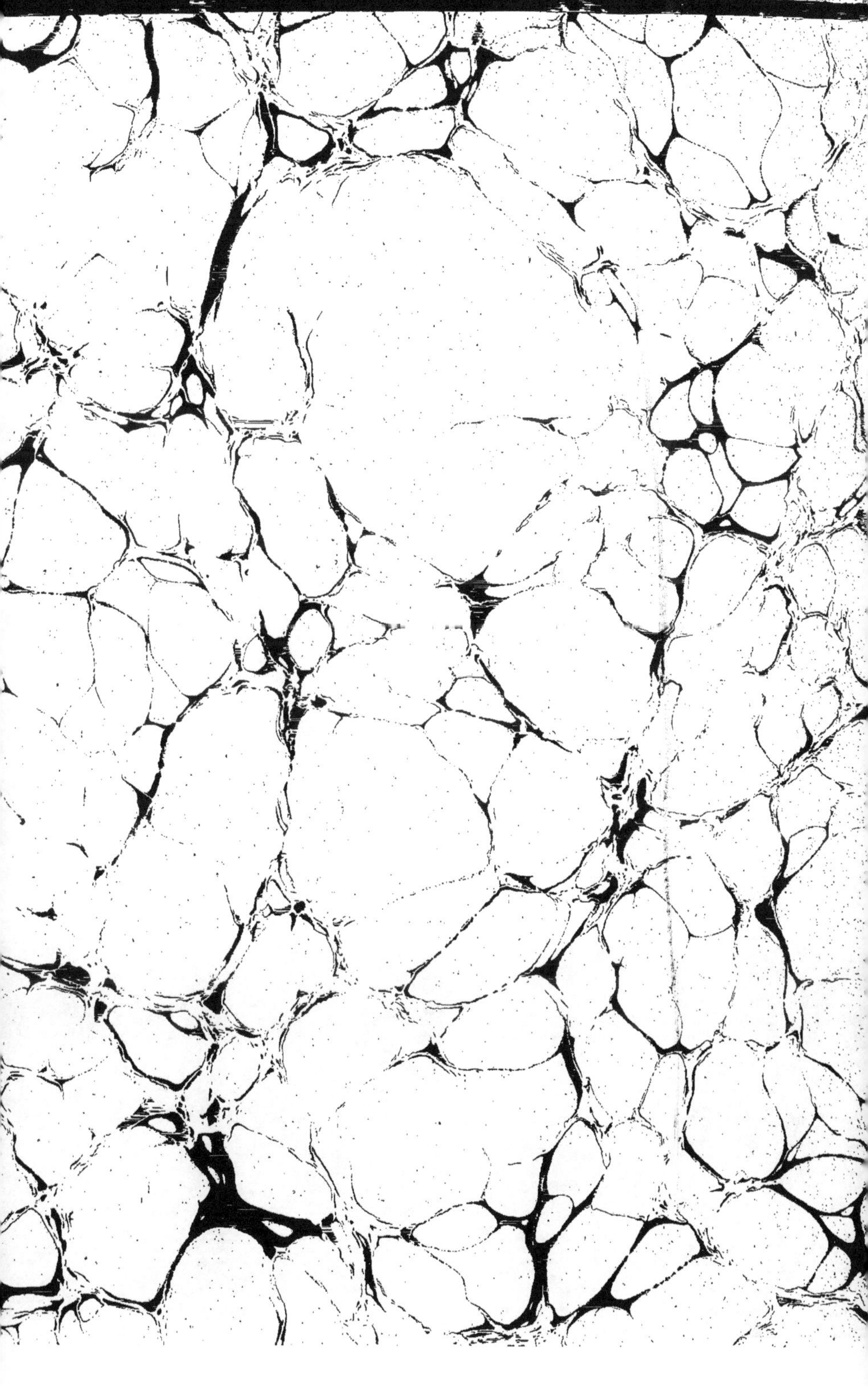

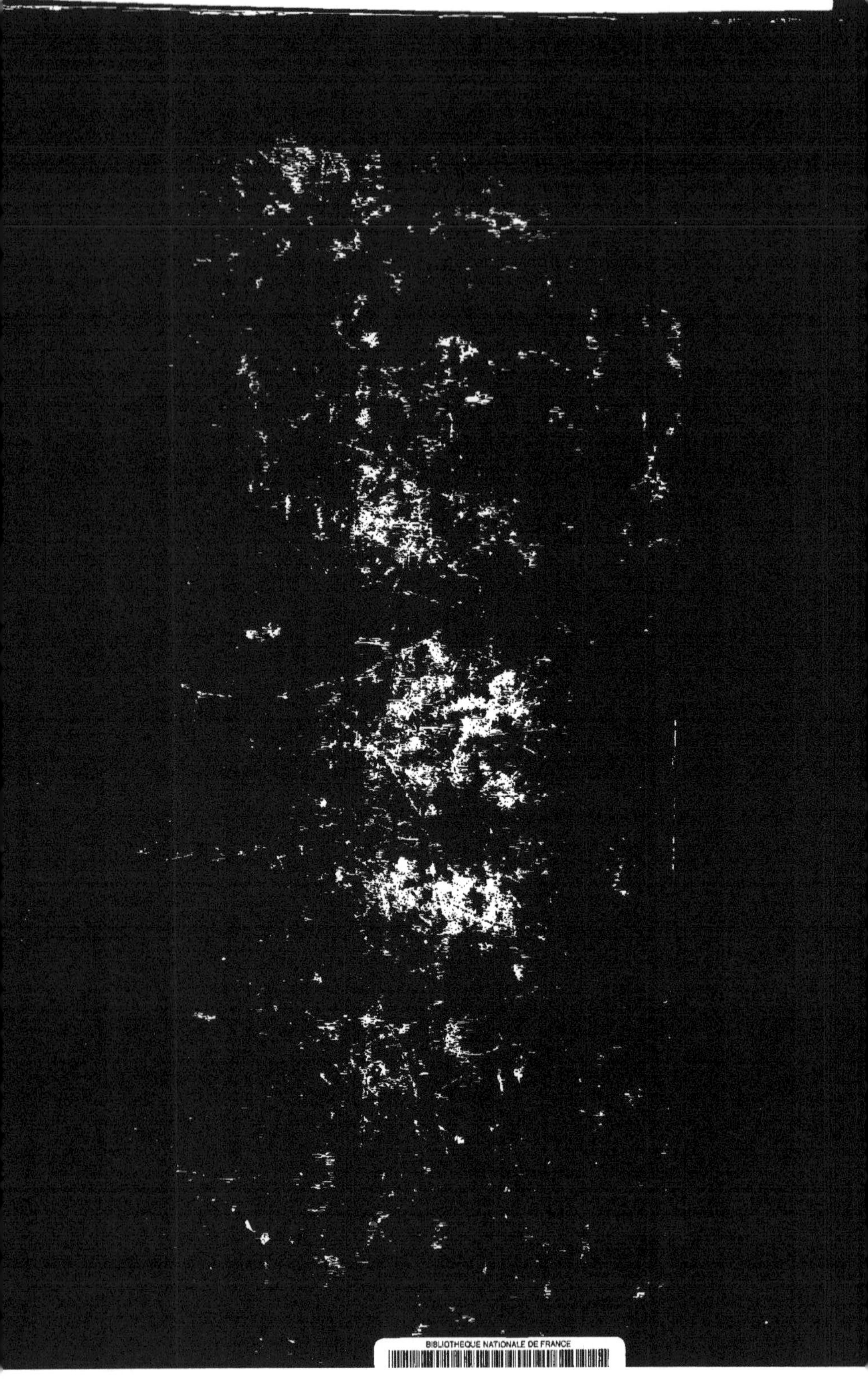

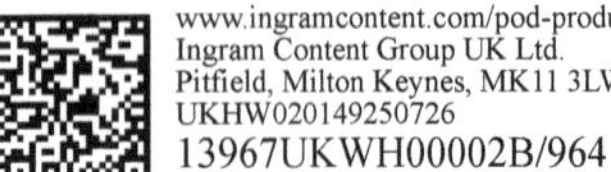
www.ingramcontent.com/pod-product-compliance
Ingram Content Group UK Ltd.
Pitfield, Milton Keynes, MK11 3LW, UK
UKHW020149250726
13967UKWH00002B/964

9 782012 877610